감각통합과 아동

Sensory Integration and the Child

군자출판사

감각통합과 아동

Sensory Integration and the Child 25th Anniversary Edition

첫째판 1쇄 인쇄 | 2006년10월25일
첫째판 1쇄 발행 | 2006년11월 2일
첫째판 2쇄 발행 | 2008년 1월 10일
첫째판 3쇄 발행 | 2009년 2월 10일
첫째판 4쇄 발행 | 2019년 5월 30일

지 은 이 A. Jean Ayres, Ph. D
옮 긴 이 김경미·김정미·노종수·박수현·유은영·장문영·최은희·최정실
발 행 인 장주연
편집디자인 군자편집부
표지디자인 군자표지부
발 행 처 군자출판사(주)
등록 제4-139호(1991. 6. 24)
본사 (10881) **파주출판단지** 경기도 파주시 회동길 338(서패동 474-1)
전화 (031) 943-1888 팩스 (031) 955-9545
홈페이지 | www.koonja.co.kr

ISBN 89-7089-810-7
정가 20,000원

헌정

〈Sensory Integration and the child 25주년 기념판〉을 A. Jean Ayres에게 바칩니다.
A. Jean Ayres의 비전은 전세계의 많은 사람들에게 감동을 주었고, 감각통합장애로 고통받는
많은 사람들을 치료하고 이해하기 위해 노력하는 치료사들에게 정신적인 영향을 주었습니다.

목차

Part 1: 감각통합과 뇌(Sensory Integration and the Brain)

CHAPTER 1 김경미

CHAPTER 2 김경미

CHAPTER 3 노종수

Part 2: 감각통합장애(Sensory Integration Dysfunction)

CHAPTER 4 박수현

CHAPTER 5 유은영

CHAPTER 6 장문영

CHAPTER 7 최은희

APPENDIX A

APPENDIX B

APPENDIX C

APPENDIX D

추천의 글

나는 A. J. Ayres와 그녀의 30년이 넘는 업적을 존중하고 존경한다. 1973년 펜허스트 주립학교와 병원에서 작업치료 책임자로 일하던 내가 처음으로 그녀와 대면하던 날은 아직도 생생하다. 펜허스트 주립 학교와 병원은 1000명의 발달장애를 안고 있던 어린이와 어른들이 '교육 받을 권리' 에 대해 소송한 결과, 얻어낸 산물이었다. 펜허스트 주민들의 삶의 질을 높이기 위해 진행되었던 이 소송으로 인해 작업치료학과가 생겼고, 나는 그 책임자로 자리를 위임받게 되었다. 이때 아주 유능한 작업치료사들을 통해 감각통합치료를 처음 접했으며 세상에서 가장 흥미로운 '중재(intervention)' 과정을 지켜볼 수 있었다. 자학적이고 폭력적이던 주민들이 치료를 통해 마음의 평화를 얻고 삶의 의미를 찾아가는 모습을 볼 수 있었고, 극심한 발달장애를 안고 있으면서도 치료를 거부하던 주민들이 치료 과정을 통해 진정한 자신을 찾아가는 모습도 확인할 수 있었다. 그 후 3년 동안 혁신적인 작업치료는 계속해서 긍정적인 결과를 보여주었다.

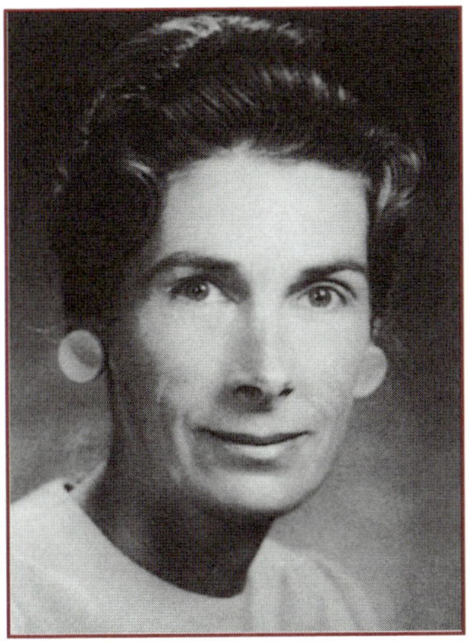

하지만 긍정적인 성과를 한 사람의 눈으로 확인하는 것만으로는 부족함을 깨달았다. 펜허스트 작업치료 책임자로서 이런 중재 치료법이 과학적으로 효과적인지를 증명할 수 있어야 했다. 박사 학위를 갖고 있는 작업치료사가 한 명도 없는 상황은 곧 재정적인 지원의 제약으로 다가왔다. 학습법을 재조정하기 위해서는 전문가의 상담이 필요했다. 나는 곧 전문성, 가능성 그리고 비용을 기준으로 우리를 도와줄 수 있는 상담자 리스트를 작성했다. 당연히 중재치료법을 개발하고, 학습장애 어린이에 대한 치료법의 효용성을 널리 알린 책까지 출간한 Ayres가 리스트의 제1순위에 있었지만 그녀가 펜실베니아의 작은 도시로 날아올 거라 기대하기는 힘들었다. 하지만 놀랍게도 그녀는 우리 작업에 큰 열정을 보였으며, 많은 시간을 할애했을 뿐만 아니라 학위 하나 없는 작업치료사들을 존중했다. Ayres는 과학적으로 더욱 효과적인 중재치료법을 개발해 장애를 가진 모든 사람과 가족들에게 더 나은 삶을 선사하고자하는 열정으로 가득차 있었다.

비록 함께 한 날은 그리 길지 않았지만 그녀의 날카로운 통찰력과 거부하는 주민들에게 새로운 감각통합치료를 시작하도록 만드는 비상한 능력 그리고 신경과학에 대한 풍부한 지식 등 모든 것은 나를 감명시켰다. 펜허스트 병원을 둘러보며 Ayres는 스탭들과 미팅하고, 치료에 참여하며, 주민들을 만나 감각통합치료 과정을 평가하고, 치료접근법을 프로그램으로 정착시켰다. 그녀처럼 숙달된 전문가이면서 매력적인 선생님, 그리고 인간적인 사랑으로 가득찬 과학자도 없을 것이다.

그때 받았던 그녀에 대한 인상은 16년이 지난 지금은 확신으로 바뀌었다. Ayres와 같은 사람이 되고 싶었던 나는 1976년 서던 캘리포니아의 작업치료학과에서 감각통합치료 연구를 책임지고 가르치는 조교수로 자리를 옮겼다. 나를 그 자리로 이끌어주었던 Ayres는 당시 캘리포니아에서 〈Ayres 클리닉〉을 오픈하기 위해 준비 중이었다. 조교수가 된 후 처음 맡게 된 일은 Ayres를 도와 감각통합치료를 실제로 맡게 될 학생들과 개업 치료사들을 대상으로 한 강도 높은 새로운 커리큘럼을 개발하는 것이었다. OT610으로 알려진 이 커리큘럼은 Ayres의 지도 아래 20시간에 걸친 환자 접촉과 6시간에 걸친 세미나로 구성되어 있다. 커리큘럼은 1977년

정식으로 승인을 받았으며 나는 처음으로 등록한 4명의 수강자 중 한 명이 되었다. OT610은 오늘날 나를 과학자이면서 작업치료사로 만들어준 발판이 된 셈이다.

Ayres 밑에서 공부하는 것은 결코 쉬운 일이 아니었다. 그녀는 학생들로 하여금 도서관에 쌓여있는 과학서적들을 샅샅이 조사하게 했으며, 노란 종이에 직접 손으로 쓴 강의 레포트를 정독하게 했고, 환자들과의 면담을 지켜보고, 아이들을 치료하는 과정을 관찰하고, 학생들의 기술을 평가한 뒤 비판과 격려가 담긴 평가서를 주곤 했다. 그때 Ayres는 특수한 문제가 있던 한 아이에 대해 밤새 고민한 뒤 다음날 아침 신경과학을 근거로 한 최고의 해결책을 갖고 나타나기도 했다. 나와 동료들은 그녀가 감각 관련 문제를 가진 특수한 아동들을 위해 새로운 도구들을 개발하고 디자인하는 과정을 지켜보았다. 그녀는 결코 과학자로서, 치료사로서 단 1초도 낭비하지 않았다. 조사 결과는 항상 수업으로 연결되었으며 몇몇 실습은 그녀의 다음 연구 프로젝트로 이어졌다. Ayres는 탁월한 통찰력과, 투자, 과학적인 지식 그리고 인류애를 기반으로, 멘토로서 선생으로서 작업에 임했던 것이다.

Ayres의 이론적인 성과와 중재 접근방법은 혁명적인 작업치료 연구였을 뿐만 아니라 자폐와 발달장애, 학습장애를 연구하는 다른 학자들에게도 영감을 주었다. 오늘날 아동의 행동장애나 정서장애를 다룰 때 성장 중인 아이들의 피질 부위의 감각 진행과정이 중요한 열쇠가 된다는 것을, 감각통합적인 소뇌-전정 메커니즘이 학습에 미치는 영향을, 선택적인 감각자극과 시도가 물리적이고 공간적인 세계에서 감각통합장애로 고통 받는 아동과 어른들의 일상생활을 개선시킬 수 있다는 것을 다들 인식하게 되었다.

Ayres가 이 책의 초고를 완성했던 당시를 나는 생생히 기억한다. 〈Ayres 클리닉〉에서 일하던 나와 동료들은 앞 다투어 원고를 읽었다. 우리는 앞으로 나올 책이 감각통합에 대한 사전 지식이 전혀 없는 부모와 전문가를 대상으로 한다는 것을 알고 있었지만 복잡한 이론과 중재방법에 대해 얼마만큼 쉽게 설명할 수 있을지에 대해서는 회의적이었다. 하지만 초고를 읽고 난 뒤 다시 한번 Ayres의 탁월한 능력에 감탄할 수밖에 없었다. 그녀는 감각통합 이론과 처방법을 일반인도 읽을 수 있는 평이한 문장으로 풀어놓은 것이다. 책에는 감각통합장애의 증상과 이런 장애를 가진 아동들과 부모가 일상생활에서 겪는 문제들, 그리고 어떤 도움을 줘야하는지 명확하게 설명되어 있었다. 그리고 감각통합장애로 평생을 고생해 온 어른들로 하여금 앞으로 어떤 식으로 접근해야 할지에 관한 내용도 담겨 있다.

감각에 기반한 아동의 행동 및 정서적인 문제를 이해하기 위한 Ayres의 공헌은 이루 말할 수 없으며, 과학적인 진실을 추구하는 전문가적인 자세는 흠잡을 데 없다. 이 책의 추천사를 쓰게 된 것은 나로서는 더할 나위 없는 영광이다. 새로 개정되어 나온 이 책이 다른 전문가들과 감각통합장애로 고통 받는 아동과 부모들 그리고 어른들 모두에게 희망을 주기를 바란다.

Florence A. Clark
2004년 4월

들어가기 전에

Ayres는 1950년대에 감각통합 이론과 평가 방법 그리고 중재방법을 연구, 발전시키기 시작했다. 1970년대 후반에 〈Sensory Integration and the Child〉가 처음 발간되면서 그녀의 연구 성과는 널리 알려졌다. Ayres는 헌신적인 연구자이자 교육자이기도 했지만 그전에 그녀의 클리닉을 찾아오는 부모와 아동들을 열정적으로 돕는 치료사였다. 그녀는 아이들의 이해할 수 없는 행동에 대해 하소연하는 부모들의 이야기에 귀를 기울였으며, 증상을 설명해주고, 중재 치료방법을 소개해줌으로써 희망과 위안을 주었다. Ayres는 클리닉으로 찾아오지 못하는 부모와 아동들에게도 희망과 위안을 주기 위해 책을 썼다. 부모들이 아이의 발달적인 측면이나 교육적인 측면에 대한 걱정으로 인해 제일 먼저 의사, 치료사를 찾아간다는 것을 알기에, 책에는 전문가들이 가족을 도울 수 있는 방법 또한 담았다.

초판 발행 이후 〈Sensory Integration and the Child〉는 수천부가 팔렸으며 6개국에서 번역, 출간되었다. 감각통합 이론에 대해 연구하고 적용하고자 하는 교육자들, 연구가들 그리고 의사들에게 이 책은 기본적인 개념을 이해하는 도구가 되었으며 부모들은 이 책으로 인해 아이들의 인생이 바뀌었다며 책에 대한 칭찬을 아끼지 않았다.

가족들이 보다 쉽게 정보에 접근할 수 있도록, 새 개정판에는 Ayres와 함께 연구해온 여러 사람들의 연구결과도 수록했다. 주요 내용은 개정 전과 같이 그대로 남겨두되, 기술적인 부분은 참조를 돕기 위해 부록으로 자리를 옮겼다. 사진, 체크리스트, 부모님을 위한 조언, 실제 사례, 주요 인용 그리고 일러스트 등이 더 읽기 쉬운 레이아웃과 함께 추가 되었다.

〈Sensory Integration and the Child〉 출간 25주년을 기념하는 이번 개정판이 Ayres가 초판에서 제시했던 탁월한 통찰력과 실질적인 해결책을 고스란히 담고 있기를 희망하며, 더 많은 가족들에게 도움이 되는 정보를 제공하길 바란다.

Gina Geppert Coleman, M. A., OTR/L
실행 책임자
소아치료 네트워크

Zoe Mailloux, M. A., OTR/L, FAOTA
관리 책임자
소아치료 네트워크

역자 서문

이 책은 아이들을 키우는 부모들과 아동의 교육, 치료, 상담 등과 관련된 학문을 배우는 학생들, 그리고 전문가들에게 감각통합의 의미를 전달하며, 그들이 만나는 아동들을 보다 행복한 삶으로 이끌어 주는데 도움을 제공할 것입니다.

〈감각통합과 아동〉은 감각통합의 개념을 통하여 아동의 발달, 행동과 신경계의 관계, 그리고 놀이와 일상생활, 학습과 같은 아동의 작업수행(occupational performance)을 아동의 관점에서 보다 쉽게 이해할 수 있도록 그 내용을 구성하고 있습니다. 뿐만 아니라 〈Sensory Integration and the Child〉의 25주년 기념으로 각 chapter에 관한 최근 관점에서의 논평과 문헌연구, 치료도구, 그리고 부모들의 질문에 대한 간략한 답변을 추가적으로 포함하고 있습니다.

A. J. Ayres의 〈Sensory Integration and the Child〉는 나에게 특별한 의미를 줍니다. 대학 시절 감각통합을 처음으로 접한 책이기도 하지만, 감각통합을 통해 아이들과 세상과 나 자신을 돌아 볼 수 있는 계기가 되었으며, 삶의 도전과 방향성을 설정하는데 도움을 주었습니다. 이 책이 25주년 기념으로 Jean Ayres를 기억하기 위해 새롭게 출간되었다는 소식을 접하며 기쁨을 감출 수 없었습니다. 그리고 〈감각통합과 아동〉이라는 이름으로 우리나라에서 출판되게 되어 기쁘며, 무엇보다 역자대표로 참여할 수 있게 되어 감사합니다.

번역서를 준비하며 가능한 저자가 제시하고자 하는 의미를 놓치지 않으려 노력하였으나 막상 일을 맺고 보니 부족하고 아쉬운 점이 많습니다. 바쁘신 가운데 정성과 열의를 가지고 함께 참여해 주신 선생님들과 좋은 책을 접할 수 있는 기회를 제공해주신 군자출판사 사장님께 감사드립니다.

끝으로 이 책을 접하는 모든 분들께 감각통합과 아동들에 대한 이해와 사랑, 관심을 부탁드리며, 앞으로의 삶에 특별한 의미를 더할 수 있기를 기도드립니다.

"깊도다. 하나님의 지혜와 지식의 풍성함이여, 그의 판단은 헤아리지 못할 것이며
그의 길은 찾지 못할 것이로다."
로마서 11:33

역자를 대표하여 **김경미**
2006. 10. 20

저자약력

(가나다 순)

김경미 · 인제대학교 작업치료학과

김정미 · 광주여자대학교 작업치료학과

노종수 · 대전보건대학 작업치료과

박수현 · 여주대학 작업치료과

유은영 · 연세대학교 작업치료학과

장문영 · 인제대학교 작업치료학과

최은희 · 세한대학교 작업치료학과

최정실 · 충북보건과학대학 작업치료과

감각통합과 뇌
Sensory Integration and the Brain

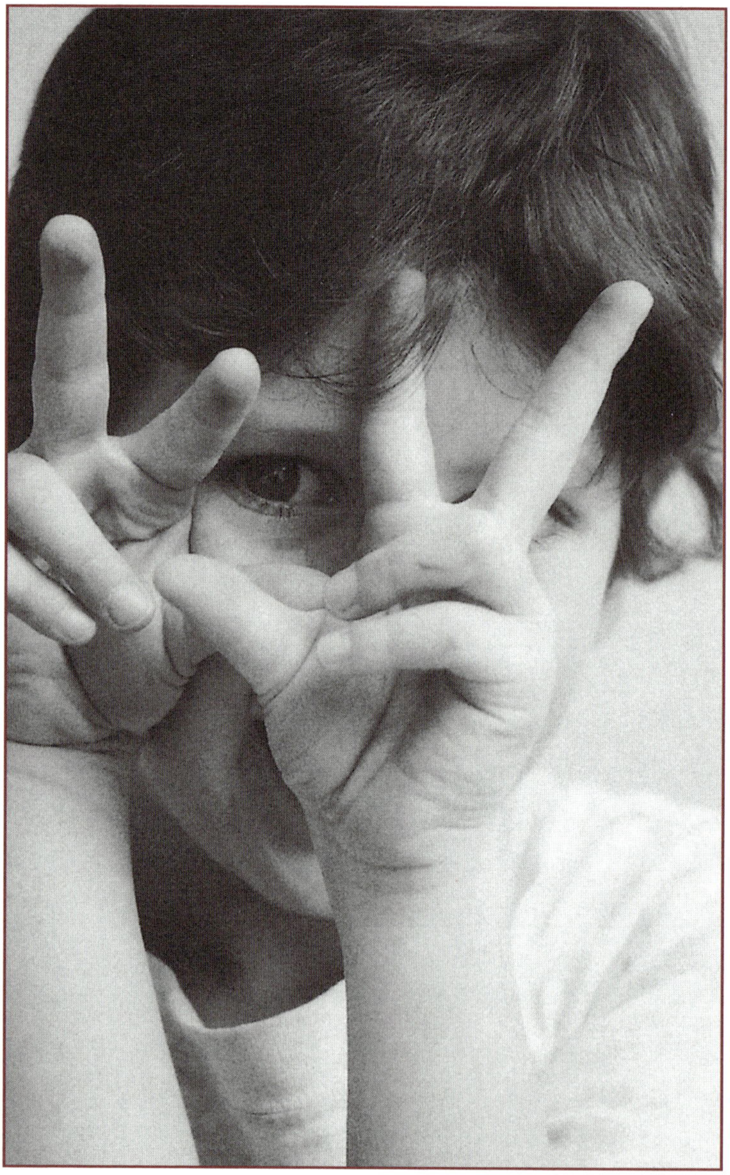

> 당신은 감각에 너무 민감한 아동을 행복한 사람으로, 더욱 성공적인 삶을 살도록 도와줄 수 있을 것이다.

브랜든 이야기

브랜든은 종종 좌절하고 화를 내며 슬퍼하는 경향이 있다. 누구나 브랜든을 보면 매우 밝은 아이라고 생각하지만 막상 브랜든은 유치원과 학교에서 힘들어한다. 브랜든은 친구와 함께 놀이를 하고 축구와 야구 같은 게임에 참여하고 싶어 하지만 막상 이러한 것들을 하려고 할 때마다 서툴러서 성공하지 못하였다. 브랜든의 어머니는 아동이 아기였을 때부터 다른 두 명의 형들과 비교하여 어떤 차이점이 있다고 느꼈다. 그녀는 이런 걱정거리에 대하여 소아과 의사와 상담하였으나 의사는 브랜든이 건강한 아이이며 연령에 맞게 발달하는 중이라고 말하였다. 가족들은 브랜든에게 엄격한 훈육이 필요하다고 제안하였으나 브랜든의 어머니는 아동의 행동이 여러 면에서 스스로 조절할 수 없어서 그런 것이라고 느꼈다. 브랜든은 종종 물건에 부딪히고, 장난감을 부수며, 음식을 엎질렀으나 결코 의도적으로 이러한 일들을 만든 것이 아니었으며, 그럴 때마다 몹시 당황해 하였다. 어느 날, 한 이웃이 브랜든 어머니가 어떻게 해야 할지 모르겠다는 걱정과 고민을 들었다. 이웃은 브랜든의 어머니에게 '감각통합과 아동(sensory integration and the child)' 이란 책을 읽어 보는 것이 어떠냐고 제안하였고, 브랜든의 어머니는 이 책을 통해 아동이 가지고 있는 문제들을 이해할 수 있었다.

감각통합이란 무엇인가?

개념 소개

홍역이나 골절 혹은 시야결함과 같은 문제들은 명백히 들어난다. 그러나 배우는 것이 느리거나 행동의 결함과 같은 잠재적인 문제들은 명백하게 드러나지 않는다. 아동들이 배우는 것이 느리고 행동이 서투른 것은 종종 뇌의 불충분한 감각통합이 원인이 된다. 이러한 감각통합(sensory integration)의 문제는 아직 명확하지 않지만 종종 발생하고 있다. 명석한 아동들도 학교에서 배우는데 어려움을 가질 수 있고, 좋은 부모님과 긍정적인 양육을 받는 아동들도 행동이 서투를 수 있다.

감각통합의 문제는 명백하지 않기 때문에, 아직 원인을 찾기에 어려움이 있지만 설명이 필요하다. 극소수의 사람들만이 뇌에 대하여 생각하고, 감각통합이란 용어의 의미를 많은 사람들은 알지 못한다. 감각통합은 대부분의 사람들에게 자동적으로 일어나며 심장박동과 소화와 같이 우리에게 당연히 허락된 일과 같은 것이다.

> **“이 책은 학습과 행동에 대한 새로운 방법을 당신에게 소개할 것이다.”**

문제가 심각함에도 불구하고 그러한 문제들을 인지하도록 훈련받지 못한 사람들은 종종 감각통합장애를 간과 한다. 뇌가 어떤 것인지 의대에서 공부한 의사들과 내과 의사들은 감각통합장애에 대하여 알 것이라고 생각하기 쉽다. 그러나 소아과 의사, 가정의, 심리학자들은 대개 건강, 질병, 발달의 다른 측면에 초점을 맞추므로 거의 감각통합 문제에 대하여 인식하지 못한다. 교장 선생님과 선생님들 또한 이 문제의 중대함에 대해 깨닫지 못한다. 아동을 관찰하는 부모님들은 대부분 그러한 문제를 잘 알아보지만 신경계에 대한 지식이 없으므로 아동의 내면이 어떠한지 이해하기 어렵다.

당신이 신체와 마음의 모든 활동을 주관하는 뇌에 대하여 생각해본 적이 없다면, 이 책은 당신에게 학습과 행동에 대한 새로운 방법을 소개할 것이다. 또한 대부분의 사람들이 결코 고려해 본적이 없는 인간 존재의 어떤 측면에 대하여 당신이 이해하도록 도울 것이다. 또한 전정감각과 고유수용감각처럼 특별한 감각과 예전에 배운 적이 있는 만지고, 보고, 듣고, 맛보고, 냄새 맡는 다섯 가지 감각들에 대하여 인식하는데 도움을 줄 것이다. 당신이 자녀의 감각통합 처리에 대하여 깨닫고 나면, 어떤 일이 발생할 때 그 문제를 알아차릴 수 있을 것이다. 당신이 자녀의 감각통합 기능에 대하여 더욱 민감해짐으로써 아동이 문제를 극복하고, 행복한 사람이 되며, 더 성공적인 삶을 살도록 도울 수 있을 것이다.

용어에 대한 주석

용어 사용의 목적은 의사소통을 위한 것이다. 그러나 많은 용어들이 오직 특정한 사람들에게만 확실시되며 그러한 용어들은 그밖의 다른 사람들에게는 생소하거나 심지어 아무런 의미도 전달하지 못한다. 용어의 의미가 무엇인지 알 수 있도록 우리가 사용하는 용어를 정의하고자 한다. 만약 사용되는 용어들의 의미를 모른다면, 개념을 이해할 수 없다.

이 책은 읽기 쉽게 씌여졌기 때문에 아동과 부모님, 선생님 혹은 치료사가 참고하기에 좋다.

우리가 '어린 아동들' 이라고 말할 때, 약 8세 혹은 9세 이하의 아동들을 일컫는 것이다.

신경계는 신체 전반에 분포하고 있는 신경세포의 결합된 내부 네트워크이다. 두개골 안에 빽빽이 찬 신경세포들은 두뇌를 구성한다. 척추의 위와 아래로 뻗어진 신경세포들의 다발은 척수라고 부른다. 뇌와 척수를 합쳐 중추신경계라고 한다. 중추신경계 바깥의 신경세포들은 피부, 근육, 관절, 내부 장기와 신체 감각기관들 전반에 분포한다(더 자세한 정보는 Chapter 3을 참고하라).

감각통합은 아동의 집중을 돕기 위해 정보를 조직화하고 정보를 통하여 선택함으로써 경험되어지는 무엇인가에 의미를 부여하는 것이다.

우리는 '신경계(nervous system)' 라고 부르지만 다른 용어에서는 신경(nervous)이란 단어를 사용하지 않는다. 신경(nervous)이란 말이 딱딱한 느낌을 주기 때문이다. 대신 과학자들은 신경계의 한 측면으로 보아 신경(neural)이란 단어를 사용한다. 신경처리과정(neural process)은 질서정연한 진행 내에서 신경계가 무엇인가를 행하는 것이다. 기능(function)은 수행(perform)이라는 라틴어에서 파생된 용어로, 신경기능(neural function)이란 신경계가 일을 수행하는 방법을 뜻한다. 신경과학자들은 연구소에서 신경계와 그 기능을 연구하는 사람들을 말한다.

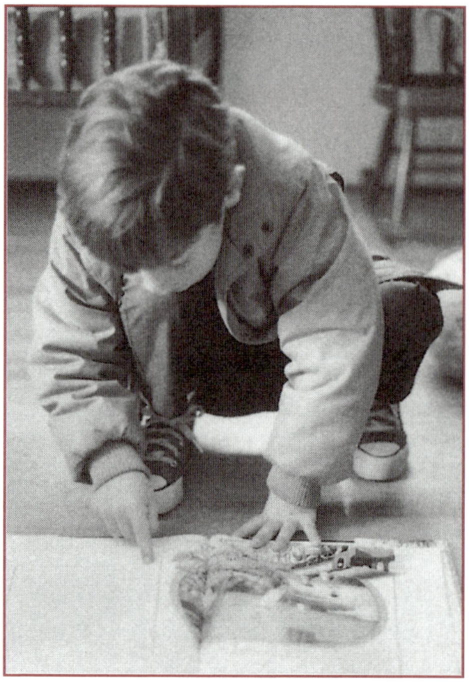

감각은 신경세포를 활성화시키거나 자극하며 신경처리를 시작하게 하는 에너지이다. 당신은 눈 안에 있는 신경세포들이 빛의 파동에 의해 자극을 받아 뇌 안의 감각처리과정을 발생시킴으로써 이 책을 읽을 수 있다. 소리의 진동, 피부의 접촉, 냄새, 근육 활동과 중력의 당김은 감각들을 발생시키는 다른 에너지들이다.

통합은 조직화의 한 형태이다. 통합하기 위해서는 전체 속으로 다양한 부분들이 조직화되거나 통합되어야만 한다. 무언가가 통합될 때, 전체 단위로써 부분들은 함께 일하게 된다. 중추신경계와 특히 뇌는 전체의 통합된 경험으로 수많은 감각정보의 조각들이 조직화하기 위해 디자인되어 있다.

우리는 '감각들은 신체가 무엇을 하고 있는지 뇌에게 말해준다(sensations tell the brain what the body is doing).' 와 '뇌는 신체가

무엇을 해야 하는지 말해준다(The brain tells the body what to do).' 와 같은 문장의 '말해준다(tell)' 라는 용어를 사용한다. 왜냐하면 신경세포들은 서로 각각 대화하기 때문이다. 과학자들은 더 기술적인 용어를 사용하지만 그러한 용어는 대개 일상 용어만을 사용하는 사람들에게 혼동을 준다. 이 책은 특히 부모님들을 위한 것으로 부정확한 것을 제외하고는 단순하고, 일상적인 용어이면서 비유와 암시를 사용하도록 노력하였다.

물리적(physical)이란 용어는 크기, 에너지, 공간과 시간과 같은 용어로 측정가능한 모든 것을 뜻한다. 중력, 거리, 형태, 빛, 진동, 움직임, 접촉은 물리적이다; 사고와 기억은 비록 뇌의 물리적인 활동에 의해 생산된다고 하더라도 물리적이지 않다. 물리적인 환경(physical environment)은 물건이 떨어지고, 무거운 물건을 어렵게 움직이고, 두 개의 물건들이 동시에 같은 장소에 있지 못하며, 날카로운 무언가에 잘리고, 우리가 밀거나 당기기 전에는 물건을 움직이지 못하며, 행동들이 매우 분명하게 귀결되는 세계이다. 물리적인 상호작용(physical interaction)은 불변하는 물리적인 법칙에 의해 주어지는 관계이다. 아동이 책을 읽을 때 책과 신체와 정신적인 관계는 둘 다 이루어진다. 물리적인 상호작용은 중력의 당김에 대항하여 책을 들고, 머리를 똑바로 유지하며, 활자의 선을 따라 눈을 조절하고, 하얀 바탕 위의 까만 글씨들을 뇌 속에 기록하는 것들과 관련된다. 아동의 정신적인 상호작용은 이러한 마크들을 음절들, 단어들, 문장들로 변환하며 이러한 문장들의 의미에 대하여 생각하는 것과 관련된다.

감각통합

감각통합은 감각들을 사용하기 위하여 조직화하는 것이다. 우리의 감각들은 신체의 물리적 상태와 주위 환경에 대한 정보를 제공한다. 감각들은 개울물이 호수로 흘러들어가는 것과 같이 뇌 속으로 흘러들어간다. 온갖 움직임, 눈과 귀 뿐만 아니라 우리 신체의 모든 부분에서 비롯된 수많은 감각정보의 조각들은 뇌로 들어오게 된다. 우리는 지구와의 관계 속에서 신체 움직임과 중력의 당김을 감지할 수 있는 특별한 감각을 가지고 있다.

교통정리

사람이 관습에 따라 행동하고 배우고 움직이기 위해서는 뇌가 모든 감각들을 조직화해야 한다. 교통 경찰관이 달리는 차들을 통제하는 것과 같이 뇌는 위치를 정해주고, 분류하며 감각들에게 명령을 내린다. 잘 조직화되거나 통합된 행동으로 감각들이 들어올 때, 뇌는 그러한 감각들을 형태지각, 행동, 학습을 하기 위해 사용한다. 감각들의 흐름이 조직화되지 못할 때, 삶은 러시아워의 교통 체증과 같아진다.

감각통합이란...

- 뇌의 무의식적인(숨쉬는 것과 같이 어떤 생각 없이 일어나는 것) 처리과정이다.
- 감각들(맛, 보기, 듣기, 접촉, 냄새, 움직임, 중력, 자세)에 의해 감지된 정보를 조직화하는 것이다.
- 무엇에 집중할지 선택하고, 모든 정보들 가운데 구별함(선생님의 말을 들으며, 바깥의 교통 소음을 무시하는 것)에 의한 경험은 의미를 가진다.
- 목적적인 규범 안에서 경험된 것은 우리에게 허락된 행동이나 반응(적응반응)이다.
- 학습된 배움과 사회적인 행동을 위한 잠재된 기초이다.

> **"당신은 감각들을 '뇌를 위한 음식'으로서 생각할 수 있다; 그것들은 신체와 마음을 조절하기 위해 요구되어지는 지식을 제공한다."**

뇌의 자양분

감각통합은 가장 중요한 감각처리과정의 형태이다. 당신은 음식이 신체에 영양을 주는 것을 알고 있지만 그것은 먼저 소화되어야 한다. 당신은 감각들을 '뇌를 위한 음식'으로서 생각할 수 있다; 그것들은 신체와 마음을 조절하기 위해 요구되는 지식을 제공한다. 그러나 잘 조직화된 감각처리과정 없이는 감각들이 소화되어 뇌에 영양분을 줄 수가 없다.

부분에서 전체로 만들기

감각통합은 '모든 것을 함께 섞는 것이다.' 오렌지의 껍질을 벗기고 먹는다고 상상해보라. 당신은 눈, 코, 입, 손의 피부 그리고 손가락, 손가락과 손, 팔, 입 안의 근육과 관절을 통하여 오렌지를 느낀다. 어떻게 한 개의 단순한 오렌지를 수많은 다른 오렌지들 사이에서 알아낼 수 있는지 당신은 아는가? 무엇이 당신의 두 손과 열 개의 손가락들을 함께 사용하여 일할 수 있게 하는가? 오렌지에서 느낀 모든 감각들과 당신의 손과 손가락에서 느낀 모든 감각들은 당신의 뇌 안에 한 장소로 모이고, 이러한 통합은 오렌지 껍질을 벗기기 위해 손과 손가락을 사용하고 전체적인 모양의 오렌지를 경험하기 위해 당신의 뇌를 사용하게 된다.

감각들과 의미

감각들은 전기적인 자극들의 흐름이다. 화학반응은 우리의 신경계 안에서 일어나며 또한 생성된 자극과 관련된다. 이러한 자극들은 그것들에 의미를 주기 위해 통합되어야 한다. 통합은 감각을 지각으로 변화시키는 무엇이다. 우리는 신체, 다른 사람들, 사물을 지각한다. 우리의 뇌가 감각자극들을 의미 있는 형태와 관계로 통합하기 때문이다. 우리가 오렌지를 볼 때, 뇌는 눈으로부터의 감각들을 통합하여 색깔과 모양을 경험한다. 우리가 오렌지를 만질 때, 손가락과 손에서 느낀 감각들은 통합되어져 오렌지 바깥의 까끌까끌함과 오렌지 속의 축축한 습기를 알 수 있게 된다. 코에서의 감각정보의 통합은 오렌지 냄새를 우리에게 알려준다.

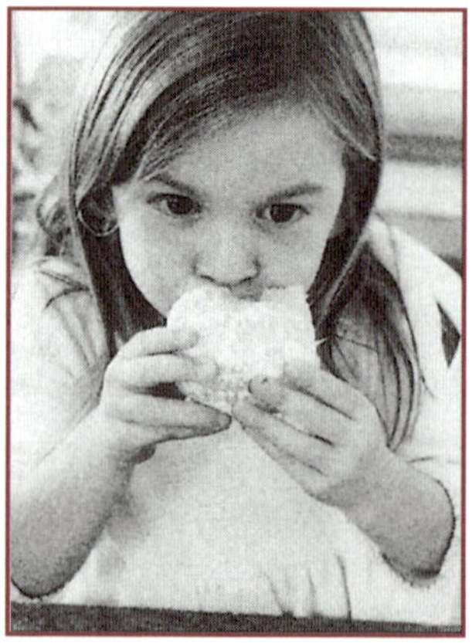

감각통합은 '모든 것을 함께 섞는 것이다.' 오렌지를 먹는 것 같은 활동에서 눈, 코, 입, 피부, 근육과 관절로부터의 정보가 전체적인 경험의 형태로 함께 조화되는 것이다.

삶 속의 감각통합

감각통합은 태아가 자궁에서 어머니의 신체 움직임을 뇌가 느낄 때부터 시작된다. 수많은 양의 감각통합은 기고, 서기 위해 일어나며 발달한다. 그리고 이것은 생의 첫 해

동안 일어난다.

> "감각통합은 태아가 자궁 안에 있을 때 어머니의 신체 움직임을 뇌가느낄 때부터 시작된다."

> "모든 아동들은 환경의 많은 것들과 상호작용함으로써 감각통합이 발달한다."

아동기의 놀이는 아동이 시각, 청각과 함께 중력과 신체의 감각들을 조직화함으로써 수많은 감각통합을 이끌어낸다. 눈, 눈과 목의 근육, 내이 안에 있는 특별한 감각기관으로부터의 매우 복잡한 감각통합이 요구된다. 무용수와 체조선수는 신체와 중력 감각의 통합이 매우 잘 발달하므로 그들의 움직임은 환상적이 된다. 예술가와 장인들은 눈과 손의 감각통합에 의존한다. 차분하고 행복한 사람들은 대부분 신경계가 통합되어 있다. 우리들 대부분은 감각통합의 평균적인 양을 얻는다.

사람의 유전자는 우리에게 감각통합을 위한 기초능력을 제공한다. 비록 대부분의 아동이 이러한 능력을 갖고 태어나지만 환경 내의 많은 것들과 상호작용하고, 아동기 동안 수많은 물리적인 도전을 받으며 신체와 뇌가 적응함으로써 감각통합을 발달시킨다. 감각통합 발달의 놀라운 잠재력은 적응반응을 통해 일어난다.

적응반응

적응반응(adaptive responses)은 감각경험을 위한 목적적이며, 목표-지향적인 반응이다. 아기가 딸랑이를 보고 그것을 향해 손을 뻗는다. 뻗는 것은 적응반응이다. 목적없이 단순히 손을 흔드는 것은 적응반응이 아니다. 딸랑이가 너무 멀리 있을 때 기어서 그것을 잡으려고 신체가 인식할 때 더 복잡한 적응반응이 일어난다. 적응반응에서, 우리는 새로운 무언가를 학습하고 도전하는 것을 마스터하게 된다. 동시에, 적응반응의 형성은 뇌 발달과 조직화에 도움을 준다. 대부분의 성인들은 이것을 단지 놀이라고 생각한다. 그러나 적응반응의 시리즈로 구성된 놀이는 감각통합을 만들어낸다. 다시 말해서, 감각통합이 발달함으로써 더욱 조직화되고 매우 어렵고 복잡한 기술까지 가능하게 된다. 놀이를 통하여 기술을 발달시키며 조직화를 학습하는 아동은 학업을 조직적으로 할 수 있으며, 삶에서 받는 도전들을 더욱 성공적으로 수행할 수 있게 된다.

아동은 놀이를 통하여 기술을 발달시키고 이것은 훗날 더욱 복잡한 능력을 발달시키며, 삶의 다른 도전에도 성공할 수 있게 만든다.

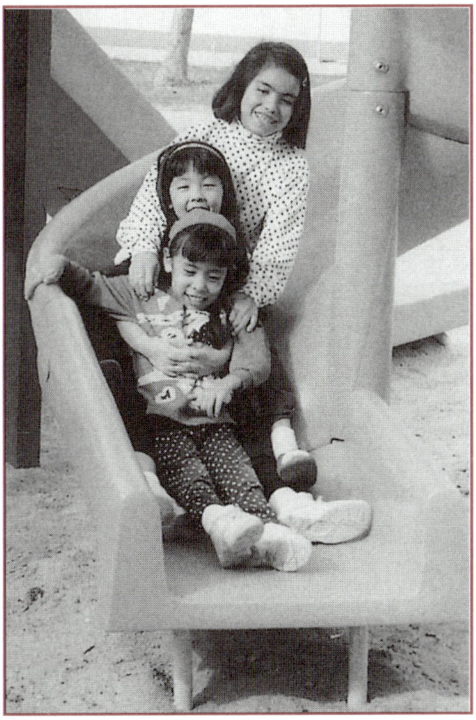

감각처리기계

아동이 약 7세가 되기 전에, 뇌는 중요한 감각처리기계(sensory processing machine)이다. 이것은 어떤 것을 느끼며 감각들로부터 직접적인 의미를 얻는 것을 뜻한다. 어린 아동은 물건에 대하여 여러 가지 추상적인 사고나 개념을 갖지 못한다; 주로 신체를 움직이며 그것과 관계된 감각들을 느낄 뿐이다. 그 아동의 적응반응은 정

> "감각통합은 움직이고, 말하고, 놀이를 하는 동안 발달하며... 행동과 쓰기, 읽기를 위해 필요하다."

신적인 것보다 운동적이거나 근육학적이다. 따라서 7세까지는 감각운동 발달의 시기라고 불린다.

아동이 성장하면서, 정신적이고 사회적인 반응으로 감각운동적인 활동들이 대체된다. 그러나 정신적이며 사회적 기능을 가진 뇌는 감각운동처리의 기초 위에 세워진다. 감각통합은 더욱 복잡한 감각통합을 위한 기초로 움직이고, 말하고, 놀이를 하는 동안 발생한다. 이것은 훌륭한 행동과 쓰기, 읽기를 위해 필요하다. 만약 감각운동처리가 생의 첫 7년 동안 잘 조직화된다면 그 아동은 훗날 정신적이고 사회적인 기술을 학습하는데 시간이 단축될 것이다.

즐겁게 하기

뇌의 감각통합 능력은 환경이 요구하는 것에 충분히 상응할 때, 아동의 반응은 효율적이며, 창조적이고 만족할 만하다. 아동이 효율적으로 반응하기 위해 도전을 경험할 때, 재미가 있다고 느낄 것이다. '재미' 란 감각통합을 지속하기 위해 아동에게 필요한 의미이다. 그것은 감각을 조직화하기 위한 놀라운 만족감을 우리에게 주며, 심지어 예전에 우리가 할 수 있었던 것 보다 더욱 복잡하고 성숙된 적응반응과 함께 그러한 감각들에 대한 반응으로 더 큰 충만함을 제공한다. 이것이 바로 성장의 전부이다.

> "재미란 감각통합에 대한 아동의 단어이다."

인간은 뇌의 발달을 촉진하기 위해 어떤 것을 즐기도록 디자인되어 있다. 그러므로 우리는 자연적으로 뇌의 조직화를 돕는 감각을 추구하게 된다. 이것은 아동들이 왜 들어올리고, 흔들어 주고, 안아주는 것을 좋아하는지에 대한 한 가지 이유가 되며, 백사장과 놀이터에서 놀고 뛰고 달리는 것을 좋아하는지에 대한 이유가 된다. 아동은 뇌에 영양분을 주기 위한 움직이는 감각을 찾기 위해 움직이기 원하는 것이다.

감각통합의 어려움

감각통합은 막연한 사건이 아니다. 우리는 완벽하게 감각통합을 하거나 혹은 아무것도 못하는 것이 아니다. 우리들 중 아무도 감각을 완벽하게 조직화할 수 없다. 행복, 생산, 잘 협응된 사람들은 더 완벽에 가깝게 감각통합을 할 것이다. 어떤 사람들은 특별히 좋은 감각통합을 할 수 있으나 그 외에는 단지 평균 정도거나 또는 불충분하게 할 수도 있다.

만약 뇌가 감각통합을 잘 하지 못한다면, 삶의 많은 것들을 방해할 것이다. 삶 속에서 더 많은 노력이 필요하며 어려움이 있을 것이다. 그리고 성취감과 만족감도 덜 할 것이다. 감각통합장애를 연구하는 사람들은 오늘날 미국에 약 5%에서 15%의 아동에서 학습이 느리거나 행동의 문제를 야기시키는 감각통합의 문제를 갖고 있다고보고하고 있다. 감각통합이 불충분한 아동들은 다방면에서 정상적으로 보이며, 종종 평균 혹은 평균 이상의 지능을 가지고 있다. 감각통합장애를 갖는 그 외의 아동들은 다른 의학적 혹은 교육적 문제를 가지고 있으며 감각통합 문제와 관련된 어려움을 갖고 있다.

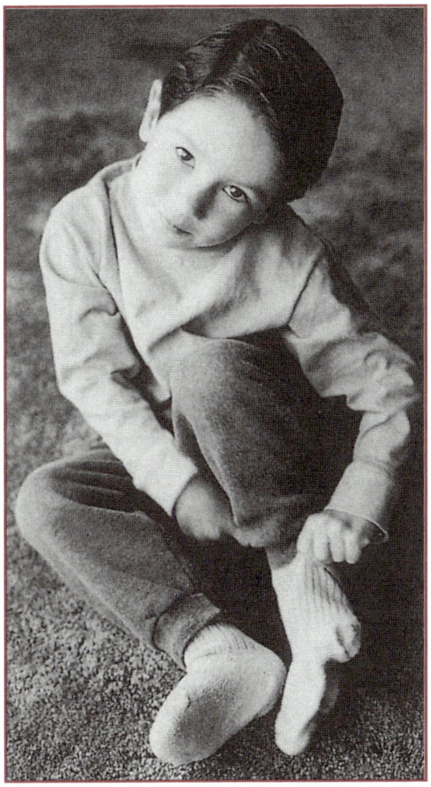

감각통합장애는 매우 단순한 활동도 어렵게 만든다.

평가

현재 뇌의 장애를 측정할 수 있는 방법은 아무것도 없다. 감각통합장애는 일반적인 의학적 문제와 같지 않다. 화학적 불균형, 바이러스 감염, 혈액의 불규칙성(blood irregularity), 조직괴사는 실험실에서 측정할 수 있다. 감각통합 문제는 그렇게 쉽게 분리할 수 없다. 우리는 아동을 관찰하고, 자연스런 놀이와 행동 그리고 표준화된 평가를 수행하는 것을 본 후에야 아동의 뇌 기능이 어떠한지 판단할 수 있다. 오직 훈련받은 관찰자만이 좋은 감각통합인지 불충분한 통합인지 비교하여 미세한 차이점을 알 수 있다.

오랫동안 아동을 전통적인 의학적 절차로 평가한 내과 의사들은 그러한 측정을 통해 어떠한 문제도 발견할 수 없을 것이며, 아동의 문제를 '지적' 하거나 '문제가 생기는 것' 을 부모님이 제안함으로써 재측정해야 하는 노력이 필요할 것이다. 문제가 심각하지 않을 때, 부모들은 종종 아동이 학교에 다니기 전까지, 그리고 읽거나 쓰는 것을 배우는데 문제를 갖기 전까지는 잘 깨닫지 못한다. 만약 부모들에게 다른 자녀가 있거나 매우 직관적이라면 아동이 정상적이지 않다는 것을 깨달을 것이다. 그러나 대개 무엇이 문제인지 부모들은 말할 수 없다. 그들은 스스로에게 다음과 같이 질문할 것이다. "만약 잘못된 것이 없다면 어떻게 아이가 저렇게 많은 문제를 갖고 있는 거지?" 혹은 "왜 아이는 이렇게 쉽게 우는 거지?" 혹은 "왜 저 아이는 저렇게 고집이 세지?" 감각통합 이론과 치료를 훈련받은 치료사는 그러한 질문들에 대한 답을 주는데 도움을 준다.

몇몇 조기 증상들

감각통합 문제를 갖는 어떤 유아들은 같은 연령의 다른 아이에 비하여 뒤집기, 기기, 앉기 혹은 서기를 못하는 경우가 있다. 훗날에는 신발끈을 묶거나 보조바퀴 없는 자전거를 타는 것을 배울 때 어려움이 있을 것이다. 그러나 불충분한 감각통합을 갖는 또 다른 유아들 중에는 정상적으로 발달하는 것처럼 보이다가 나중에야 문제를 갖는 경우도 있다. 그들은 쉽게 혹은 훌륭하게 움직이지 못할 것이다. 달릴 때는 어색할 것이다. 움직임이 서투르며 자주 넘어지거나 실수할 것이다. 서투르다고 해서 모두 불충분한 감각통합이 원인은 아니다. 어떤 사람들은 확실히 운동 신경이나 근육이 잘 작동하지 못해서 그럴 수 있다. 감각통합장애를 갖는 아동들은 신경과 근육이 일을 잘 하나 뇌가 그것들을 모아

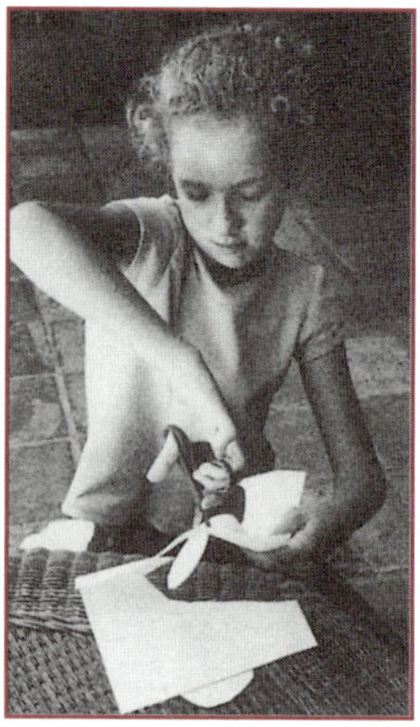

손과 눈에서 오는 명확한 메시지가 없다면, 아동은 가위로 자르기 같은 활동도 어려울 것이다.

서 통합하는데 어려움을 가진다.

취학 전에 감각통합장애를 갖는 아동은 다른 아이들에 비하여 기술적으로 놀이를 하지 못할 것이다. 눈, 귀, 손과 신체로부터 들어온 정보를 통합하지 못하기 때문에 아동은 무언가를 보고 듣고 느낄 수 있으나 적응반응을 보이긴 어려울 것이다. 당신은 아동이 미세한 것을 놓치거나 다른 아동들이 하는 방법을 잘 이해하지 못하는 것을 알 수 있을 것이다. 아동은 다른 아이들에 비해 놀이감 선택을 잘하지 못하며; 많은 도전을 주는 조작하는 장난감은 더 그렇다. 다른 아동에 비해 더 자주 다치고 물건을 부술 것이다.

언어발달이 지연되는 것은 일반적인 문제이며 뇌가 잘 발달되지 않았다는 초기단서가 된다. 어떤 아동들은 잘 듣지 못하지만 청력의 문제가 아닐 수 있다. 귀로 단어를 듣지만 뇌로 가는 길에서 그것을 잃어버리게 되는 것이다. 다른 아동들은 그들이 원하는 것을 말할 수 있지만 단어를 직접 말할 수 없다.

손과 눈에서 오는 명확한 메세지가 없다면 아동은 줄을 따라 색칠하고, 퍼즐을 맞추고, 가위로 정확히 자르거나 두 장의 종이를 풀로 붙일 수 없다. 일반적인 작은 책상

감각통합의 이해

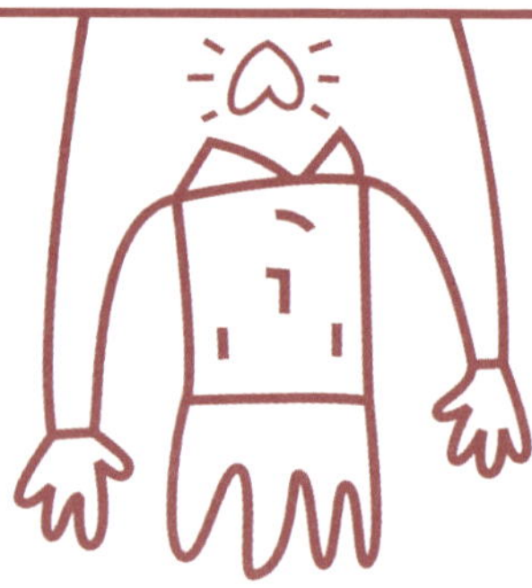

당신을 둘러싼 세계의 '감각만들기'를 위해 감각정보에 얼마나 의존할지 생각해 보라. 낯선 창고에서 불이 꺼지고, 수많은 다른 사물과 재료 사이에서 왼쪽에 있는 박스를 찾는다고 상상해보라. 알람이 시끄럽게 울리며 머리 위의 스프링클러에서 물이 쏟아진다고 상상해보라.

당신에게 도움이 되는 청력과 시력의 사용 없이, 장소를 인식하고 문제를 해결하기 위해 촉각과 신체자세를 지각하는 감각을 사용하는 것이 어떨까?

큰 알람소리와 예상치 못한 물의 자극이 당신이 경험했던 다른 감각을 선택하기 위한 능력에 어떤 영향을 미칠까?

만약 갑자기 예측되고 친숙한 감각정보를 이용하지 못하고 물건을 찾으려고 할 때 우리는 모든 감각을 함께 사용하는 것에 의존하며 그 후 더욱 불편해지기 시작한다.

만약 우리가 필요로 하는 정보를 감각이 제공하지 못한다면 우리는 본래 의존하였던 감각 대신 또 다른 감각에 의존하게 될 것이다.

낯선 창고에 있다고 생각할 때, 침착하고 조직화되며 일상적인 삶에서 당신의 행동을 보장하는데 도움을 주는 예측 가능한 감각정보를 사용하지 못한다면 당신이 무엇을 할 수 있을지 상상해 볼 수 있겠는가?

을 아동은 다른 또래에 비하여 더 부족하게 여긴다. 아동에게 책상은 더 어렵고, 혼란스러운 곳이 된다. 성인은 단지 아동이 흥미가 없는 것이라고 생각하지만 아동은 의미와 만족감을 제공하지 못하는 반응과 감각 때문에 흥미가 없는 것이다.

어떤 아동들은 피부에서 오는 감각을 조직화하지 못한다. 그들은 다른 사람과 닿거나 떨어져 서있어도 쉽게 화를 내거나 흥분한다. 오늘날 과잉행동을 보이는 수많은 아동들이 불충분한 감각통합 때문에 그럴 수 있다. 때때로 빛이나 소음은 아동을 짜증나게 하고 당황스럽게 한다. 만약 가까이에서 관찰한다면, 당신은 아동의 얼굴에서 짜증을 알아차릴 것이다.

학교에서의 문제

때때로 아동은 집에서는 잘 하거나 특별한 문제가 보이지 않다가도 학교에서 학습에 매우 어려움을 가지는 경우가 있다. 선생님들은 읽기, 쓰기, 수학이 '기초' 라고 종종 말하지만 실제로 이러한 것들은 매우 복잡한 과정이며 오직 감각통합의 기초 위에서만 발달할 수 있는 것이다. 감각통합의 문제는 어린 아동기에는 '작지만' 학교에 들어가면 매우 '큰' 핸디캡이 될 것이다.

부모님과 선생님들은 어린 아동들이 할 수 있는 것보다 더 많은 것을 학령기의 아동에게 기대한다. 아동은 다양하고 새로운 것을 배워야하는 것 뿐만 아니라 여러 동급생과 어울리고 선생님을 따라야 한다. 뇌가 잘 조직화되지 않은 아동은 친구를 사귀고 유지하는 것에 문제를 갖는다. 학교는 아동에게 수많은 스트레스를 주며, 동급생과 똑같은 과제를 열심히 하도록 한다. 감각통합장애를 가진 아동들은 학교에서 무력해지며 흥분하게 된다.

학교에서는 아동이 해야 할 소과제들이 매우 많다. 감각통합이 잘 되지 않으면 신발끈을 묶고, 가위를 쥐고, 연필심을 부러뜨리지 않고, 한 개의 과제에서 다른 과제로 변경하고, 등교길의 멈춤표지를 인지하는 것 등을 학습하는 것은 매우 어렵다. 아동은 더 좋은 감각운동 능력을 갖춤으로서 운동을 잘하고 싶은 욕구를 가질 것이다. 아동은 선생님과 홀로 있을 때 집중하는 것보다 사람들이 가득 찬 교실에서 더 집중해야 할 필요성을 느낄 것이다. 단순한 어떤 것을 천천히 하는 것보다 빨리하기를 기대할 것이다. 한 가지 지시보다 기억하기 더 어려운 "책들을 치우고, 연필도 치워라"와 같이 한번에 두 가지를 기억해야 할 필요성을 느낄 것이다.

교실에서, 아동은 외부의 소리, 빛, 많은 사람들이 다른 일들을 하는 것에 의한 혼란 등에 의하여 쉽게 방해 받을 것이다. 아동의 뇌는 과도하게 자극받으며 엄청난 활동에 반응한다. 과잉행동 아동은 어떤 목적이 없는데도 '교실의 모든 장소를 뛰어다닌다' 그러나 그것은 아동의 뇌가 조절되지 못했기 때문이다. 과도한 행동은 조직화되지 못한 감각들에 대한 강박적인 반응이다. 아동은 뇌가 집중을 하지 못하여 혼란스럽기 때문에 선생님이 무엇을 가르치는지 이해할 수 없는 것이다. 만약 아동이 줄을 서 있고 누군가가 실수로 부딪혔다면 아동은 화를 내거나 때릴 것이다. 아동에게는 참을 수 없는 감각에 대한 자동적인 반응이지만 화를 내거나 때리는 행동은 인간관계상 좋지 않다.

아동은 그러한 문제들에 대하여 말하는 것이 어렵거나, 조절되고 의식적인 뇌의 처리과정 내에서 문제가 일어나더라도 어떻게 해야 하는지 이해하지 못한다. 스스로 조절해보거나 더 집중하라고 말하는 것은 소용이 없다.

> **"읽기, 쓰기와 자동적인...은 감각통합의 튼튼한 토대 위에 발달하는 매우 복잡한 처리과정이다."**

사탕이나 금별과 같은 보상과 체벌은 뇌가 감각들을 더 쉽게 조직화하도록 하지 않는다. 어른들은 종종 아동의 문제가 욕구를 제대로 조절하지 못하는 것 때문에 악화된다고 여긴다.

이러한 경험들을 하며 몇 년이 지나면 아동은 자신이 다르다는 것을 알아차린다. 아동은 그가 항상 해오

> "감각통합의 어려움을 갖는 모든 아동은 서로 다른 증상을 보인다."

던 방식이 다르다는 것을 깨닫는다. 성실한 부모의 지지가 없다면 특히 다른 아동들이 자신이 어떻다고 말해줄 때, 아동은 자신이 멍청하거나 나쁘다고 생각하며 성장한다. 아동에게 멍청하거나 나쁜 것이 아니라고 말로 설명하는 것은 충분하지 않다. 말과 생각은 뇌를 조직화하지 못한다. 그러나 감각과 적응반응은 아동을 도와주며 또한 자존감을 높이는데 도움을 줄 수 있다.

감각통합장애는 누구나 겪을 수 있는 매우 괴로운 일이다. 감각통합에 어려움을 겪는 모든 아동들이 서로 다른 증상을 보인다는 것을 기억하라. 심지어 정상적으로 자라나는 아동에게도 한 순간 혹은 다른 때에 몇 가지 작은 문제를 보인다. 아동이 많은 문제를 가지고 있거나 자주 문제가 발생할 때 부모들은 관심을 가져야 한다. 만약 부모가 느끼기에 아동이 감각통합 문제를 가지고 있다면, 감각통합 이론과 치료에 대해 훈련받은 치료사에게 데려가야 한다(Chapter 11 참고). 치료의 도움과 부모의 이해와 지지는 아동이 적절하게 성공적인 삶을 살고, 인간관계를 즐기며, 사회에 공헌하며, 심지어 어떤 기술과 기능을 통하여 늘 도전적으로 살 수 있게 할 것이다. 만약 당신이 알고 지내는 모든 성인들에 대하여 생각해 본다면, 누구나 약간의 배움과 학습의 어려움을 겪는다는 것을 깨달을 것이다. 우리들 대부분은 감각통합이 완벽하지 않아도 잘 살아갈 수 있다.

이 책을 쓴 이유

이 책을 통해 부모들은 아동이 가지는 감각통합의 문제를 깨닫고, 어떻게 도울 수 있는지 그리고 무엇을 해야 하는지를 이해하는데 도움이 되기를 희망한다. 또한 아동이 평가를 받거나 치료를 시작할 때, 이 책은 부모들에게 치료사가 아동에게 무엇을 하는 것인지 이해하도록 도울 수 있을 것이다. 이것을 통하여, 당신은 눈과 귀 뿐만 아니라 신체와 중력으로부터 들어오는 감각들에 대한 용어를 생각해 보아야 한다. 그리고 감각들을 조직화하고 신체와 정신을 이끄는 뇌에 대하여 생각해 보아야 한다. 더불어 당신은 아동을 관찰하고 그들이 무엇을 할 때 좋아하는지와 어떻게 그것들을 하는지에 대하여 관찰해야 한다. 처음에는 감각통합의 적은 면에 대하여 깨닫겠지만 나중에는 더 많은 것들을 알게 될 것이다. 심지어 오랜 세월이 지난 후에도 감각통합 치료사들은 여전히 감각통합장애의 새로운 측면을 지속적으로 깨닫기도 한다.

다음 Chapter에서 우리는 유아와 아동의 활동들이 어떻게 감각통합을 발달시키는지에 대하여 알아볼 것이다. Chapter 3에서는 뇌에 대하여 토의하는데 이는 뇌가 문제를 발생시키는 곳이며, 치료를 통해 변화되는 곳이기 때문이다. Chapter 4에서 Chapter 9까지는 감각통합장애의 다양한 형태에 대하여 상세히 설명할 것이다. Chapter 10은 감각통합 기능을 향상시키기 위한 치료를 통해 무엇이 일어나는지에 대한 것이다. 마지막 Chapter는 자녀를 이해하고 집에서 함께 할 수 있는 일을 통하여 당신에게 도움을 주도록 구성하였다.

감각통합 발달의 관찰

신생아에서 아동기까지의 감각통합 발달

7세 경, 아동은 주변의 세상과 신체의 감각, 환경에 대해 효율적으로 움직이고 일어서는 것을 배운다. 아동은 말하는 방법과 소리의 차이점이 무엇인지 배운다. 아동은 무수한 가구, 옷, 신발, 먹는 도구, 장난감, 연필, 책, 다른 사람과의 관계를 통해 물리적인 힘과 상호 작용하는 법을 배운다. 주어진 환경은 아동에게 감각 정보를 주고 아동이 정보를 사용하여 감각통합을 발달시키고 효율적으로 상호작용하게 한다.

감각통합 기능은 자연적 순서로 발달하고 모든 아동은 동일한 기초적 순서를 따른다. 어떤 아동은 더 빠르게 발달하고 어떤 아동은 더 느리게 발달하지만, 모든 발달은 비교적 동일한 길을 따른다. 감각통합 발달의 정상적 순서에서 크게 뒤쳐진 아동은 생활하면서 또는 다른 사람과 함께 하는데 문제를 가진다.

> *" 감각통합기능은 자연스러운 순서에 의해 발달한다...... 어떤 아동은 더 빠르게 그리고 어떤 아동은 더 느리게 발달한다. "*

이 Chapter에서, 일반적인 순서로 발달하는 아동을 살펴봄으로써 감각통합 발달의 주요 단계를 설명하고자 한다. 당신은 아동이 스스로 감각운동 처리과정을 조직화하는 방법을 알아보기 위한 전문적인 자격을 갖출 필요는 없다. 당신이 해야 할 것은 하루동안 아동을 지켜보는 것이 전부이다. 당신은 신경계를 볼 수는 없지만, 신경계의 활동을 반영하는 행동들을 볼 수는 있다.

아동발달의 기본 원리

모든 아동에게서 볼 수 있는 기본 원리가 있다. 가장 기본적인 원리는 조직화하는 것이다. 7세 아동의 생활에서 대부분의 활동은 신경계에서 감각을 조직화하는 처리과정의 한 부분이다.

신생아는 보고, 듣고, 신체로부터 감각을 느끼지만, 이 감각들을 조직화하기는 어렵기 때문에 주변의 많은 것들의 의미를 알지 못한다. 신생아는 세상과 관련하여 신체가 어디에 있는지 혹은 손에 잡은 물건이 어떠한 모양인지 혹은 소리의 의미가 무엇인지 혹은 물건으로부터 얼마나 떨어져 있는지 알 수 없다. 아동은 감각을 경험함에 따라, 점차 신경계 내에서 감각들을 조직화하는 것을 배우고 그것들이 의미하는 것이 무엇인지 발견해 나간다. 또한 특정한 감각은 집중하고 다른 것은 무시하는 방법을 배운다. 유아기의 서툴고 갑작스러운(jerky) 움직임은 아동기 때 좀 더 부드러워지고 더 정확하게 된다. 또한 아동은 복잡한 언어의 움직임을 배운다. 감각을 조직화함으로써, 아동은 감정을 조절하는 것을 배우게 된다. 또한 더 오랜 시간 조직화하는 것을 배운다. 유아기에 화를 내게 하는 몇 가지의 상황은 후에 더 나이가 든 아동에게 지식과 만족을 준다.

적응반응을 통한 조직화

최고의 감각운동 조직화(organization)는 감각에 대해 적응반응(adaptive responses)을 하는 동안 일어난다. 이것은 사람이 환경과 신체를 창의적이거나 유용한 방법으로 다루는 반응이다. 우리는 어떤 소리를 듣고 무슨 일이 일어났는지 보기 위해 머리를 돌린다. 누군가와 부딪히고, 다시 균형을 잡기 위해 몸무게를 이동시킨다. 배 위에 신생아를 눕혀 놓고, 숨을 좀더 쉽게 쉬게 하기 위해 머리를 들어 옆으로 돌린다. 나이가 많은 아동은 옷을 입고, 장난감으로 놀고, 자전거를 탈 때 많은 적응반응을 요구한다.

> **" 아동은 새로운 감각과 운동기능을 발달시키기 위해 도전적인 활동들을 즐기도록 설계되어 있다. "**

우리는 감각에 적응한다. 신체가 적응반응을 하기 전에, 우리는 신체와 환경으로부터 감각을 조직화해야 한다. 우리는 신경계가 어떤 상황에 있는지 안다면 상황에 적응할 수 있다. 아동이 적응행동을 할 때, 우리는 아동의 뇌가 효율적으로 감각을 조직화했음을 알게 된다.

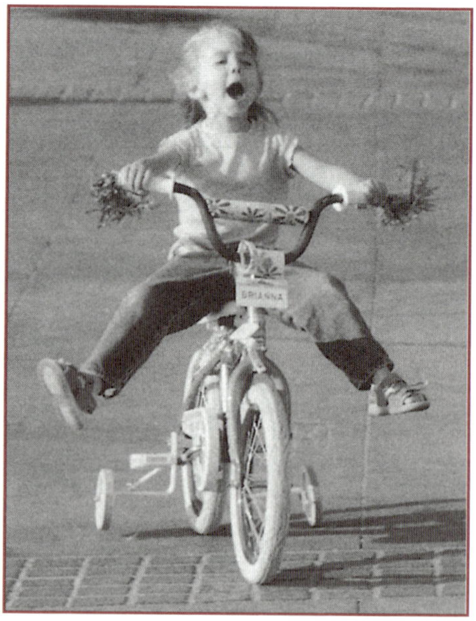

자전거를 타면서 균형을 유지하기 위해 아동은 중력의 당김과 신체의 움직임을 감지해야 한다.

추가적으로, 각각의 적응반응으로부터 만들어진 반응은 감각이 더 잘 통합되도록 이끈다. 잘 조직화된 적응반응은 뇌를 더 조직화된 상태로 만든다. 감각을 통합하기 위해서, 아동은 감각들에 더 적응하려고 노력할 것이다. 그네 위에 있는 아동은 중력감각에 반응하기 위해 신체를 움직일 것이고 아동의 움직임은 이 감각들을 조직화하기 위해 신경계를 도울 것이다. 아무도 아동을 위한 적응반응을 만들어 줄 수 없다; 아동은 스스로 해야만 한다. 다행히도, 아동은 새로운 감각과 운동기능을 발달시키기 위한 경험을 하기 위한 도전적인 활동을 좋아한다. 그것은 감각을 통합하고 적응반응을 만드는 데에 즐거움을 준다.

자전거를 타는 아동을 보자. 당신은 어떻게 감각경험들이 적응반응을 이끌고 적응반응이 감각통합을 이끄는지 볼 수 있을 것이다. 아동은 균형을 잡기 위해 신체의 움직임과 중력의 끌어당김을 느낀다. 아동이 중심을 벗어나거나 떨어지기 시작할 때 아동의 신경계는 떨어지는 감각을 통합하고 적응반응을 형성한다. 이 경우, 적응반응은 자전거에서 균형을 유지하기 위해 체중을 이동하는 것이다. 만약, 적응반응이 형성되지 않거나 너무 느리게 만들어지면, 아동은 자전거에서 떨어진다. 만약 아동이 반복적으로 적응반응을 만들 수 없다면, 아동은 신체와 중력감각에 대해 훌륭하고 정확한 정보를 얻지 못하기 때문에 자전거를 타는 것을 피하게 될 것이다.

> *"모든 아동에게는 감각통합 발달을 하기 위한 큰 내적동기가 있다."*

추가적으로 적응반응은 자전거를 운전할 때도 필요하다. 그래서 아동이 원하는 장소로 갈 수 있게 한다. 자전거를 탄 아동이 나무가 있는 곳을 알기 위해서, 아동의 신경계는 신체감각과 함께 시각과 중력의 당김을 통합해야 한다. 그때 이 감각들은 나무 주변의 길을 계획하는데 도움을 준다. 더 빠르게 자전거를 탄다면, 감각자극이 더 빠르고, 더 정확하게 적응반응을 해야 한다. 만일 아동이 나무로 돌진한다면, 그것은 아동의 신경계가 감각을 통합하지 않았거나 충분히 빨리 이루어지지 않음을 의미한다. 아동이 성공적으로 자전거를 탄 후에 내리면 그의 신경계는 신체주변의 공간과 중력에 대해 더 잘 알고 어떻게 움직이는지를 알게 된다. 그래서 자전거 타기는 점차 더 쉬워진다. 이것이 감각통합이 발달되는 방법이다.

내적동기

모든 아동은 감각통합 발달을 하고자 하는 큰 내적동기(inner drive)가 있다. 우리는 아동에게 기거나 서거나 오르는 것을 요구하지 않는다. 자연스럽게 아동은 그런 방향으로 발전한다. 아동은 발달하기 위해 환경을 조사하는 방법을 알고, 성공할 때까지 계속적으로 도전하는 방법을 안다. 감각통합을 위한 내적동기가 없다면, 우리는 아무도 발달할 수 없다. 내적동기가 너무 크기 때문에 대부분의 감각운동 발달을 거친다. 내적동기는 보통 자동적으로 생긴다.

블록 쌓기

> *"아동은 더 복잡하고 성숙된 발달을 위해... '블록 쌓기'를 위한 활동을 사용한다."*

발달단계에서 아동은 더 복잡하고 성숙한 발달의 기초가 되는 '블록 쌓기(building blocks)' 를 위해 활동을 사용한다. 아동은 지속적으로 더 조직화된 기능을 만들기 위해 기능을 모은다. 아동은 각각의 감각과 운동요소를 성취하기 위해 활동을 계속 연습한다. 아동은 새로운 것을 하기 전에 기초적 발달 단계의 것을 연습한다. 걷기를 위한 블록 쌓기는 쉽게 볼 수 있다: 머리를 똑바로 유지하는 것은 앉기 전에 해야 하고 네발기기는 두발로 걷기 전에 해야 한다. 보이지는 않지만 감각들 또한 블록 쌓기 단계로 발달한다. 처음 아동은 신체 주변의 감각과 중력과 관계된 감각이 발달하고 이것들은 신체에서 멀리 떨어져 있는 것을 보고, 소리를 듣는 감각 발달을 위한 블록 쌓기가 이루어진다. 읽기에 필요한 시지각은 유아기와 아동기 초기에 감각운동 활동을 통해 형성된 많은 블록 쌓기의 최종결과물이다. 모든 학습능력과 행동과 감정적인 성장도 동일하다; 모든 것은 감각운동 기능 위에 쌓아지는 것이다.

발달 단계

우리는 감각통합의 경로에서의 중요한 단계인 1개월에서 7세까지의 발달을 볼 것이다.

1 개월

촉각

신생아는 이미 반사적인 움직임으로 반응하고 신체감각을 해석할 수 있다. 촉각(touch)은 자궁에서 몇 달 동안 잘 작동되었다. 만일 당신이 부드럽게 신생아의 뺨을 만져주면 신생아는 당신의 손 쪽으로 머리를 돌릴 것이다. 이 반사는 신생아가 음식을 찾는 것을 돕기 위해 자연적으로 나타나는 적응반응이다. 신생아를 눕혀 주었을 때 옷이 얼굴 쪽으로 가게 되면 신생아는 머리나 팔을 움직여 옷을 치우려고 노력할 것이다. 비록 이 초기적 반응은 자동적이지만 감각들이 의미있고 목적있는 방법으로 일어나기 위한 반사로 통합되어야 한다.

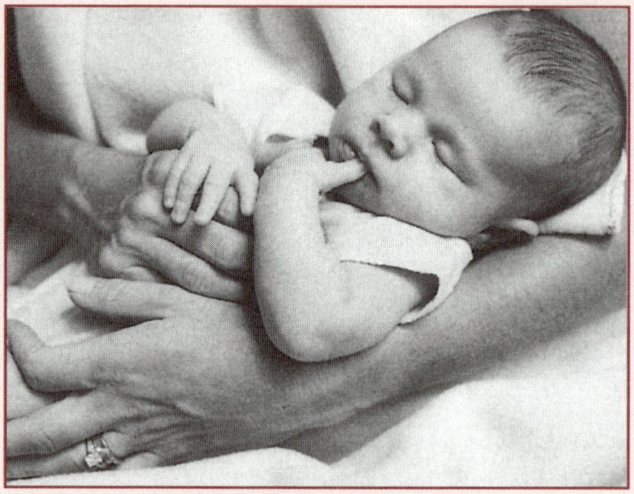

보호자의 자연스러운 촉각과 리듬 있는 움직임은 초기발달에서 필수적이다.

젖은 기저귀의 감각은 신생아가 불편함을 느끼도록 하고, 반면에 엄마의 손은 편안함을 느끼게 한다. 그러나 신생아의 신경계는 만지는 곳의 차이를 알지 못하기 때문에 만져지는 곳을 잘 말할 수는 없다. 촉각은 이 시기에 감정적인 만족의 근원으로써 더 중요하다. 신생아와 엄마 사이의 촉각은 신경계 발달을 위해 필수적이고 모아-애착 관계를 발달시킨다.

1개월 동안, 신생아는 자동적으로 손바닥에 닿는 어떤 물건이라도 잡는다. 이 반사는 신생아가 떨어지지 않게 무엇인가를 잡는데 도움을 준다. 신생아는 손가락을 펼 능력이 없기 때문에 초기 몇 달 동안에는 주먹을 헐렁하게 쥔 상태로 굽혀져 있다.

중력과 움직임

신생아는 또한 내이로부터 중력과 움직임의 감각에 대한 반응을 보인다. 만일 당신이 팔로 아동을 들어올린 상태에서 갑작스럽게 30cm 정도를 떨어뜨린다면, 신생아는 놀람반응을 보이고 팔과 다리가 무언가를 잡기 위해 움직일 것이다. 신생아의 내이는 떨어지고 있으니까 자신을 보호할 무언가를 잡으라고 메시지를 보낸다. 몸 전체를 구부리거나 굴곡되는 움직임은 첫 번째 전체 신체 운동 패턴이다.

당신은 엄마가 보호하기 때문에 신생아가 자신을 보호하기 위해 자동적으로 움직이고 음식을 찾는 것이 필요하지 않을 것이라고 생각할 수도 있다. 하지만 이 반사들은 신생아 생존을 위해 필요한 것으로 동물에서 진화해 왔다. 진화는 수백만 년 동안 생존을 위한 행동으로 형성되며 즉시 주어지는 것이 아니라 매우 느리고 자연스럽게 일어난다. 그러므로 우리 신경계는 도시민이 되기 전의 사람이 진화되고 필요한 것인 동물의 필요를 바탕으로 한다. 이 설계된 반응은 더 이전 능력의 발달을 위해 블록 쌓기를 제공한다.

1개월의 신생아는 부모님의 어깨 위에 머리를 올

려놓고 있을 때 간헐적으로 머리를 들어올리려는 노력을 한다. 이것은 중력의 끌어당김이 뇌의 일부분을 자극하기 때문에 일어나고, 차례로, 머리를 들어올릴 때 목 근육이 활성화된다. 몇 주 뒤, 이 적응반응은 신생아가 엎드려 누운 자세에서 그의 머리를 들어 올릴 수 있도록 발달된다. 똑같은 신경학적 기전은 계획적인 노력 없이 어른들이 머리를 똑바로 들어 올려 정렬을 유지하도록 한다. 그러나 1개월에는 여전히 미성숙하여 신생아의 머리가 비틀거리고 지지가 필요하다.

모든 어머니들은 아동을 안고있거나 조금씩 흔들어준다면 편안해하고 항상 조용해진다는 것을 빨리 배운다. 온순한 아동의 움직임 감각은 뇌를 조직화시키고 이것은 요람의 이미지를 매우 좋은 기억으로 저장하는 이유이다. 추가적으로 조용한 아동을 안아서 흔드는 것은 다른 감각과 자신의 몸의 움직임을 스스로 결정하도록 하는 블록을 쌓는 중요한 감각을 제공하는 것이다. 당신이 실제로 뇌에서 이러한 것들이 일어나는 것을 보지 못할 지라도, 당신은 쉽게 아동이 안겨서 흔들리는 것을 원한다는 것을 발견할 수 있다. 아동을 행복하게 하는 감각은 통합되어지는 경향이 있다.

근육과 관절 감각

평균 1달된 신생아는 자신을 안고 있는 사람의 팔과 몸에 잘 맞춰 자신의 몸을 적응시킨다. 신생아는 근육과 관절을 통해 적응하는 법을 느낀다. 이후 근육과 관절은 나이프와 포크를 사용하는 방법과 정글짐을 어떻게 오르는 지에 대한 감각을 알려준다. 신생아는 어른들의 기술을 발전시키기 위해서 많은 움직임을 연습하고 조직화시켜야만 한다. 그러므로 첫 몇 달 동안, 아동은 되는대로 우연히 나타나는 많은 움직임을 만들고 이후 잘 조직화된다. 똑바로 누워있을 때 아동은 자신의 팔과 다리를 놀이로 밖으로 밀어낼 것이다. 엎드려있을 때 아동은 교대적으로 기어가는 움직임을 만들 것이다. 이 움직임은 아동의 근육과 관절과 내이로부터의 감각이 움직임을 생산해내도록 신경계를 자극하기 때문에 일어난다. 아동의 내적동기는 이러한 감각과 움직임을 조직화하기 위해서 돕는다.

근육과 관절 감각은 머리를 한쪽으로 돌릴 때 뇌에게 말한다. 이것은 긴장성목반사(tonic neck reflex)로 알려진 반응을 활성화시키고, 다른 팔이 주관절에서 구부러지는 동안 한쪽 팔은 신전되거나 펴지도록 한다. 단어가 주는 경향에 주목하라. 이것은 단지 경향이다; 그것은 아동의 머리가 돌아갈 때 항상 일어나는 것이 아니다. 첫 몇 주 동안 이 반사는 팔의 움직임을 결정하는데 중요한 역할을 한다. 그래서 아기들이 엎드려 누워있을 때 종종 다른 팔이 구부려져 있는 동안 한쪽 팔이 펴져있는 것을 볼 수 있다. 긴장성목반사가 우리 전생애 동안 팔에서 근긴장도에 영향을 미칠지라도 그것의 영향은 6세 경 대수롭지 않게 된다. 감각통합에 어려움이 있는 아이들은, 반사가 종종 과활성화되어지는 것을 볼 수 있고 치료사들은 감각통합의 어려움에 대한 징후로서 긴장성목반사의 과활성화를 살펴 볼 수 있다.

시각

신생아가 어머니의 얼굴과 다른 의미 있는 물체를 알아채지 못할 만큼 1개월 때의 시감각은 잘 조직화되어 있지 못하다. 신생아의 초점은 흐릿하고 복잡한 형태나 색의 대비를 구별하지 못한다. 신생아는 촉각과 움직임에 대한 감각에서 위험을 감지할 수 있지만 시각(sight)을 이용하지는 못한다. 시각 발달의 첫 단계는 눈이 물체나 사람의 움직임에 따라 움직이는 것을 배우는 것이고 머리의 움직임은 이후에 나타난다. 이 적응반응은 눈과 내이로부터의 중력과 움직임 감각의 결합으로 목주변의 근육으로부터 오는 감각을 요구한다. 동물이나 사람 또는 장난감이 움직일 때 신생아가 각성되고 즐거워하는 것에 주목하라. 그리고 이는 눈으로 그것을 좇는 능력을 연습할 수 있게 해준다.

소리

1개월 된 신생아는 딸랑이 또는 벨소리에 반응한다. 그리고 또한 이것이 무엇을 의미하는지는 몰라도 사람의 목소리에도 반응한다. 아기는 고개를 돌리거나 웃을지도 모른다. 간단한 소리에 대한 반응은 말하기 발달의 첫 블록을 쌓는 것이다. 아기는 또한 작은 목소리를 만들어낸다. 이런 소리의 원인이 되는 목 근육의 수축은 뇌의 언어영역 발달을 돕는 감각을 생산한다.

냄새와 맛

머리에서 잘 조직화되어진 다른 감각은 아마도 후각이다. 첫 달 동안 중요한 역할을 할지도 모른다. 중력, 움직임, 촉각과 같이, 이 감각은 사람이 진화되는 것으로부터 동물의 진화에서도 일찍 나타났다. 후각은 더 발달되지 않고 시각과 청각과 같이 나이가 들면 더 정교해진다. 신생아는 맛을 잘 본다. 빠는 것은 맛을 보고 냄새를 맡는 것으로부터의 적응반응이다. 또한 신생아는 항상 태어나서 반사를 가진다.

그래서 첫 1개월에, 신생아는 특히 자신의 몸과 중력으로부터의 감각에 대해서 이미 적절한 적응반응을 수행한다. 이러한 많은 반응은 출생 전에 신경계에서 만들어지고 중력과 움직임과 촉각에 대한 감각에 의해 작동된다. 이렇게 간단한 감각운동활동에서 통합되지 않는다면 적절한 발달이 이후의 삶에서 일어나는 것은 불가능하다.

2~3 개월

눈과 목

아동의 운동기능은 머리에서 발쪽으로 발달한다. 눈과 목은 조절할 수 있는 몸의 첫 부분이다. 머리와 눈의 안정성 유지는 매우 중요한 생존 기능이다. 시지각은 어떤 것을 보는 것보다 더 많은 것을 포함한다. 고정되지 않은 카메라로 사진을 찍는 것과 같이 흐릿하고 움직이는 물체가 나타나면 눈은 물체의 안정적인 이미지를 인식하고 목은 머리를 안정적으로 유지시켜야 한다. 이것을 위해 뇌는 3가지 종류의 감각을 통합한다: (1)내이로부터의 중력과 움직임 감각 (2)눈 근육으로부터의 감각 (3)목으로부터의 감각. 뇌는 눈과 목을 안정적으로 유지하는 방법을 알고 함께 이 3 종류의 감각을 입력한다. 아동은 방을 스캔하고 사람과 물체를 쳐다봄으로서 뇌는 내이와 눈 근육 그리고 목 근육으로부터 감각을 통합하는 일로 바쁘다. 이 통합과정을 통해 아동은 환경으로부터 머리와 몸이 움직일 때 깨끗한 사진을 찍는 것을 배운다. 이 발달은 여러 해 동안 지속되어지고 읽기를 학습하기 위해 블록을 쌓는 중요한 요소이다. 이는 아동이 균형잡는 것을 배우고 전반적으로 몸의 움직임을 배우는 것을 돕는다.

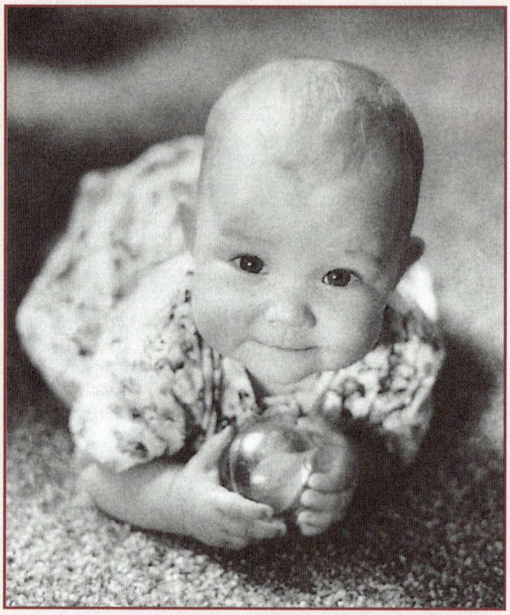

3개월에 아동은 머리와 상부체간을 들어올리려고 한다. 이것은 환경을 보고 탐험하는데 도움을 준다.

들어올리기

당신이 일관되고 강력한 중력에 대해서 생각할 때 아동의 얼마나 많은 내적동기가 1년 내에 선 자세로 일으키는지 깨달을 수 있다. 아동은 목 근육으로 머리를 들어 올려 유지하는 것을 배운 다음 상체와 팔로 가슴을 바닥에서 들어올리도록 근육을 사용한다. 이 발달은 엎드린 자세에서 일어난다. 아동의 가슴을 들어올리겠다는 충동은 등 근육의 수축을 위해 뇌에 자극을 전달하는 중력 감각으로부터 발생된다. 아동은 또한 하위 등 근육의 지지로 머리를 들어 균형있게 똑바로 앉는다. 몇몇 도전은 학습 시 필요하다. 하위 등을 지지해 주지 않는 것은 이 나이 또래의 아동을 좀더 도전하게 만든다. 그러나 반대로 그의 전체 등 근육을 지지하는 것은 도전에 대한 욕구를 감소시킨다.

쥐기

3개월 된 아동은 손을 대부분 벌리고 있다. 아동은 물체에 손을 뻗지만 정확하게 물체에 손을 가져가기 위한 눈-손 협응은 미숙하다. 아동은 자신이 보는 것을 이용해 몸감각을 통합함으로서 적절하게 목표를 겨냥하는 법을 찾아낸다.

손으로 잡을 때, 아동은 엄지와 검지를 사용하지 못하는 대신에 나머지 세 손가락과 손바닥을 이용해서 잡는다. 이런 간단한 방법으로 딸랑이를 쥐고 촉각 정보는 뇌에 보내어져 물체를 잡고 유지하는데 도움을 준다. 이 연령대에 잡기는 여전히 손바닥 내의 감각 자동반응으로 나타나며 자발적으로 딸랑이를 놓을 수 없다. 몇 달이 지나면 촉각과 근육과 관절을 통해 손으로부터 오는 감각이 통합되어질 것이고 점차적으로 좀더 효율적으로 엄지와 검지를 이용한 집기 움직임이 발달할 것이다.

4~6 개월

팔과 손

아동은 스푼을 테이블에서 던지는 것과 같은 큰 움직임을 만들어낸다. 그리고 물리적 세계의 큰 효과를 가지고 스릴을 경험한다. 이 매우 간단한 감정적 만족은 이후에 좀더 성숙한 감정을 위해 발달블록을 쌓는다.

아동은 자신의 손을 보고 만지는 것을 시작하며 손이 공간에서 어디에 있는지에 대한 인식을 발달시킨다. 아동은 보는 것을 결합하여 손을 정확하게 사용하는 방법을 배우기 위해 시각과 함께 촉각과 근육과 관절감각이 필요하다. 손과 팔로 느껴지는 부분을 보는 것과 뇌의 부분을 협응해야만 한다. 그러나 쥐기의 정확성은 떨어진다. 아동은 손 뻗기를 조절할 수 있기 때문에 양손보다는 한손으로 뻗으려고 시도한다.

가장 중요한 발달 중의 하나는 아동이 그의 손을 동시에 자발적으로 가져갈 때 일어난다. 이것은 몸의 양쪽 사이에서 협응의 시작이다. 다음 단계는 몇 달 뒤에 양손에 장난감을 각각 들고 동시에 부딪히는 것이다. 이런 행동은 아동이 자신의 오른손과 왼손을 알기 전에 장기간 발달하는 감각통합의 중요한 하나이다. 양 손을 서로 만지거나 장남감을 부딪치는 행동을 아동이 보여주지 않는다면 나이가 들더라도 감각통합이 잘 이루어지지 않을 가능성이 많다.

6개월 경, 아동의 손목은 회전되고 손을 돌려서 물체를 조작하며 새로운 다양한 방법으로 놀이를 한다. 첫 6개월 대부분의 움직임은 자동적이고 아동은 계획한 것을 행하기 시작한다. 새로운 놀이 활동은 운동계획과 보다 복잡한 감각통합을 포함한다. 아동은 또한 균형을 잃지 않고 짧은 시간동안 혼자 앉을 수 있다. 똑바로 앉을 수 있는 자동 근육 반응은 중력과 움직임 그리고 시각에 의해서 관리된다. 만약 이런 감각이 잘 통합되지 않으면 신생아는 앉기가 어렵고 앉는 것을 시도하지 않을지도 모른다.

비행기 자세

6개월 경, 아동의 신경계는 엎드려 누워있는 동안 머리를 중력에 대항하여 들어 올릴 때 특별히 예민해진다. 이 예민함은 머리, 상체, 팔 그리고 다리를 동시에 들어올릴 때 강한 자극을 만들어 낸다. 아동은 몸을 엎드린 상태에서 균형 잡힌 비행기 같은 자세를 취한다. 치료사는 이것을 복와위 신전(prone extension) 자세라 부른다. 이 자세는 뒤집기에서 사용되고 서기, 걷기에서 사용되는 근육을 발달시키는 중요한 단계이다. 이 자세를 유지할 수 없는 아동들은 종종 중력과 움직임 감각의 통합에 어려움을 가진다.

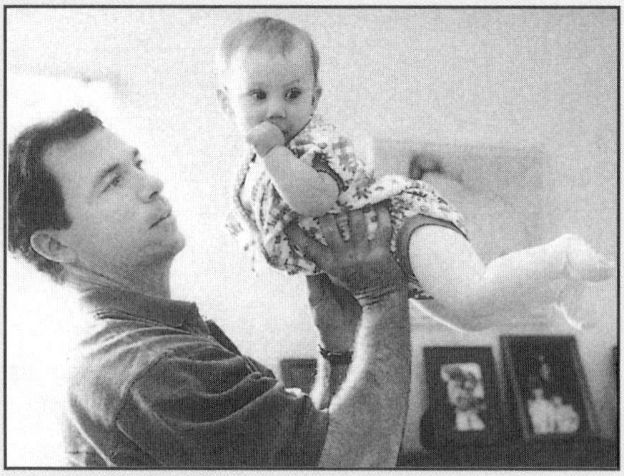

6개월이 되면 아동은 자동적으로 중력의 당김으로부터 벗어나 위로 움직이려 하고 공간에서 자신의 머리와 신체를 지각하게 된다.

움직임의 즐거움

6개월 된 아동은 흔들어 주는 것을 좋아하고 들어 올려 공중에서 흔들리는 것, 돌리는 것과 같은 움직임을 좋아한다. 이런 것은 대부분 아동에게 만족스러운 경험을 제공한다. 이런 즐거움은 중력과 움직임의 감각에 대한 경험에서 비롯되는데 아동은 이제 이러한 감각을 통합할 수 있게 된다. 그러나 움직임이 너무 강하다면 아동의 신경계는 잘 조직화하지 못하여 울게 된다.

6~8 개월

이동

이 기간 동안 가장 중요한 발달적 측면중의 하나가 이동(locomotion) 또는 한 장소에서 다른 장소로의 이동이다. 이동은 크게 아동이 탐색할 수 있는 장소와 물건에 의해 기회가 증가된다. 손과 무릎으로 배밀이와 기기는 통합되는 많은 감각에 기여하고 또한 아동이 독립적으로 스스로에 대한 개념을 갖도록 제공한다.

먼저, 아동은 스스로 엎드린 자세를 취해야만 한다. 반사는 목정위반사(neck righting reflex)로 알려져 있으며 출생 이후 활성화되어지고 아동이 바로 누운 자세에서 엎드린 자세로 뒤집는 것을 돕는다. 이것은 고양이가 등 쪽을 아래쪽으로 하여 바닥으로 떨어지더라도 다리를 이용해 착지하는 것과 같은 반사이다. 이 반사는 중력, 목의 근육과 관절감각에 의해서 활성화된다. 이 감각은 이 연령 대에 목정위반사(neck righting reflex)를 활성화시킨다. 그러므로 정상 아동는 엎드려 누운 자세에서 많은 시간을 보내는 경향이 있다.

공간 지각

이동은 아동이 환경 내에서 자신과 물체 사이에서의 공간과 거리에 대한 지식(spatial perception)을 알도록 한다. 보는 것만으로 공간을 판단하는 것은 충분하지 않다; 뇌는 또한 몸의 움직임 감각을 통해 거리를 감지할 수 있게 한다. 아동은 배밀이 혹은 기기를 통해서 한 장소에서 다른 장소로 이동함으로서 공간과 신체 구조에 대해서 배우고 이것은 아동이 자신을 보는 것을 이해하는 데 도움을 준다. 거리 판단은 또한 아동이 그것들이 얼마나 큰지에 대해서 알게 하는 것을 돕는다. 만약 아이가 배밀이와 기기 감각을 통합하는 것이 어려우면 이후에 거리와 크기에 대해 판단하는 것에 어려움을 가질 수 있다.

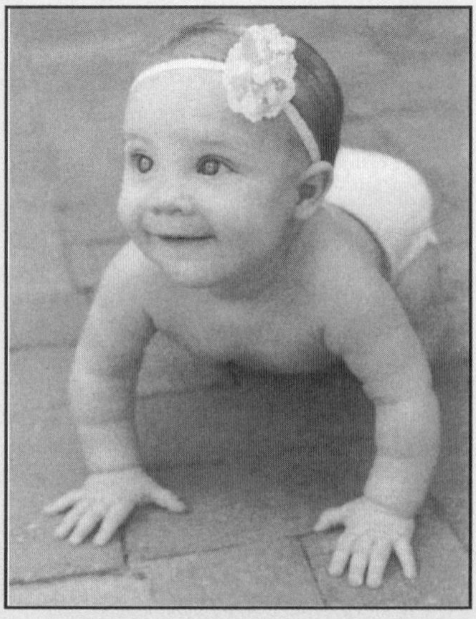

8개월이 되면 아동은 한 장소에서 다른 장소로 기어감으로써 거리와 공간에 대하여 배우게 된다. 이것은 아동이 자신의 주변 환경을 향해 조절하는 것을 도와준다.

손가락과 눈

아동은 엄지와 검지를 사용하여 가위질을 하거나 핀셋으로 작은 물건을 집어 올리거나 끈을 당길 수 있다. 또한 구멍 안으로 검지를 집어넣을 수도 있다. 촉각과 근육과 관절에서 오는 감각들은 기본적인 정보와 움직임에 대한 안내를 제공한다. 그러나 미세한 손의 움직임은 눈에서의 정교한 정보가 요구된다. 눈은 아동이 봐야하는 장소를 정확하게 지시하고 눈 근육을 미세하게 조절해야만 한다. 정교한 눈 조절을 발달시키기 위해서 아동은 단순한 눈 조절을 해야만 하고 이는 환경 내에서 배를 대고 엎드리고 머리를 들고, 기어감으로써 발달된다.

운동계획

이 나이에 아동은 벨을 울리거나 단순한 물건을 함께 놓거나 분리시키기에 충분한 손 움직임을 계획하기 시작한다. 움직임은 적절한 순서 안에서 행동의 시리즈로 완성되어 뇌 안에서 계획되어야 한다. 신체에서 얻는 감각들은 움직임을 계획하기 위해 필요한 정보를 제공한다.

이것은 또한 아동이 완전히 가려지거나 시야 밖에 있는 물체를 찾을 때부터 시작된다. 사물 주위에서 만지고 이동함에 따라 아동은 그것들이 보이지 않을 때라도 항상 거기에 있다는 것을 배우게 된다. 사물을 머리속에 그리는 정신적 능력이 시작되는 것이다.

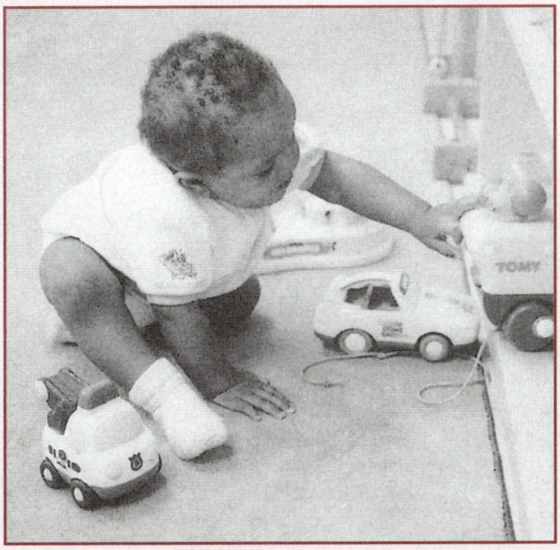

1세의 후반기가 되면 아동은 놀이를 통하여 협응과 손 기술을 세련되게 한다.

옹알이

8개월에 아동은 상세히 듣기에 충분하다. 친숙한 단어를 인식하고 어떤 소리가 어떤 의미인지 다른 소리는 어떤 의미인지 알게 된다. 비록 실제로 발음하지는 못해도 '마', '다'와 같이 단순한 음절을 반복한다. 옹알이는 턱 관절, 근육, 입의 피부로부터 오는 감각들을 뇌로 보내준다. 뇌는 이러한 감각들을 통합함으로써 어떻게 더욱 복잡한 소리를 내는지 배우게 된다. 만약 아동이 옹알이를 하는데 어려움을 보인다면, 말을 배우는데 힘들지도 모른다.

9~12 개월

이 때는 아동이 자신의 신체 주위에 있는 지구와 우주와 연관되어 매우 중요한 변화를 갖는 시기이다. 아동은 오랫동안 기어 다니고 주위 환경을 탐색한다. 아동의 몸무게와 중력의 당김으로부터 지지하고 있는 뼈와 신체와 머리를 지탱해주는 근육으로부터 오는 많은 감각들은 신경계를 자극한다. 이러한 감각들은 아동이 신체의 양측을 협응하는데 도움을 주고 운동계획을 어떻게 하는지 가르쳐주며, 시지각을 발달시키는데 도움을 준다. 아동은 단지 물건을 관찰하거나 그 형태가 무엇인지 보는데 많은 시간을 소모한다. 여러 다양한 사물들을 둘러보는 경험들은 감각들에 대한 적응반응을 형성하고 감각들을 통합하기 위한 연습이다.

놀이

아동이 사물을 흔들고, 테이블에서 그것들을 끄집어 당기고, 던지는 등의 행동을 관찰해보라. 그리고 아동이 하고 있는 것과 느끼는 것의 중요성을 알기 위해 노력하라. 아동은 자주 한 손을 신체의 다른 편으로 교차하여 뻗는다. 이러한 움직임은 중심선 교차 능력을 발달시켜주며, 이것은 매우 중요한 능력으로 감각통합장애를 갖는 아동들은 때때로 이것에 어려움을 갖는다. 항상 아동이 무언가를 함께 쥐고 있거나 분리시키는 것은 아동의 뇌가 적절한 순서 내에서 움직임의 시리즈를 계획하고 실행하도록 배우는 것이다. 스푼으로 음식을 어지럽히거나 크레용으로 낙서하는 것은 도구가 무엇인지 그리고 어떻게 그것들을 사용하는지 배우는 것이다.

서기

아동기에서 나타나는 가장 큰 사건은 바로 아동이 혼자 서는 것이다. 몇몇 어른들은 놀라운 성취에 대한 중요성과 그것이 아동의 자기-개념에 어떤 의미가 되는지 깨닫고 있다. 서기란 몇 개월에 걸친 중력과 움직임, 근육과 관절 감각이 통합되어진 최종산물이다. 서기는 눈과 목 근육을 포함한 모든 신체로부터의 감각들이 통합됨으로써 가능하며, 이것들은 지속적으로 필요하다. 서기는 두개의 작은 발이 신체와 연관되어 스스로 균형을 유지하는 것으로 매우 큰 도전이 된다. 서기 위해 연습하도록 아동을 이끌며, 능숙하게 하는 것은 스스로에게 도전이 된다.

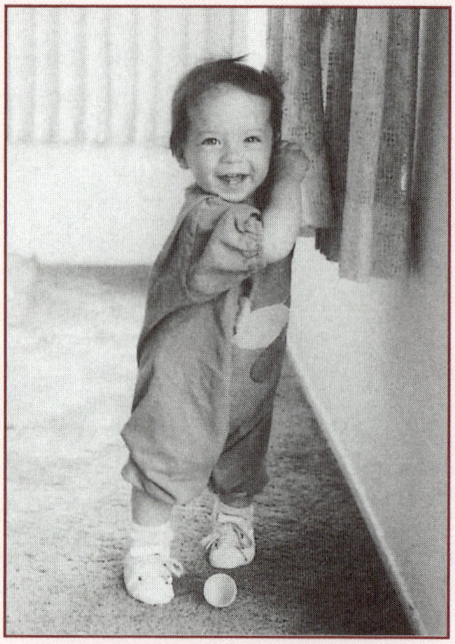

아동기 초기의 가장 큰 사건은 혼자 서는 것이다.
훌륭하게 중력에 대한 두려움을
무시하는 것은 아동의 자아-개념 형성에 도움을 준다.

단어

아동은 부모님이 무엇을 말하는지 짝지어 이해할 수 있다. 그러나 '마마' 나 '다다' 와 같이 아주 단순한 단어(words)들만 말할 수 있다. 신체 움직임으로부터의 감각들은 이러한 소리를 만들 수 있는 뇌의 영역에 자극을 주는데 도움이 된다.

2세

아동은 걷고 말하고 더욱 복잡한 행동을 계획하고 그것들을 더욱 효과적으로 수행하는 것을 배운다. 일 년 동안의 감각통합이 없다면, 이러한 것들을 배우기란 매우 어려울 것이다. 다시 말하자면, 감각통합 없이는 2년 동안 모든 세부적인 발달을 하기란 어려울 것이다.

촉각 위치구별

움직임을 계획하는 능력은 촉각계의 정확성에 의존한다. 출생 시 유아는 만져진다는 것을 느끼며, 감정 상태에 촉각이 영향을 준다는 것을 알게 된다. 그러나 어디에 닿는지는 알지 못한다. 촉각에 반응하여 머리를 움직이지만 그것은 의식적으로 지시된 행동이라기보단 자동적인 반사이다. 2세가 되면, 아동은 대충 어디를 만졌는지를 알게 되고 자발적으로 무언가에 반응할 수 있게 된다. 우리는 촉각이 물건을 잡는데 좋은 느낌을 준다는 것을 안다; 보지 않아도 그러한 물건에 대해 뇌는 우리에게 무언가를 말해준다. 피부로부터의 감각들은 신체의 시작과 끝이 어디인지 아동에게 말해준다. 신체의 감각 지각은 신체에 대한 시각적 지식보다 더 기초가 된다.

이러한 감각들이 통합되지 않은 아동은 신체가 어떻게 구성되어 있는지 혹은 각각의 부분들이 어떤 일을 하는지에 대해 정확하게 느끼지 못한다. 그러므로 아동은 신체가 어떻게 하는지를 배우는 것에 어려움을 갖는다. 앉기, 서기, 걷기는 잘 배울 수 있을 것이다. 그러나 장난감을 가지고 놀거나 버튼, 지퍼, 식사 도구를 사용하는 것에는 어려움을 가질 것이다. 만약 당신이 보기에 아동이 물건을 다루는데 서툴거나 비슷한 연령의 다른 아동에 비하여 잘 떨어뜨린다면 그것은 아마도 손에서 오는 미세한 촉각 정보를 능숙하게 다루지 못하는 것일 수 있다.

이동

이 나이의 아동은 어떻게 물리적 세계를 조작하고 신체 기능에 대한 부가적인 감각 지각을 얻기 위해 매우 다양한 움직임을 연습하게 된다. 아동은 물건을 집고, 던지고, 장난감을 밀고 당기고, 걷고, 계단을 내려가고 집을 탐험하고 바깥 세계를 탐색하고 종종 부모들을 곤란하게 한다. 그러나 부모들은 만약 아동이 아무것도 하지 않으려 한다면 더욱 걱정해야 할 것이다. 아동은 음식과 사랑이 필요한 것만큼 물리적 세계와 상호작용하는 기회가 필요하다.

신체지도

이 나이의 아동은 야단법석을 떨고, 목마를 타고, 그네를 타는 것을 즐긴다. 이러한 활동들은 내이의 중력 수용기와 신체로부터의 수많은 감각입력을 제공한다. 그것들은 중력이 어떻게 일하는지와 다른 신체 부위들을 어떻게 움직이는지 그리고 각각이 어떻게 상호작용하는지 할 수 없는 일은 무엇인지, 어떤 것이 좋은 것인지, 상처를 주거나 불편한 느낌을 주는 것이 무엇인지 아동에게 알려준다. 이러한 감각 정보들은 뇌가 신체에 대한 내적 감각 '그림'을 형성하게 한다. 우리는 이것을 신체지각이라고 부른다. 신체지각을 이해하기 위하여 세계의 모든 부분들이 지도로 그려져 있는 세계지도를 생각해보는 것이 도움이 될 것이다. 아동이 움직이고 움직임의 결과를 경험함으로써 신체에 대한 지도를 그려낼 수 있게 된다. 아동의 뇌는 수많은 정보 조작을 저장한다. 이것은 나중에 신체 움직임을 조정하는데 사용된다.

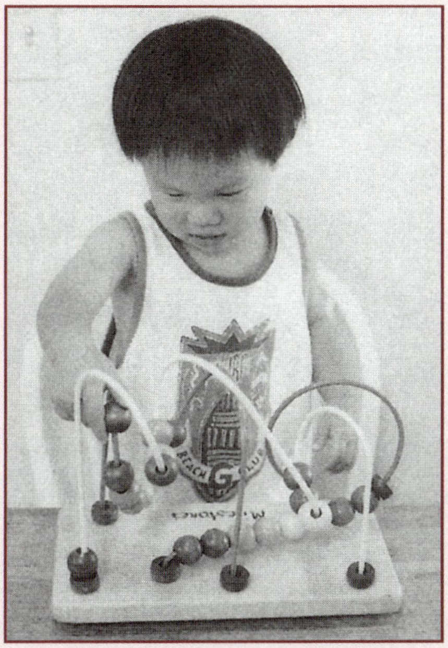

2세가 되면 아동의 촉각은
정교하게 손을 움직이도록 하게 한다.

오르기

아동은 수평적인 공간 뿐만 아니라 수직적인 공간을 탐색하고자 하는 내적동기가 있다. 아동은 걷기 전에도 벌써 어딘가를 오르려한다. 올라가는 것은(climbing) 아동이 중력과 움직임에 대한 감각들을 더 잘 조직화하고, 신체 감각들과 시각 정보를 통합하도록 한다. 오르기는 훌륭한 '감각운동 지능'을 요구한다. 이것은 시공간 지각의 발달을 위한 중요한 단계이다.

2세는 또한 감독과 지시를 이해하고 따르는 것을 배운다. 대부분의 아동들은 이 나이에 물건을 세는 것을 배운다; 그러나 그들의 언어발달이 될 때까지 기다려야 한다.

자아

만약 아동이 신체로부터의 감각들이 자신을 보호한다고 느끼고, 어머니와 다른 사람들과 모든 물건들에서 떨어지고 분리되어도 자신감을 갖는다면 자기-개념이 만족스럽게 잘 발달하고 있는 것이다. 자아 형성은 2세에서 가장 중요한 과제가 된다. 아동은 혼자서도 잘 이동하고 물리적인 전체로써 자신의 신체를 느끼기 때문에 개별적인 인간이 된다. 아동은 더 이상 중력의 노예가 아니다; 아동은 직립하여 설 수 있고, 먼 거리를 걸을 수 있으며, 언덕을 오르거나 내려갈 수도, 점프할 수도 오를 수도 있다. 자신의 신체 영역을 알기 때문에 숨거나 다시 나타날 수 있으며 까꿍놀이(peek-a-boo)는 이 나이에 매우 중요한 활동이다. 자신의 환경에 영향을 주는 것에 의하여, 아동은 자신에 대한 감각을 가지며; 크레용과 페인트로 표시를 만들고, 두드리고, 식기장에서 팬과 주전자를 꺼내는 것을 즐거워한다.

만 2세 생일이 가까워지면, 아동은 자신의 삶을 주관할 수 있다고 느끼며, 다른 것들을 알고 있다고 여긴다. 이 나이의 많은 아동들은 그들이 새롭게 발견한 독립성을 표현하기 위해 '싫어'라는 단어를 사용한다. 이것은 아마도 부모들에게 좌절감을 줄 것이다. 그러나 이것은 사회성 기술 발달에서 필수적인 단계가 된다. 부모의 바램에 저항하는 아동의 필요를 수용하기 위해서는 많은 인내와 지혜가 필요하다.

아동은 자유롭고 효율적으로 움직일 수 있게 하는 신체 감각들이 연장되어 혼자 자신의 삶을 지시할 수 있다. 아동의 삶은 먹기, 잠자기, 가족 구성원과 관계하기와 더불어 여전히 대부분의 느낌과 움직임으로 채워진다. 감각통합은 사람과의 좋은 관계를 형성하기 위한 기초를 제공한다. 만약 아동이 다른 사람들과 관계하는 것이 어렵다면, 감각들을 다루는데 무능력하다는 것을 반영하는 것이다.

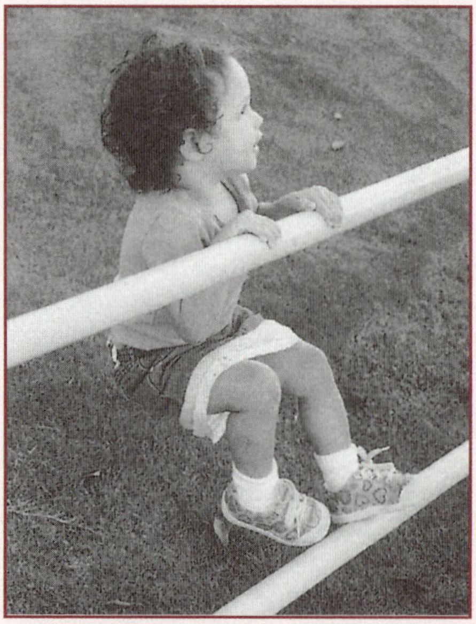

2세에는 아동이 자신에 대한 감각과 새롭게 찾은 독립성을 발달시킨다.

비록 아동이 독립적인 사람이 되기 위하여 첫 단계에 있다 하더라도, 자신이 되기에는 여전히 먼 거리에 있다. 아동은 많은 지지와 격려, 편안함이 요구된다. 이러한 것들은 안기거나 다른 사람의 무릎에 앉거나, 흔들거나, 꼭 껴안거나 뽀뽀해주는 것에서부터 온다. 편안한 감각들은 통합되어지고, 일시적으로 혼란을 느낄 때 아동의 조직화를 돕는다.

3세에서 7세

5년 동안 아동은 많은 사람들과 관계를 맺고 대화하면서 성숙한 감각운동 능력을 갖게 된다. 높은 지적 기능은 7세 이후에 발달할 것이며, 만약 감각운동 기능이 잘 발달되었다면 더욱 지적으로 발달할 것이다. 3세에서 7세까지는 매우 중요한 감각통합 기간이다. 뇌가 감각들을 잘 받아들이고 잘 조직화할 때 자연적으로 그렇게 되는 경향이 있다. 아동의 내적동기는 매우 활동적으로 만들며, 많은 것을 배우도록 한다. 적응반응은 더욱더 복잡해지며 각각의 적응반응들은 감각통합 능력을 연장시킨다.

아동이 뛰고, 점프하고, 한발로 뛰고, 깡충깡충 뛰고, 구르고, 레슬링하고, 오르고, 그네를 타는 것을 관찰해보라. 매우 재밌게 이러한 것들을 한다. 그리고 그들은 감각통합 때문에 재밌어한다. 균형, 눈-손 협응, 움직임의 연속적인 계획이 향상된 것을 눈치채라. 아동이 그것들을 시도할 때 위험하다면 감각운동 능력의 제한점을 배우게 된다. 중력에 대항해 뜻밖의 위험에 노출될 때 강력하고 허락되지 않은 힘이 오는 것을 알아차린다. 놀이터는 아동에게 매우 인기 있는 곳이다. 그네, 미끄럼틀, 회전목마, 구름다리, 시소, 터널, 모래상자가 신경계의 욕구를 채워주기 때문이다.

도구 사용하기

3세와 7세 사이에 아동은 나이프, 포크, 삽, 통, 바늘과 실, 가위, 크레용, 펜과 종이, 신발끈, 지퍼, 버튼, 집에서 만든 다른 도구들과 같이 단순한 도구들을 사용하는 것을 배운다. 각각의 과제는 초기 활동 동안 뇌에 저장되어온 모든 감각정보들을 요구한다. 어른들은 이것들을 허락해야 한다. 그러나 신체로부터의 감각들은 바지의 짝을 찾고, 버터를 빵에 바르거나 땅에 구멍을 파는 것을 어떻게 해야 하는지 뇌에 말해주는 것이 매우 필수적이다.

이 기간의 후반기를 보면 특히 여자 아동은 비석치기, 공기놀이, 훌라후프, 줄넘기, 실뜨기 놀이와 같은 복잡한 게임을 통하여 운동기술을 최종적으로 '갈고 닦고' 남자 아동은 대개 힘과 스포츠에 대해 집중한다.

아동이 8세가 되면, 촉각계는 거의 성숙된다. 이 시기에는 매우 정확하게 어디를 집었는지 말할 수 있게 된다. 중력과 움직임의 감각은 거의 완전히 성숙하게 된다. 아동은 한 발로 균형을 잡을 수 있으며, 좁은 길을 걸을 수 있다. 근육과 관절로부터의 감각들은 잘 통합되어지며, 비록 몇 년 후에 조금 더 향상될 것이지만 연속적인 행동을 훌륭히 계획할 수 있다. 아동은 자신의 요구와 흥미에 대해 대화하기 충분하도록 언어를 말하고 이해할 수 있다.

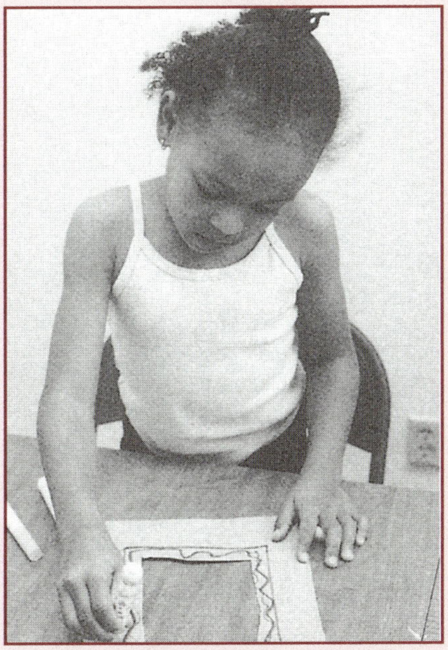

3세에서 7세 사이에 아동은 복잡한 기술을 향상시키며 적절하게 도구를 사용하는 법을 배운다.

아동을 잘 관찰하는 것으로 유명한 Jean Piaget는 아동이 7세나 8세가 될 때까지 추상적인 사고와 추론을 시작하지 않는다고 하였다. Piaget는 인간의 뇌가 신체와 세계, 물리적 힘에 대한 "구체적인" 지식을 갖기 전까지는 추상적인 사고과정을 디자인 할 수 없다고 제안하였다. 7세나 8세 아동의 이동과 놀이는 지적, 사회적, 개인적 발달을 위한 기초를 제공하는 감각운동 지능을 요구한다.

그러나 때때로 이러한 발달은 자연적으로 일어나지 않는다. 우리는 왜 특정한 아동들이 잘못되는지 말해줄 수 없다. 그러나 우리는 아동의 뇌가 감각들을 통합하는 것에 어려움을 느낄 때 그와 같다는 것을 알고 있다. 우리는 자연적인 상태로 옮기고 모든 것을 올바르게 만들 수는 없다. 그러나 아동이 자신을 조금 더 잘 조직화하도록 도울 수 있다. 아동의 뇌를 잘 조직화하도록 돕는 것은 감각통합을 위하여 아동의 내적동기를 관찰하는 것으로 시작된다. 아동의 관찰을 통하여 더욱 잘 도와줄 수 있을 것이다.

신경계

뇌의 기능과 감각의 중요성 이해

> " 학습이나 행동은 감각통합 중에서 눈에 보이는 형태로 나타난 측면이다. "

아동의 행동이나 교과 학습은 자신의 신경계 내에서 일어난 보이지 않는 활동이 보이는 형태로 표현된 것이다. 즉 학습이나 행동은 감각통합 중에서 눈에 보이는 형태로 나타난 측면이다. 감각통합을 더 잘 이해하기 위해서는 신경계의 구조와 기능에 대하여 알아야 한다. 이 Chapter는 아동이 학습하고 행동하는 방식의 원인이 되는 신경 과정을 이해하는 데에 도움이 된다.

'Part 1: 우리의 뇌가 어떻게 작동하는지 이해하기' 에서 우리는 뇌의 기능과 구조를 논의 할 것이다. 'Part 2: 감각의 중요성' 에서 우리는 몸의 많은 감각채널과 그것의 발달의 중요성을 고찰할 것이다.

Part 1: 뇌가 어떻게 기능하는지 이해하기

개요

신경계(nervous system)의 구조는 두 개의 커다란 대뇌반구와 작은 한 개의 소뇌, 뇌간, 척수, 그리고 신체 각 부분으로 흩어져 나오는 수많은 신경들을 포함한다. 이들 구조물은 각각 많은 신경세포를 포함하고 있고 그것을 신경원이라고 한다. 신체에서 뇌로 또는 뇌안에서 전기자극을 전달하는 신경원은 감각신경원(sensory neuron)이라 부르고, 뇌에서 근육과 내부조직으로 전기자극을 전달하는 신경원을 운동신경원(motor neuron)이라고 부른다.

신경원의 첫 번째 과제는 우리의 신체와 주변 환경에 대해서 우리에게 이야기해 주는 것이다. 그리고 우리의 행동과 생각을 생산하고 지시하는 것이다. 신체의 각 부분은 감각수용기관, 또는 수용기를 가지고 있고, 이들은, 라디오 수신기가 공기 중에서 라디오 전파를 수집하듯 신체로부터 에너지를 수집한다. 눈의 수용기는 광파를 수집하고, 코의 수용기는 냄새를 받아들이며 근육의 수용기들은 근의 수축과 스트레칭에 민감하다. 각 수용기는 에너지를 전기적인 자극으로 바꾸고, 감각신경섬유를 통해 척수와 뇌로 흘러간

" 신경계의 80% 이상은 감각입력을 처리하고 조직화하는데 관여한다. "

다. 뇌로 향하는 전기적 에너지의 흐름은 감각입력(sensory input)이라고 부른다.

척수, 뇌간, 소뇌, 대뇌반구는 수용기로부터의 감각입력을 사용해서 각성, 지각, 지식을 생산하고, 신체의 자세, 움직임, 움직임 계획과 협응, 정서, 사고, 기억, 학습을 생산한다. 신경계의 80% 이상은 감각입력을 처리하고 조직화하는데 관여하고, 뇌는 주된 감각처리 기계이다. 감각처리는 매우 복잡하고, 서로 다른 감각입력은 뇌 전체에 걸쳐서 서로서로 섞인다. 매우 복잡한 감각처리는 뇌에서 메시지를 생산하고, 운동신경원이 신체로 메시지를 전달한다. 각각의 근육은 많은 운동신경원을 가지고 있고, 운동신경원에서 전기적 자극은 근육을 수축하게 한다. 많은 근 수축은 눈과 머리를 돌려 무엇인가를 보거나 손과 손가락으로 물건을 조작하거나 한 장소에서 다른 장소로 신체를 움직이기 위해 결합해야 한다.

이렇게 근수축이 조화롭고 효율적으로 되기 위해서 뇌의 활동이 잘 조직화되어야 한다. 감각통합은 감각입력을 조직화하는 과정으로 뇌는 유용한 신체 반응과 유용한 지각, 정서, 사고를 생산한다. 감각통합은 모든 감각입력을 분류하고 순서를 정하고 모든 뇌 기능으로 통합한다.

" 감각통합은 감각입력을 조직화하는 과정으로 뇌는 유용한 신체 반응과 유용한 지각, 정서, 사고를 생산한다. "

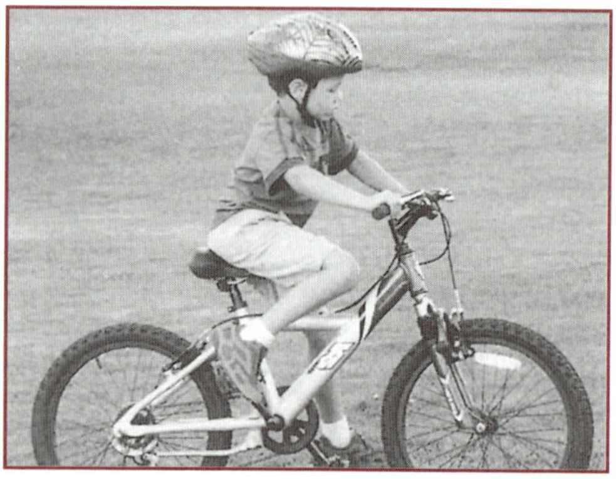

뇌의 기능이 전체적으로 균형을 가질 때,
신체적 움직임은 더욱 적응적이 되어 학습이 쉬워지고
좋은 행동이 나타난다.

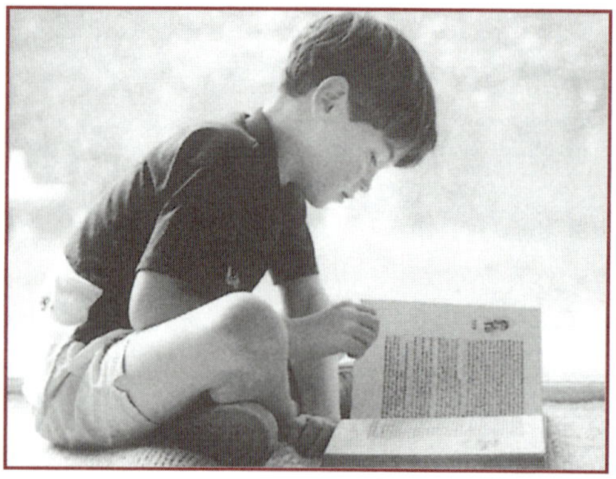

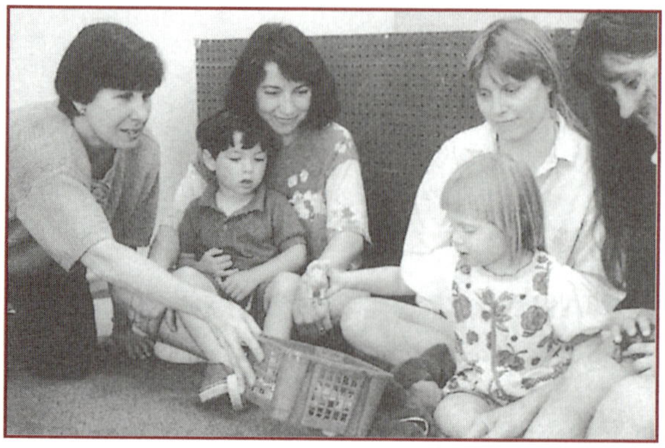

신경계의 구성

이제 뇌의 구조와 기능에 대해 더 자세하게 논하고자 한다.
그림 1은 지금부터 설명하고자 하는 뇌의 단면을 나타낸다.

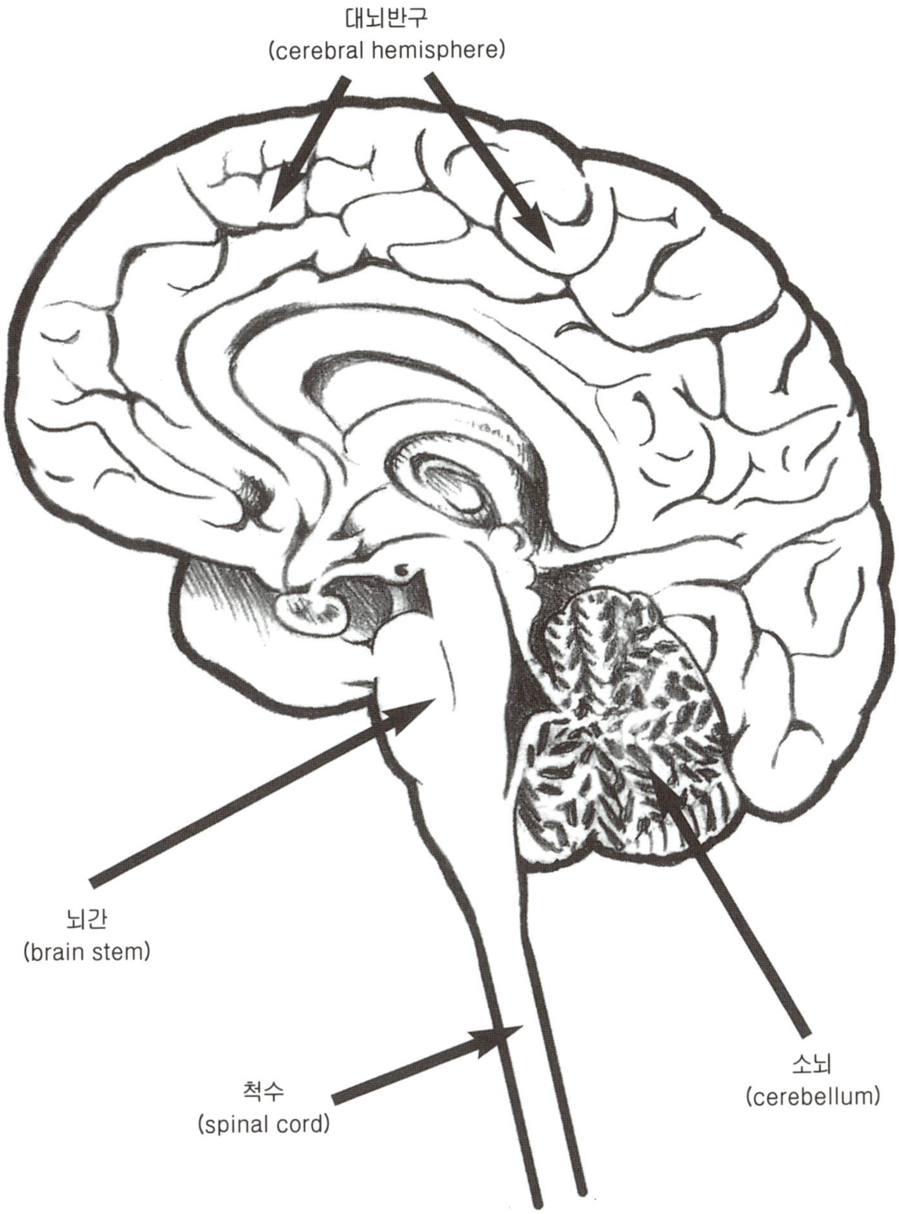

그림 1. 중심에서 뇌를 자른 단면구조

신경원

신경원(neuron)은 신경계의 기본 단위이다. 평균적으로 사람은 120억개의 신경원을 가지고 있다. 이 숫자는 전체 인구의 거의 두배가 되며, 우리에게 신경의 기능이 얼마나 복잡한가를 알려준다.

각각의 신경원은 신경세포체와 섬유로 구성되어 있고 잔가지로 나누어진다. 하나의 신경원으로부터 몇 개의 잔가지가 다른 신경원에 여러 곳으로 연결된다. 대부분의 섬유는 수천의 잔가지를 가지며 수천의 다른 신경원과 연결된다. 신경원의 잔가지들은 밀집한 숲속 나무의 잔가지들처럼 뒤엉켜 있다. 아니 그보다 한층 더 복잡하다. 각각의 신경원에서 전기 신호는 한 방향으로만 진행한다. 하지만, 결과적으로 몇몇 자극은 처음 신경원으로 돌아가 영향을 미친다. 이렇게 복잡한 신경망을 통해서 생성된 전기자극의 흐름이 학습과 행동을 생산하다.

> **" 일 초에 한 가지 전기자극은 두뇌의 많은 다른 부분 안에 백만개의 신경으로까지 퍼질 것으로 파악되었다. "**

신경섬유는 초당 수백의 전기자극을 전도하고, 이들 전기자극은 한번에 많은 방향으로 가지를 내고 흘러간다. 일초에 한 가지 전기 자극은 두뇌의 많을 다른 부분 안에 백만개의 신경으로까지 퍼질 것으로 파악되었다. 섬유에서 하나의 소리자극이나 촉각자극이 이렇게 인식되는 것을 알 수 있고, 의미, 사고, 정서, 학습 행동을 생산하는 것도 모두 마찬가지이다. 지금 여러분의 신경계 내의 활동은, 그리고 삶의 매 순간에서 여러분의 신경계내의 활동은 여러분이 상상하는 것보다도 몇 배나 더 복잡하다. 그 활동을 조직화하는 것은 신기에 가까운 일이다.

이 책을 읽는 동안에도 당신의 머릿 속의 복잡함을 한번 상상해보자. 아동이 신발끈 묶는 것을 학습하고자 애쓰고 있는 것을 지켜볼 때나 혹은 생일파티에서 지나치게 흥분된 모습을 보일 때, 당신이 목격하고 있는 상황을 만들어내기 위해 셀 수 없이 많은 전기자극의 흐름이 있다는 것을 기억해라.

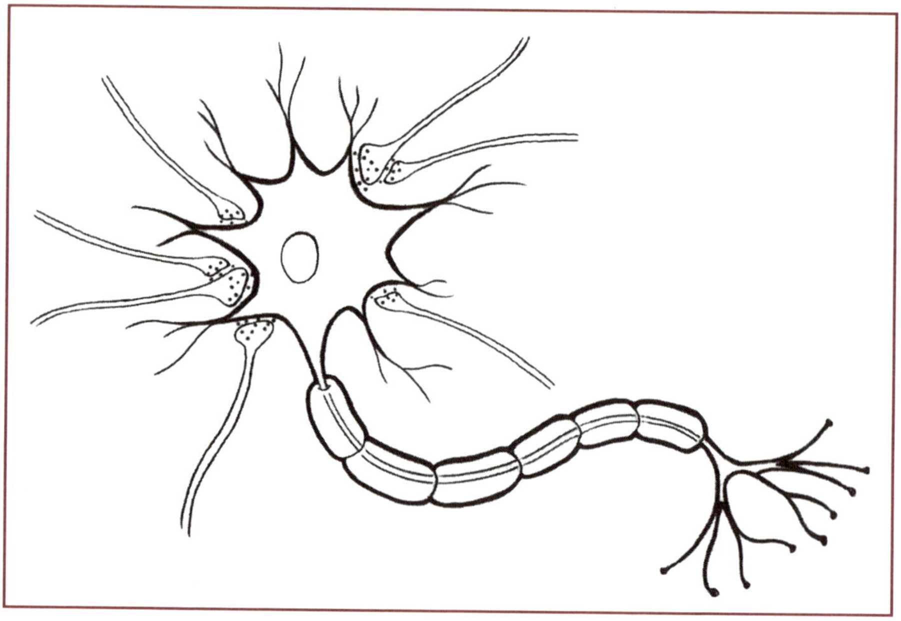

그림 2. 신경원(neuron)

신경전달로와 핵

많은 신경원은 신경전달로(nerve tracts)라고 하는 길고 가는 다발 안에서 가지런히 배열되어 있다. 이들 많은 신경전달로는 한 가지 타입의 감각입력을 전달하거나 신경계 내 한 장소에서 다른 장소로 운동반응을 전달한다. 몇가지 신경전달로의 경우는 한 가지 이상의 입력정보를 전달하기도 한다. 잘 정돈된 신경전달로는 정보가 뒤죽박죽되는 것을 방지한다. 마치 전화선이 각각의 대화를 나누어 전달하는 것과 같다. 시감각, 소리, 냄새 등을 위한 신경전달로가 있다.

> "여러분의 아동이 신발끈 묶는 것을 학습하고자 애쓰고 있는 것을 지켜볼 때 여러분이 목격하고 있는 상황을 만들어내기 위해 셀 수 없이 많은 전기자극의 흐름이 있다는 것을 기억하라."

반면, 핵(nuclei)은 감각처리와 운동처리를 하는 사무처(business center)로서 작용하는 신경세포체의 덩어리이다. 핵은 감각입력을 받아들여 정보를 재배열하고 정교하게 해서 신경계 내의 다른 감각 정보와 연결시킨다. 예를 들어, 눈으로부터의 시각정보는 뇌간의 핵을 지나며 정보가 재배열되고 정교해지며, 다른 감각입력 정보와 통합된다. 그리고 통합된 메시지가 대뇌의 각 부분으로 보내진다. 대뇌는 정보를 더 정교하게 다듬어 반응을 만들어내는 운동센터나 다른 센터로 보낸다. 각각의 위치에서 많은 타입의 정보가 모여 더 완성된 메시지로 변해간다.

척수

척수(spinal cord)는 많은 신경전달로를 포함한다. 어떤 신경전달로는 감각정보를 뇌로 보내고, 어떤 신경전달로는 운동명령을 신경으로 보낸다. 어떤 명령은 근육과 기관으로 전달된다. 척수로 내려오는 어떤 활동들은 자세와 움직임을 통제한다. 어떤 활동은 내장기관의 기능을 조절한다. 감각통합의 일부는 척수에서 일어나지만, 대부분의 감각통합은 뇌에서 일어난다. 뇌는 감각통합을 위해 더 잘 디자인되었다. 왜냐하면 뇌의 신경원은 최대한의 신경연결을 갖기 때문이다. 감각통합장애는 뇌에서 발생하고 척수에서는 발생하지 않는다.

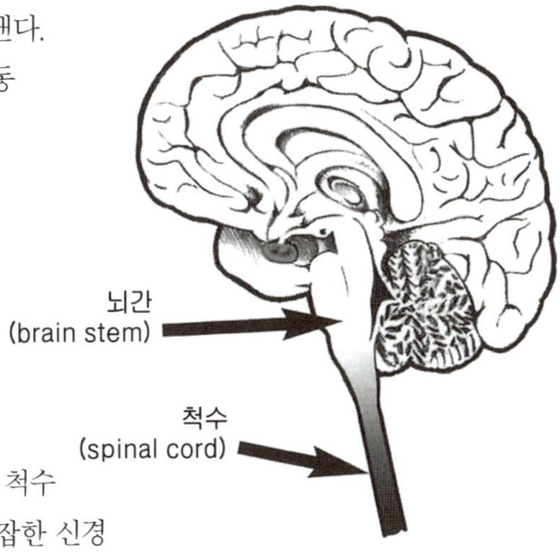

뇌간

뇌간(brain stem)은 귀 높이에 놓여있는 작은 신경원 다발이다. 척수에서 감각전달로는 뇌간으로 이어진다. 뇌간에는 매우 중요하며 복잡한 신경핵이 포함되어 있다. 이런 신경핵 중에서는 두가지 혹은 그 이상의 감각정보를 통합하기도 한다. 뇌간은 오렌지로부터 많은 감각이 하나의 오렌지라는 단순한 경험이 되도록 통합하는 장소이다. 대부분의 뇌간활동은 자동적이며, 의지나 사고 없이 수행되어진다.

뇌간의 중심핵은 신경원과 핵이 그룹으로 모여진 것으로 엉켜진 낚시 그물에 비할 수 있다. 전자현미경으로 신경계를 연구하는 과학자들은 이것을 망상체라고 명명하였다. reticular의 의미는 '그물처럼' 이며, 망상체는 뇌의 나머지 다른 부분보다 더 복잡하고 엉켜져 있다. 망상체에는 섬유들이 포함되어 있는데 모든 감각계에 연결되어 있으며 많은 운동신경원에도 연결되어 있고 뇌의 대부분으로 연결되어 있다. 이러한 연결들이 망상체가 감각운동 활동을 처리하고 통합하는데 매우 중요한 역할을 가능하게 한다.

뇌간의 망상핵은 혈액의 흐름과 심장박동과 호흡, 소화를 조절하는데 이르는 자율신경계핵을 포함하고 있다. 또 다른 망상핵은 전체 신경계의 각성의 중추로서의 역할을 하고 있어서 우리를 깨우고, 진정시키거나 흥분시킨다. 그 외에도 망상핵들은 대뇌반구의 활동을 조직화하는데 중요한 역할을 수행하며 한 곳에서 다른 곳으로 주의를 돌리는 것을 가능하게 한다. 망상에서의 정보처리가 잘 조직화되지 않는다면 사람은 주의를 기울일 수도 없고 일상적인 것인데도 사람을 과도하게 흥분시키는 경향이 있다.

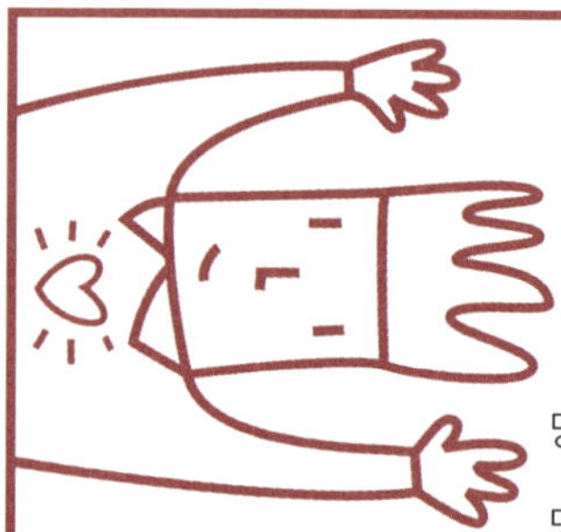

감각통합의 이해

당신은 아마도 뇌가 과학적이어서 일상적인 경험과는 멀리 떨어져있다고 생각해 왔을 것이다.

망상체의 한 가지 활동은 당신이 매일 사용하는 뇌기능의 좋은 예가 된다.

망상체는 당신이 깨어나는 아침에 켜지고 잠드는 밤에는 꺼진다. 감각은 망상체를 켜거나 끄는 기능을 한다.

사람들은 아침에 알람시계 소리를 듣고 깨어나서 찬물로 세수를 한 뒤 밖으로 나가 걷거나, 다른 더 강한 감각자극을 추구한다.

반면 밤에는 망상체가 꺼지기를 바라며, 어둡고 조용한 방에서 부드럽고 따뜻한 침대 위에 누워 움직이지 않는다.

감각자극이 부족하면 망상체가 꺼지면서 잠이 들게 된다.

전정핵과 소뇌

뇌간은 무척이나 복잡한 일련의 핵들을 포함하고 있다. 내이 안에 있는 중력과 움직임 수용기로부터 받아들인 감각을 처리하고 그 정보를 이용해서 기립자세를 유지하고 균형을 잡고 그 외 자동적인 기능을 한다. 뇌간의 전정핵(vestibular nuclei)은 다른 감각수용기로부터의 모든 감각 정보를 처리한다. 특히, 관절과 근육으로부터의 감각을 처리한다.

소뇌(cerebellum)는 뇌간의 뒤부분을 감싸듯이 위치하고 있다. 본래 소뇌는 전정핵의 가지였다. 그래서 소뇌의 기능 중에 전정핵이 수행하는 기능을 확장한 것이 있다. 소뇌는 모든 타입의 감각을 처리하지만, 특별히 중력과 움직임, 그리고 근육-관절의 감각을 조절하여 신체의 움직임을 부드럽고 정확하게 하는데 유용하다.

대뇌반구

뇌의 대부분은 머리 한쪽에 하나씩 두 개의 대뇌반구로 구성되어 있다. 대뇌에서는 가장 복잡한 감각입력을 조직화하는데 그것은 정확하고 섬세한 감각의 의미를 우리에게 알려주는 정보의 처리이다. 대뇌는 신체의 움직임을 계획하고 수행하는 영역이 포함되어 있다. 또한, 대뇌에는 행동의 정서적인 기초가 되는 일련의 신경학적인 구조인 변연계가 포함되어 있다. '정서의 센터'는 감각입력을 받아들여서 정서적 반응을 조절하고 정서적인 성장을 돕는다.

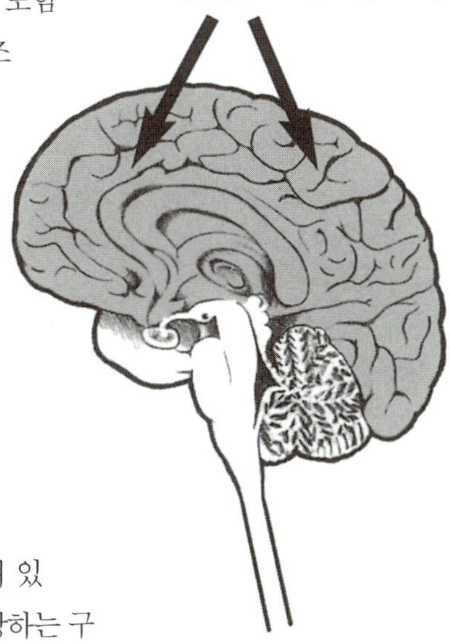

대뇌피질

대뇌반구의 바깥층은 대뇌피질(the cerebral cortex)이라고 불린다. cortex는 라틴어의 'bark'(나무껍질)의 의미이다. 인간의 대뇌피질은 매우 특화되어 있다. 대뇌피질에는 시지각영역, 환경으로부터 청각을 해석하는 영역, 언어를 이해하는 영역, 신체감각을 해석하는 넓은 영역, 수의적인 신체의 움직임과 눈의 움직임을 담당하는 여러 영역들이 있다. 신체감각과 움직임의 수의적인 조절을 하는 영역은 신체의 특정 부분을 담당하는 구역들로 나누어져 있다. 신체의 모든 부분에 대응하는 구역이 정해져 있지만, 손가락, 손, 언어를 담당하는 구역이 신체의 나머지 부분보다도 더 넓은 구역을 차지하고 있다. 대뇌피질은 특히 나이프나 포크 또는 연필을 사용하는 등의 정확하고 복잡한 손의 움직임을 지각하고 명령을 내리는 데에 중요한 역할을 하며, 언어를 사용하는데도 중요한 역할을 한다.

비록 많은 피질영역이 특정 감각 정보를 해석하는데 특화되어 있다고는 해도 다른 감각수용기로부터도 정보를 받아들이기도 한다. 예를 들어 시각영역은 청각과 촉각 그리고 움직임 경험의 몇몇 부분의 정보를 처리하기도 한다. 종종 동일한 피질 신경원이 두 개 또는 그 이상의 감각정보에 반응하기도 한다. 이런 경우에 대뇌피질은 모든 타입의 감각통합을 지속하고 다양한 타입의 감각 사이에서 관련을 만들어낸다.

대뇌피질은 연합영역을 포함하고 있다. 이 영역에서 전자적인 활동 패턴은 많은 다른 종류의 감각경험을 하나의 전체로 조화시킨다. 시각적 인식은 뇌간에서 형성되고 피질의 시각영역에서 정확해진다. 이후에 정확해진 전자적인 충동은 시각정보가 다른 시각경험의 기억과 연합하는 시각연합영역으로 여행하고, 정신적 평가를 형성하거나 때때로 자발적인 반응을 형성하는 다른 연합영역으로 이동한다. 아동이 퍼즐조각을 만질 때, 손가락으로부터의 촉각 감각은 뇌간에서 조직화된다. 더 자세한 정보는 피질의 감각영역에서 처리되고, 연합영역에서는 다른 퍼즐조각과 아동이 잡은 조각을 비교하게 된다. 이런 감각처리는 우리가 그 퍼즐조각으로 무엇을 할 것인지를 선택하는 것을 돕는다.

이들 피질영역은 사고하는 수준을 포함한 가장 높은 수준의 감각처리에 중요하기 때문에, 지각의 문제나 학습의 문제는 대뇌피질에서 발생한다고 여기는 경향이 있다. 그러나, 신경과학 연구는 지각의 문제나 학습의 문제에서 더 낮은 수준의 뇌가 더 중요한 역할을 하는 것을 보여주고 있다. 더 높은 피질의 조직화는 낮은 수준의 뇌에서의 감각의 조직화에 의존한다. 피질이 적절하게 작동하지 않더라도 낮은 수준의 뇌가 잘 작동하지 않는 것보다는 문제가 크지 않을 것이다.

편측화

두 개로 나누어진 대뇌반구가 서로 정확히 똑같지는 않다. 뿐만 아니라 같은 방식으로 작동하지도 않는다. 특정 기능은 한쪽 반구에만 특화되어 있다. 이러한 것을 편측화(lateralization)라고 한다. 라틴어의 'side' 에서 온 말이다. 편측화의 과정은 언어에 관련된 연구자들과 학습문제에 관련된 연구자들 사이에서는 오랫동안 계속되어 온 주제이다. 서로의 역할은 그다지 잘 알려져 있지 않다. 감각과 운동기능은 유아기 초기에 편측화된다. 대부분의 감각, 운동 메시지는 뇌간을 교차해서 대뇌반구로 간다. 신체의 오른쪽에서 올라온 감각은 교차해서 왼쪽 대뇌반구로 가고, 왼쪽 대뇌반구는 신체의 오른쪽을 조절하는 주요한 원천이 된다. 오른쪽 대뇌반구는 신체 왼쪽에 대한 감각을 처리하고 운동명령을 조절한다.

각 대뇌반구는 특정 기능에도 특화되어 있다. 오른손잡이는 글쓰기와 같은 소동작 기술을 지시하는데 좌반구가 더 우수하기 때문에 오른손으로 글씨를 쓴다. 좌반구는 언어를 생산하고, 우반구는 시각과 촉각사이에서 공간관계를 담당한다. 왼손잡이는 오른손잡이들과 똑같은 언어의 편측화를 갖지만, 다른 부분은 정반대이다. 복잡한 기능일수록 양측 반구가 함께 참여할 필요가 있다.

기능의 특화가 잘 이루어질수록 대개 뇌의 처리과정에서 전반적으로 효율성을 가져온다. 반면, 특화가 잘 이루어지지 않으면 언어 발달도 느리고 학습 성취도 느리다. 편측화가 잘된 뇌는 정상적인 뇌의 발달과 성숙의 최종 산물이라고 할 수 있다.

섬세한 공간지각, 언어와 인지적 사고는 가장 복잡한 뇌의 기능에 속한다. 이들 기능은 뇌의 양측의 매우 정확한 작동을 요구하지만, 뇌간이 잘 작동될 때만 뇌의 양측이 잘 협동할 수 있다. 뇌의 양측의 조화기능은 자동적으로 일어나서 대부분의 사람은 그것을 인식하지 못한다. 양측반구의 뇌기능의 조화가 잘 이루어지지 않은 아동이나 성인은 학습과 행동에 영향을 받을 수 있다.

뇌는 어떻게 정보를 처리할까?

신경메시지의 경로

신경전달 충동은 두개 혹은 그 이상의 신경원을 지나서 감각경험을 형성하고 운동반응을 만들어 내며 사고를 형성한다. 기능이 더 복잡해질수록 신경원은 더 많은 메시지 전달과정을 포함한다. 각각의 신경원은 인간의 경험과 반응에 더 많은 요소를 첨가한다. 모든 인간 신경계는 특정한 방법으로 기능한다. 우리들 모두는 매우 유사한 방법으로 지각하고 반응한다.

우리들 각자는 다양한 감각정보가 무엇을 의미하는지 그리고 감각정보에 대해서 무엇을 해야 할지를 어떻게 학습할까? 왜 특정한 메시지는 우리에게 전달되고 나머지는 전달되지 않는 것일까? 왜 우리는 신경계를 자극하는 모든 것을 경험하지 못할까? 무엇이 지나친 반응으로부터 우리를 진정하게 하는 것일까?

당신이 뜨거운 스토브 위에 손가락을 올려 만진다고 상상해보자. 열은 손가락 피부에서 촉각수용기를 활성화한다. 이것은 통증 충동을 생산하고 손에 있는 감각섬유를 통해 여행을 시작해서, 팔과 어깨 척수로 들어간다. 척수에서 감각섬유가 끝나고 시냅스라고 하는 미세한 공간에서 화학 물질을 분비한다. 화학 물질은 시냅스를 가로질러 전기 에너지를 운반하고 일련의 운동신경원으로 전달된다. 운동신경원들은 팔과 손, 손가락에 있는 근육으로 충동을 돌려보낸다. 운동 충동은 근육을 수축시키고 손을 스토브에서 떼게 한다.

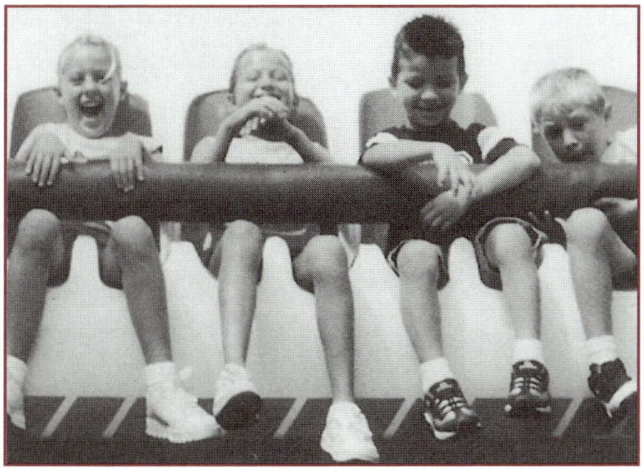

아동들은 같은 감각경험에도 매우 다른 반응을 보일 수 있다.

시냅스

시냅스(synapse)는 신경원이 전기화학적인 접촉을 이루는 곳이다. 하나의 신경원에서 다른 신경원으로 충동을 전달하는 '다리' 같은 곳이다. 이 다리는 주요 섬유의 잔가지와 신경세포체의 잔가지 사이에서 만들어진다. 신경원은 시냅스를 통해서 상호작용한다. 대부분의 신경원의 물리적 구조는 유아기 초기 이후에 그다지 변화하지 않았다. 그러나 신경적 충동을 전달하는 시냅스의 능력은 매우 변하였다. 시냅스의 전도성의 변화는 학교에서 혹은 직장에서의 학습에 기초가 된다.

통증으로부터 손을 피하게 하는 반사는 소수의 시냅스를 포함한다. 운동을 조화롭게 하거나 정서, 사고(thought)에 관여하는 복잡한 경험은 셀 수 없이 많은 시냅스를 통과하는 많은 신경원의 상호작용을 요구한다. 뜨거운 스토브로부터 시작된 통증 충동은 신경원으로 들어와 시냅스를 통과하고, 교차해서 척수를 올라가 뇌간으로 올라간다. 뇌간에서부터는 다양한 시냅스를 형성하고 뇌의 여러 부분에 영향력을 미친다. 이러한 영향력으로는 통증 인식, 정서적인 반응, 수의적인 행동(스토브 스위치를 끈다), 사고, 기억, 결정(더이상 스토브를 만지지 않는다)을 포함한다.

모든 신경의 메세지는 나누어지고 또 나누어져 짧은 순간에도 수천 수백만의 연접을 이룬다. 인생에서의 모든 경험과 활동은 매우 복잡한 신경원과 시냅스에 관여한다. 적절한 지각과 행동을 만들어내기 위해서 충동은 올바른 경로를 유지해야 한다. 감각자극이 적절한 지각과 행동을 만들어내지 못할 때 신경계의 어딘가에서는 신경의 메시지가 교차되어야 할 시냅스를 교차하지 않을 것이다. 미로에서 길을 잃을 것이다.

신체와 뇌의 다양한 부분에서의 많은 충동들이 하나의 시냅스에 도착해서 전기적 화학적 에너지로 영향

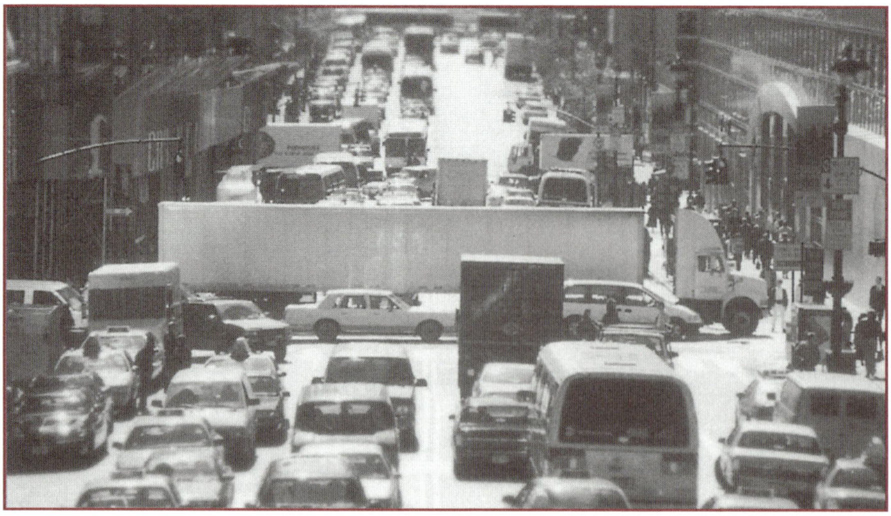

감각흐름이
잘 조직화되지 않으면,
삶은 교통체증과
같을 것이다.

을 미친다. 이러한 충동들은 시냅스 안에서 서로 다른 충동들과 섞인다. 메시지가 시냅스를 교차하고 신경계의 다른 부분으로 전달되기 위해서 충동은 강한 전기적 힘을 가져야 하고 다른 충동을 통해 도움을 받아야 한다.

촉진과 억제

뇌의 일부분에서는 메세지를 보내 도움을 청하거나 특정 시냅스를 교차하는 다른 메세지를 촉진(facilitation)한다. 이런 메세지들은 '촉진시키는', 혹은 '흥분시키는' 메세지로 불린다. 뇌의 또다른 부분들은 메세지를 보내 시냅스를 지나 메세지의 흐름을 방해하거나 억제(inhibition)한다. 촉진하고 억제하는 메세지의 조화는 조절을 생산한다. 조절은 신경계의 자기조직화 과정이다. 우리는 볼륨을 키우거나 낮춰 라디오의 소리를 조절한다. 신경계는 특정 메세지의 에너지를 늘리거나 다른 에너지를 줄여서 스스로를 조절한다.

예를 들면, 전정핵으로부터의 메세지는 척수전체에 운동 메세지를 촉진한다. 이 메세지는 근육의 긴장도를 유지하고 자세를 유지하도록 돕는다. 전정핵의 다른 활동은 소뇌로부터의 메세지에 의해서 억제되고, 전정활동이 과도하게 되는 것을 막는다. 모든 감각과 운동처리는 유용한 메세지는 증진시키고 유용하지 않은 충동은 제거하는 복잡한 촉진과정과 억제과정을 포함한다. 충분한 억제가 없다면 감각 충동은 들불처럼 신경계로 번지고 아무것도 성취될 수 없을 것이다. 사람들은 흥분할 것이다. 촉진과 억제는 감각통합에서 둘 다 중요한 부분이다. 감각을 조절하는 능력은 나중에 어린 아동이 감각자극을 담당할 수 있기 위해 배워야 하는 과정이다.

생활 속 모든 경험과 활동은
신경원과 시냅스의 복잡한 미로를 포함한다.

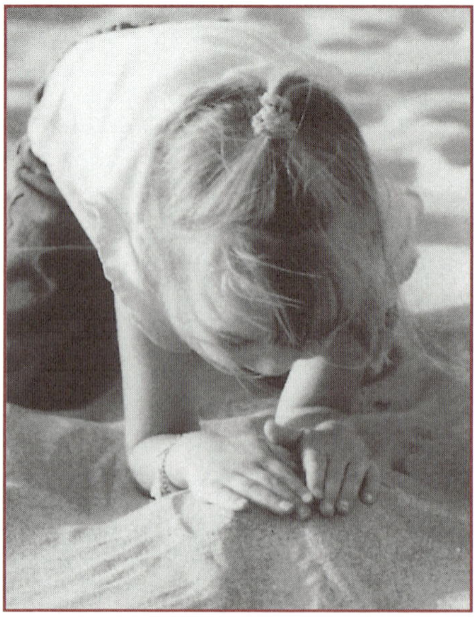

신경연결의 성장

> " 유년기 동안의 감각자극과 운동 활동은 신경원과 감각운동 처리과정을 위한 상호연결을 형성한다. "

신생아는 앞으로 갖게 될 대부분의 신경원을 가지고 있지만, 그 중 일부는 처음 1년 동안에 성장한다. 출생시에는 신경원 사이에 거의 상호연결이 되어 있지 않고 시냅스도 거의 없다. 상호 연결의 집단은 유아기에 신경원 사이에서 성장한다. 아동이 세상과 자신의 신체를 상호연결시킬 때, 신경원 사이를 흐르는 감각운동 충동은 신경섬유가 다른 신경원에 도달하도록 성장시킨다.

신경원은 상호연결을 발달시키기 위해 자극을 받아야 한다. 감각계는 수용기를 활성화시키는 힘에 노출될 때에만 발달할 수 있다. 시각계가 시지각에 필요한 상호연결을 발달시키기 위해서는 빛과 대상물이 자극이 되며, 청각계의 발달을 위해서는 소리, 전정계와 고유수용계를 위해서는 신체의 움직임이 필요하다.

새로운 상호연결의 성장은 신경의 의사소통을 위한 새로운 가능성을 생산한다. 새로운 상호연결은 유아의 감각지각과 운동능력에 새로운 요소를 더한다. 신경연결을 더 많이 가지고 있는 사람은 더 많이 학습할 수 있고 이것이 진정한 지능이다.

유년기 동안의 감각자극과 운동 활동은 신경원과 감각운동 처리과정을 위한 상호연결을 형성하고, 이것은 남은 여생동안 비교적 안정적으로 유지될 것이다. 유아는 아직도 새로운 상호연결을 건설할 수 있는 방을 가지고 있기 때문에 지각과 행동에서 매우 유연하며 빠르고 쉽게 학습한다. 신경계의 감각부분과 운동부분은 아동기 동안에는 다소 유연하게 유지된다. 아동이 10세에 도달할 정도가 되면, 감각 상호연결의 성장은 완성되고 뇌의 대부분이 거의 완성된다. 청소년기나 성인이 되면 새로운 상호연결을 쉽게 개발할 수 없다.

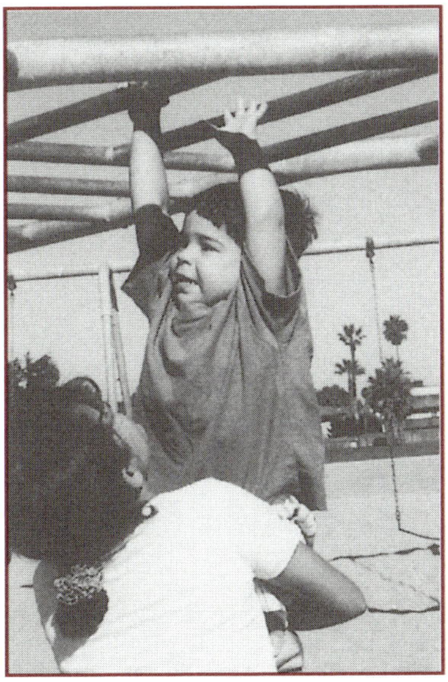

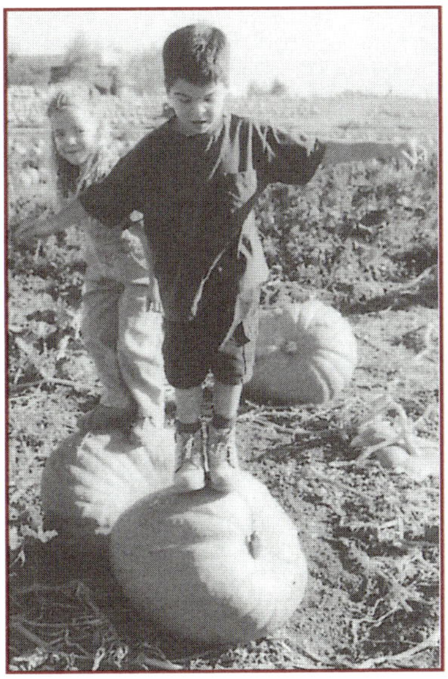

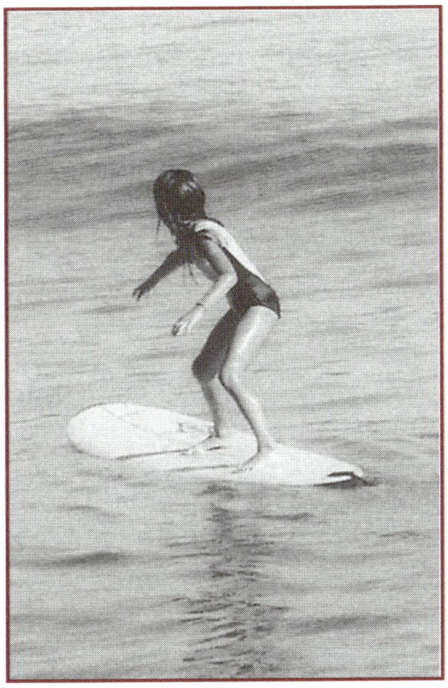

Part 2: 감각의 중요성

다섯가지 감각

감각은 신경계를 위한 음식이거나 영양분이다. 모든 근육, 관절, 신체기관, 피부, 머릿속 감각기관은 감각입력을 뇌로 보낸다. 모든 감각은 정보의 한 형태이다. 신경계는 이 정보를 사용해 신체와 마음에 적응하는 반응을 생산한다. 충분한 여러 종류의 감각이 없다면, 신경계는 충분하게 발달할 수 없다. 뇌는 발달하고 기능하기 위해서 지속적으로 다양한 감각 영양분을 필요로 한다.

여기에서는 다양한 타입의 감각에 대해서 논하고자 한다: 먼저, 세상을 인식하게 해주는 감각들, 그리고 뇌에서 반의식적으로 처리되기에 당연한 것으로 여기는 나머지 감각들이 있다. 또한 우리 자신과 환경에 대한 중요한 정보를 제공하는 세 가지 수준의 감각이 있다. 이들 감각들은 우리에게 (1)시각과 듣기를 통해 거리가 얼마나 되는지; 접촉을 통해 몸 위에 무엇이 있는지; 냄새와 맛을 통해 몸으로 들어오는 것이 무엇인지; (2)움직임과 중력, 신체위치에 반응하는 감각을 통해(전정감각, 고유수용감각) 몸이 어디로 어떻게 움직이는지; (3)신체내 장기안 감각을 통해서(내장 감각수용기) 신체 내에서 무슨 일이 벌어지는지를 알려준다.

우리는 다음과 같은 유형의 감각을 논하고자 한다.

몸밖에 들어오는 것이 무엇인지 알려주는 감각(외수용기)

- 시력(시각)
- 소리(청각)
- 맛(미각)
- 냄새(후각)
- 접촉(촉각)

신체가 공간에서 어디에 위치해 있고 어떻게 움직이는지 알려주는 감각(고유수용감각)

- 위치와 움직임(고유수용감각)
- 중력, 머리움직임, 균형(전정감각)

신체 내부에 대해서 알려주는 감각(내수용기)

- 내장감각

시력 (시각)

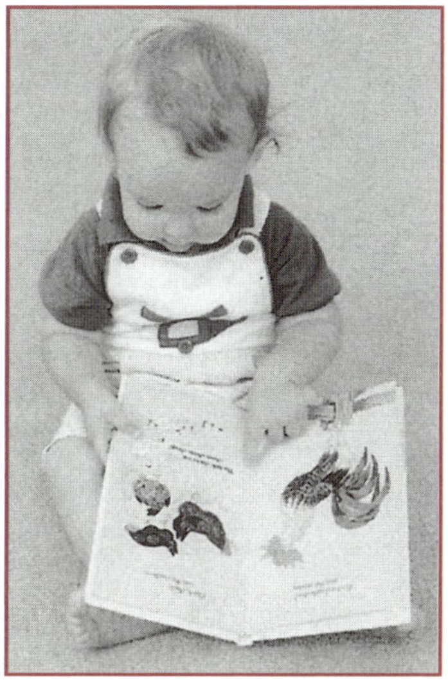

눈의 망막은 환경에서 빛의 파동에 민감한 수용기이다. 빛은 망막을 자극해 시각입력을 뇌간의 시각처리중추로 보낸다. 이 중추는 시각정보를 처리하고 다른 타입의 감각정보 특히, 근육과 관절 전정계로부터의 입력과 연결시킨다. 뇌간 통합은 환경에 대한 기본적 인식과 환경내 사물의 위치를 형성한다.

뇌간 핵은 뇌간의 다른 부분과 소뇌로 통합된 시각정보를 보내 눈과 머리를 움직이는 근육으로 가는 운동메세지와 통합시킨다. 이것이 눈과 머리를 사용해 움직이는 물체를 따라갈 수 있게 하는 신경처리과정이다. 일부의 정보들은 대뇌반구의 몇몇 다른 구조를 지나면서 추가적으로 조직화되거나 세련되어 지거나 다른 타입의 감각과 통합된다. 입력된 일부 정보는 시각정보를 더 섬세하고 정확하게 구별하는 대뇌피질 시각영역에 도착한다. 환경에서 의미를 읽어내는 것, 특히, 한장의 종이나 책의 특정 페이지에서 의미를 읽어내는 데 필요한 것은 뇌가 모든 수준에서 적절하게 기능해야 하고 시각입력과 여러타입의 감각과의 통합이다.

소리 (청각)

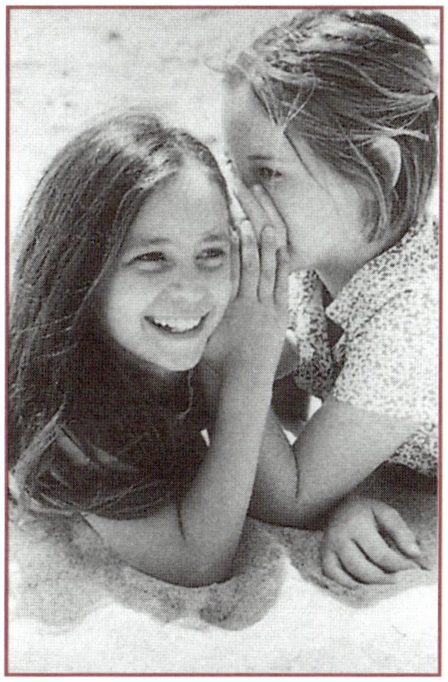

소리의 파동은 공기 속에서 내이의 청각 수용기를 자극해서 충동을 뇌간 청각중추로 보낸다. 여기의 핵들은 청각 충동을 처리하고 전정계로부터의 충동과 근육, 피부로부터의 충동을 함께 처리한다. 청각 담당중추는 시각처리 중추와 뇌간에서 매우 근접해 있어서 둘이 서로 정보를 교환한다. 시각입력처럼 청각 충동의 일부도 뇌간의 다른 부분과 소뇌를 지나며 다른 감각과 운동메세지와 통합한다. 청각정보는 다른 감각정보와 혼합되고 나서 대뇌반구의 몇 개 지역으로 들어간다.

청각정보가 다른 타입의 감각정보와 뇌의 각 수준에서 혼합되지 않는다면, 우리가 듣는 것의 의미를 만드는데 문제가 생길 것이다. 전정계와 다른 감각입력과의 통합은 소리로부터 최상의 감각을 만드는데 필요하다. 뇌의 각 수준에서 메세지는 더욱 정확해진다. 처리과정에서 가장 뒤엉키고 복잡한 부분은 특정소리를 의미있는 음절이나 단어로 다듬는 과정이다.

맛 (미각)

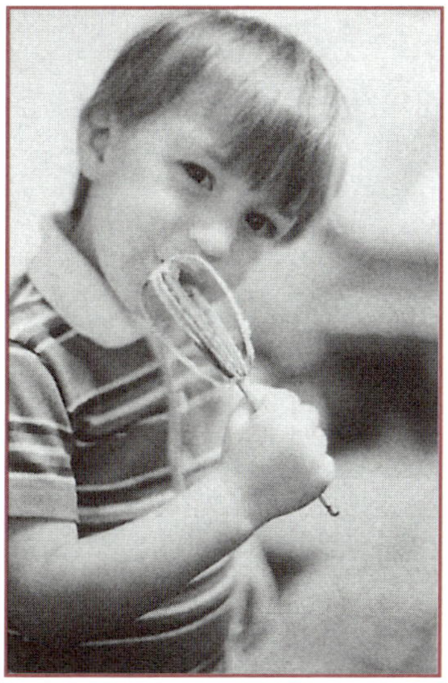

혀는 혀에 접촉하는 미립자의 화학적인 구성성분에 대해서 정보를 제공한다. 네 가지 서로 다른 종류의 맛이 있는데 그것은 달콤한 맛, 신 맛, 쓴 맛, 짠 맛이다. 이러한 맛은 음식을 즐기는데 필수적이며, 해로운 것으로부터 신체를 지키는데 중요하다.

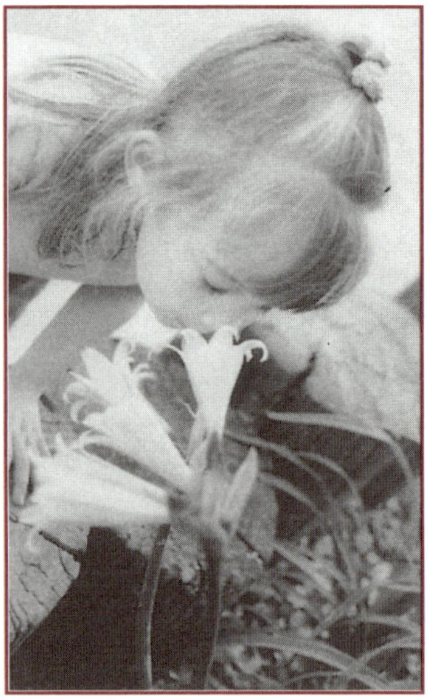

냄새(후각)

코는 공기 중에 떠다니며 냄새를 만드는 작은 미립자의 화학적인 구성성분에 대해서 정보를 제공한다. 냄새는 뇌간을 통과하지 않고 변연계를 통해 직접 정보를 처리한다는 점이 독특하다. 이런 이유로 냄새는 직접 정서를 활성화시키고, 우연히 맡게 된 냄새를 얼마나 좋아하는지 또는 싫어하는지에 영향을 미친다. 냄새는 또한 기억을 창조하고 선택과 선호도에 영향을 미치는 것에 연합한다. 예를 들면, 특정타입의 꽃이나 비누와 같은 것이다. 아동은 냄새만으로 엄마를 인식할 수 있고 이런 애착은 즐겁고, 안전하고 기분 좋은 냄새와 연결된다. 물론 음식의 선호도도 냄새와 관련되는데 냄새는 음식이 신선한지 상했는지를 알게 해준다.

접촉(촉각)

피부는 접촉, 압력, 재질, 열, 차가움, 통증, 털의 움직임 등의 감각을 받아들이는 많은 종류의 수용기를 가지고 있다. 우리 삶에서 접촉의 역할을 그다지 많이 생각하지 않을지라도, 촉각계는 가장 큰 감각계이며 신체적으로나 정신적으로 인간 행동에 절대적인 역할을 한다.

목 아래의 촉각 수용기는 척수로 충동을 보내고 뇌간으로 올라간다. 머리의 피부에서의 수용기는 충동을 뇌신경을 통해 직접 뇌간으로 보낸다. 뇌간으로부터 촉각정보는 뇌의 나머지 부분 전체로 넓게 분배된다. 이러한 충동의 대다수가 감각을 인식하게 하는 대뇌피질까지는 도달하지 않는다. 대신 뇌의 낮은 수준에서 사용되어 더욱 효과적으로 움직이도록 돕거나 망상각성계를 적응시키고, 정서에 영향을 주며 다른 타입의 감각정보에 의미를 부여한다.

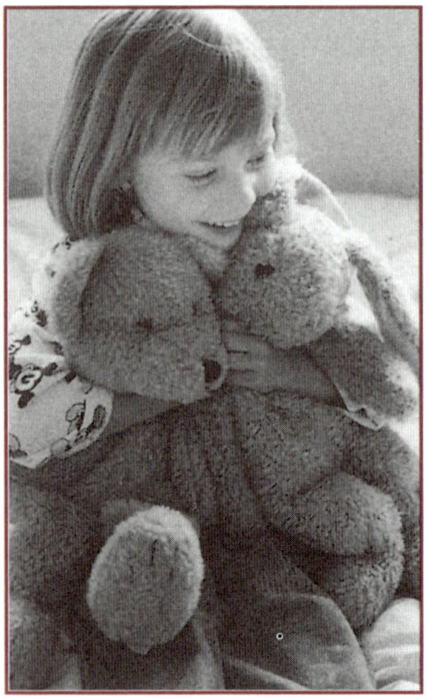

촉각입력을 처리하는 뇌간의 핵은 무엇인가 피부에 닿았다고 알려주고 그것이 아픈지, 차가운지, 뜨거운지, 젖었는지, 긁혔는지를 알려준다. 일반적으로 뇌간은 자극이 위험한지를 구별하도록 디자인되었다. 그러나 이들 핵은 자극이 피부 위에 있는지 어떤 모양인지를 정확히 알려주지는 못한다. 위치나 모양을 정밀하게 처리하는 것은 대뇌피질의 감각영역이다.

촉각 충동은 뇌의 모든 영역으로 간다. 촉각계는 자궁에서부터 발달하는 최초의 감각계로. 시각계와 청각계가 막 발달을 시작할 때쯤 이미 효과적으로 기능할 수 있다. 이러한 이유로 접촉은 전체 신경계의 조직화에 매우 중요하다. 신체의 촉각자극이 없다면 신경계는 불균형상태가 될 것이다.

위치와 움직임(고유수용감각)

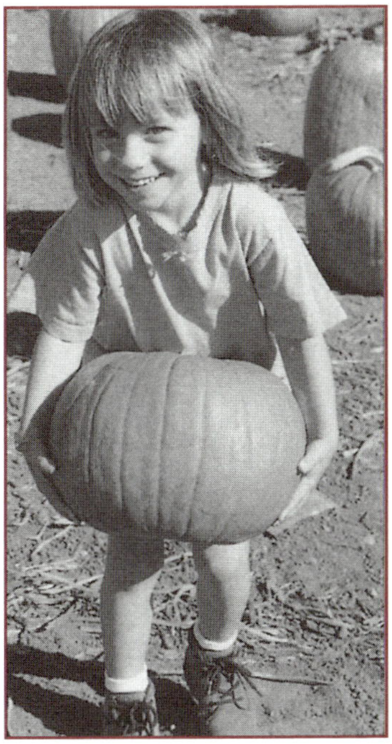

"고유수용감각(proprioception)"이라는 용어는 근육의 수축과 신장에 의해서 야기된 감각정보를 의미하며 또한, 뼈 사이에서 관절이 구부러지고 펴지고, 당겨지고 압박됨으로써 야기된 감각정보를 의미한다. 뼈를 덮은 막은 고유수용체를 포함하고 있다. 라틴어에서 온 "proprius"라는 용어는 자기 자신을 의미한다. 신체로부터의 감각은 특히 움직이는 동안에 발생하지만, 우리가 서 있는 것을 유지하는 동안에도 발생하는데 근육과 관절이 자세에 대한 정보를 뇌로 보낸다. 신체에는 많은 근육과 관절이 있기 때문에 고유수용감각계도 촉각계만큼이나 크다.

고유수용감각은 척수를 올라가 뇌간과 소뇌로 가고 일부는 대뇌반구에까지 도달한다. 대부분의 고유수용 입력은 의식적인 인식이 이루어지지 않는 뇌 부위에서 처리된다. 그래서 움직임에 일부러 집중해서 주의를 기울지 않으면, 근육과 관절에 대한 감각을 알아채기가 어렵다. 우리가 알려고 노력한다고 할지라도 움직이는 동안 나타나는 모든 고유수용감각의 적은 부분만을 느낄 뿐이다.

고유수용감각은 움직이는 것을 돕는다. 고유수용감각이 부족했다면, 신체의 움직임은 느리고, 어눌하고 더 많은 노력을 요구했을 것이다. 손으로부터의 고유수용감각이 손이 하고 있는 것에 대한 충분한 정보를 말해주지 않는다면, 옷의 단추를 채우기나, 주머니에서 무엇을 꺼내거나 용기의 뚜껑을 돌려 닫거나 수도꼭지를 돌리는 방법을 기억하기가 매우 어려웠을 것이다. 몸이나 다리로부터의 충분한 고유수용감각이 없다면, 자동차에 타거나 내리거나, 계단을 오르내리거나 운동을 하는 것이 매우 힘들었을 것이다. 아마도 신체가 어떻게 움직이고 있는지 자세히 보기 위해 시각적인 정보에 의존하는 경향을 보였을 것이다. 고유수용감각이 잘 조직화되지 않은 아동은 눈으로 볼 수 없는 상태에서 무엇인가를 해야 할 때 많은 문제를 보일 것이다.

중력, 머리 움직임, 균형(전정감각)

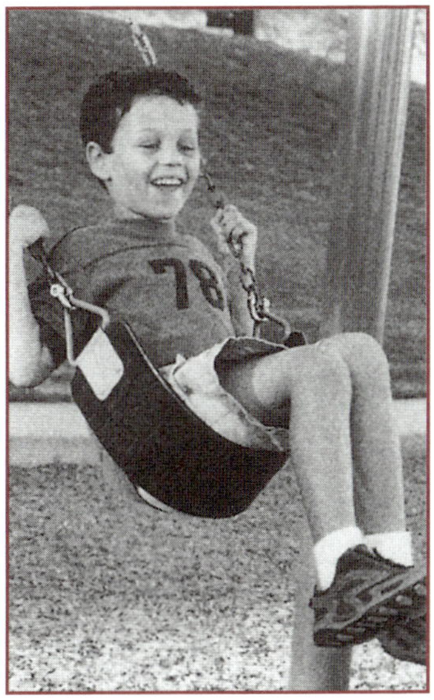

외이의 안쪽은 내이이다. 뼈로 된 매우 복잡한 구조를 포함하고 있다. 이 구조는 미로(labyrinth)라고 하며 그리스에서 온 말로 구불구불한 미로라는 뜻이다. 미로는 청각 수용기와 두 가지 타입의 전정수용기를 포함하고 있다.

한 가지 타입의 수용기는 중력에 반응하며, 작은 탄산칼슘 결정체로서 털 같은 신경원에 붙어 있다. 중력이 결정체를 아래로 잡아당기면 털 같은 세포는 눌려서 움직인다. 그러면 전정신경의 신경섬유가 활성화된다. 전정신경은 전정감각입력을 뇌간의 전정핵으로 전달한다. 중력은 지구 어디에서나 존재하기에 중력 수용기는 평생을 통해 전정감각 메세지를 끊임없이 보낸다. 머리를 한쪽으로 구부리거나, 위 아래로 움직일 때, 또는 중력이 탄산칼슘 결정체를 잡아당기는 방향을 바꾸는 어떤 방향으로 움직일 때 중력수용기로부터의 전정입력은 전정계에 정보를 변화시킨다. 중력수용기는 결정체를 흔드는 뼈의 진동에도 매우 민감하다.

두 번째 타입의 전정수용기는 반고리관이라고 하는 작은 막힌 튜브 안에 놓여있다. 이 관은 액체로 채워져 있다. 각각의 내이에는 세 개의 관이 있다; 하나는 위아래로 놓여 있고 하나는 좌우로 놓여 있으며 하나는 앞뒤로 놓여 있다. 머리가 어떤 방향으로 빠르게 움직일 때, 하나 이상의 세 반고리관 안에서 액체가 반대로 움직인다. 관 안에서 반대로 움직이는 액체의 압력은 관 안에 위치한 수용기를 자극한다. 수용기를 충동을 만들고 전정신경원을 통해 전정핵으로 흘러간다. 머리의 움직임 방향이나 속도가 변화할 때마다 이들 감각입력이 변화하기에 반고리관으로부터의 입력은 움직임 감각이라고 한다. 기술적으로는 머리의 감각은 가속, 감속이라고 해야 한다.

중력수용기와 반고리관으로부터의 혼합된 입력은 중력과 관련하여 자신의 위치와 움직이는지 멈춰있는지, 어떤 방향으로 얼마나 빨리 움직이는가 하는 것에 관한 매우 정확한 정보를 준다. 뇌 안에서 이들 정보가 실제로 처리되는 것을 인식하기는 힘들 것이다.

전정계는 매우 민감해서 움직임과 자세의 변화는 뇌에 매우 강력한 효과를 미친다. 뇌에 미치는 효과는 움직임과 위치의 미묘한 변화에서 조차 변화를 일으킨다. 뇌에 미치는 효과는 매우 일찍 시작된다. 전정핵은 임신 후 9주에 모습을 드러내 10주에 11주 경에는 기능을 시작한다. 자궁에서 5달이 지나면 전정계는 잘 발달되고, 촉각계와 내장계와 함께 태아의 뇌에 거의 모든 감각 입력을 제공한다. 임신 전체 기간동안 엄마는 자신의 신체를 움직여 태아의 전정계를 자극한다.

전정감각은 대부분 정전핵과 소뇌에서 처리된다. 그 후에 척수와 뇌간으로 보내져 강력한 통합역할을 한다. 전정감각 중 일부는 뇌간에서 대뇌로 보내진다. 척수를 따라 내려간 충동은 다른 감각 충동, 운동 충동과 상호작용하며 자세와 균형, 움직임을 돕는다. 뇌의 높은 수준(피질)으로 올라간 충동은 촉각, 고유수용감각, 시각, 청각 충동과 상호작용하고 공간지각, 위치지각에 대한 정보를 준다. 전정입력은 좀처럼 의식수준으로 들어오지 않는다. 가끔 빙글빙글 돌거나 해서 강력한 입력을 느끼기도 하는데 이 때는 어지러움을 느끼고 세상이 돌아가는 것을 볼 수 있다. 전정계의 과자극은 현기증을 가져오며, 이런 경우에도 내이에서 문제를 느끼기보다는 신체에서 문제를 느낀다.

반고리관은 비행기나 우주선 안에서 자이로스코프와 똑같은 정보를 제공한다. 우주선에서 자이로스코프가 고장나면, 배가 어디를 향해 가고 있는지 알 수 있는 방법이 없다. 비행기 조종사는 지구를 내려다보면서 자이로스코프 없이 비행하고자 노력하기도 하지만 결국에는 원을 그리며 돌거나 나선형으로 도는 비행을 하고 만다. 보여지는 것과 물리적 참고사항을 연결시킬 수 없다면 시각정보는 무용지물이다. 반고리관은 물리적 참고사항을 제공하고 시각정보에 적당한 의미를 부여한다.

내장계

내장기관과 주요 혈관에도 몇 가지 수용기가 있다. 활동, 혈액흐름, 혈액의 화학적 구성물은 내장계 수용기를 자극해 뇌간에 신체건강을 유지하는데 필요한 정보를 제공한다. 내장계는 혈압을 조절하고, 소화를 돕고, 호흡을 돕고, 다른 자율신경계 기능을 돕는다. 내장계는 얼마나 많은 음식과 물이 몸에 필요한지를 뇌에 알려준다. 다른 감각계는 특히, 촉각계, 전정계는 자율신경계에 영향을 미친다. 빙글빙글 도는 것이 소화를 뒤집어 놓고 통증감각이 호흡을 멈추게 만들 수 있는 것이 그 예이다. 내장계가 비록 생존과 건강에 필수적임에도 이 책에서는 자세하게 토론하지는 않을 것이다.

감각과 뇌

감각계의 활동은 더 조직화되거나 다양한 감각계가 다른 감각계와 더 통합되어질 때 신경계는 더 전체적으로 기능한다. 아동이 방을 기어가거나 방해물을 극복해갈 때, 그 몸은 균형잡힌 단위로 함께 작용한다. 전신의 적응반응으로부터의 감각은 뇌에서 잘 조직화되고 균형잡힌 활동패턴을 이끌어낸다. 신체와 모든 감각이 함께 작동할 때 적응과 학습은 쉬워진다.

전정계는 통일화시키는 시스템이다. 전정계는 중력과 물리적 세계에 사람이 기초적 관계를 형성하게한다. 모든 형태의 감각은 기본적으로 전정계의 정보를 참고하여 처리된다. 전정계의 활동은 우리 경험의 다른 면에 대한 틀을 제공한다. 전정입력은 전체 신경계가 효과적으로 기능하는데 가장 중요한 것으로 보인다. 전정계가 일정한 방법과 정확한 방법으로 제대로 기능하지 못하면, 다른 감각의 해석은 일정하지 못하고 부정확할 것이며, 신경계는 문제를 일으키기 시작할 것이다.

> “아동의 학습능력에서 큰 부분은 감각정보를 통합하는 능력이다.”

신경계는 어떻게 감각통합을 배우는가?

아동이 학교에 간다. 그러나 신경계는 출생 전부터 오랫동안 학습해 오고 있다. 학교에서 아이는 특정한 학습기술을 배운다; 생애 초기에 아동의 뇌는 읽고 계산하는 것을 배우는 능력을 발달시켰다. 학습 능력에서 큰 부분은 감각정보를 통합하는 능력이다.

출생시에 뇌는 몇몇 기본적인 촉각, 전정각, 고유수용각을 통합하는 방법을 안다. 그래서 신생아는 자극에 반응한다. 이 Chapter에서 우리는 인간의 신경계가 어떻게 작동하도록 디자인되었는지를 보았다. 이제 우리는 아동의 신경계 안에서 무슨 일이 벌어졌는지 설명하려고 할 것이다. 아무도 신경계통 내에서 어떻게 학습이 이루어지는지 정확하게는 알지 못한다. 다만, 몇몇 일반적인 사실들이 알려져 있을 뿐이다.

나이가 많은 아동들과 성인의 학습

근육이 더 많이 사용될수록 어떤 지점까지는 더 힘이 강해진다. 근육이 사용되지 않으면, 약해진다. 유사하게 시냅스가 더 많이 사용될수록 더 강해지고 유용해진다. 근육과 마찬가지로 시냅스의 사용은 그 시냅스를 더 사용하기 쉽게 만들고, 시냅스를 사용하지 않으면 그 시냅스를 더 사용하기 어렵게 만든다. 매번 신경메세지가 시냅스를 교차하고 신경원에서 무슨 일이 벌어지면 시냅스에서는 다른 유사한 메세지가 앞으로 그 시냅스를 교차하기 쉽게 만든다. 매번 감각과 운동처리는 반복되고 다음 번 처리에서는 신경적 에너지는 덜 필요하게 된다. 이것은 우리가 전화번호를 연습하거나 운동기술을 연습할 때 동시에 수천 수백만의 시냅스에서 발생한다. 시냅스의 반복된 사용은 번호를 기억하게 하고 운동기술을 더 쉽고 자동적으로 수행하게 한다.

학습하는 법의 학습

셀 수 없이 많은 연결을 통한 감각계와 운동계의 상호작용은 감각에 의미를 부여하고 운동에는 목적을 부여한다. 전정계와 촉각계는 가장 기본적인 정보를 제공한다. 고유수용계는 그 다음으로 중요한 정보를 전달한다. 세 가지 감각은 움직임과 접촉을 경험한 것에 시각적 정보를 연합함으로써 보여진 것에 의미를 부여한다. 시각은 우리가 들은 것에 의미를 부여할 수 있도록 돕고, 청각은 우리가 본 것에 의미를 부여할 수 있도록 돕는다. 감각에 주어지는 의미는 추상적이고 인지적인 사고를 구성하도록 돕는다.

신체적인 움직임과 상호작용 없이는 학습은 매우 어렵다. 학습의 대부분은 감각계의 통합을 통해 처음 이루어져야 한다. 그리고 나서야 더 지적이고 학문적인 학습이 대뇌피질에서 일어날 수 있다. 감각운동 상호작용은 이후의 인지적인 기능에 기초를 제공한다. 놀이를 하고 있는 아동이 아무것도 학습하지 않고 있는 것처럼 보이지만, 실제로 그 아동은 매우 기본적인 것을 학습하고 있으며, 어떻게 배워야 하는지 그 방법을 배우고 있는 중이다.

> **" 놀이를 하고 있는 아동이 아무것도 학습하지 않고 있는 것처럼 보이지만, 실제로… 그 아동은 배우고 있는 중이다. "**

학습은 전체 신경계의 기능의 하나이다. 아동의 감각계가 페이지 위의 표시를 처리하는 것을 돕지 않는다면, 아동은 읽는 것을 학습하는데 어려움을 갖는다. 감각계가 더 많이 협력할수록 아동은 더 많이 학습할 수 있고 더 쉽게 학습할 수 있다. 학습은 중력과 신체와 시작된다. 바른 자세로 앉는 것, 딸랑이를 흔드는 것, 계단을 내려가는 것, 크레용을 쥐는 것 등을 배우는 것은 더 복잡한 것을 학습하기 위한 뇌의 능력을 발달시킨다. 감각운동 수준에서 발달된 능력을 가지고 아동은 두 개의 수를 더하는 것을 배울 수 있고, 문장을 쓰는 것을 배울 수 있으며, 친구와 관계맺는 것을 배울 수 있다.

치료에서의 학습

감각통합 접근방법을 이용해 중재를 제공하고자 할 때, 작업치료사는 아동이 할 수 있는 한 시냅스를 편안하게 사용하기를 원한다. 특별히 작업치료사는 아동이 많은 타입의 감각이 모이는 뇌간에서 시냅스를 사용하기를 원한다. 아동이 단순한 놀이를 하는 것처럼 보일지라도 학습은 진행되고 있는 것이다. 문제 영역이 개선되고 있는 것으로 보이지 않을지라도, 그의 뇌를 더 효과적으로 쉽게 사용하는 방법을 배우는 중이다. 아동이 충분히 어리다면, 새로운 연결을 만들어 낼 수도 있고, 아동의 개선은 빨라질 것이다. 아동이 더 나이가 많다면, 치료를 통해 특정 메세지를 촉진하거나 특정 메세지를 억제하는 방법을 배우도록 도울 수 있다. 또한, 뇌와 신체에서 적당한 장소에 명령을 내리는 방법을 배우거나 모든 메세지를 모아 유용한 지각과 행동으로 가져가는 방법을 배우도록 치료를 통해 도울 수 있다. 감각통합치료 이론을 사용하는 치료는 특정 기술을 익히는데 초점을 두지 않는다. 예를 들면, 어떻게 읽고 쓰는지와 같은 것이다. 오히려 아동은 자신의 뇌를 조직화하는 것을 배워 뇌가 더 잘 작동되도록 한다. 이렇게 해서 읽고 쓰는 것을 익히도록 도울 수 있고 그 외 다른 것들도 더 많이 더 쉽게 익히도록 도울 수 있다.

감각통합장애

Sensory Integrative Dysfunction

감각통합장애란 무엇인가?

증상, 원인, 단계

감각통합장애(sensory integrative dysfunction)는 '뇌' 라는 소화기관에서 발생하는 소화불량이다. 기능장애(dysfunction)이라는 용어는 기능부전(malfunction)과 같은 뜻으로, 뇌가 통상적이고 효율적인 방식으로 기능을 하지 못한다는 것을 의미한다. 뇌의 비능률을 유발하는 감각(sensory)은 특히 감각계에 악영향을 미친다. 결국 뇌는 자신에 관한 또는 자신을 둘러싼 세상에 관한 효과적이고 상세한 정보를 제공하는 감각 자극의 흐름을 처리하거나 조직화하지 못한다. 뇌가 감각입력을 능숙하게 처리하지 못하는 경우, 행동을 효과적으로 할 수 없을 수도 있다. 효과적인 감각통합이 없다면 무언가를 학습하는 것이 어렵고, 종종 자신에 대해 불쾌감을 느끼게 되며, 일상적인 요구와 스트레스에 대해 쉽게 대처할 수 없게 된다.

뇌를 큰 도시로, 신경 전달을 도시에 다니고 있는 자동차로 비유하여 생각해보자. 효과적인 감각처리과정은 모든 감각자극을 목적지까지 순조롭고 빠르게 전달한다. 하지만 감각통합장애는 뇌의 '교통체증' 이다. 일부 감각정보는 '차가 막혀 꼼작 못하고 있는' 상황이므로, 뇌의 일부분은 그들의 직무를 수행하기 위해 필요한 감각정보를 받지 못하게 된다. 이러한 형태의 문제를 다른 말로 감각통합장애(sensory integrative disorder)라고 한다. 만일 당신이 교통체증의 러쉬아워를 경험한 적이 있다면, 이 장애가 무엇인지 이해할 수 있을 것이다.

> “뇌가 감각입력을 능숙하게 처리하지 못하는 경우, 일반적으로 행동을 효과적으로 연출하지 못할 수도 있다.”

심각한 뇌의 외상으로 인해 발생하는 상해나 질병 역시 불충분한 감각처리를 유발한다. 그렇지만 감각통합장애를 지닌 대부분의 아동들은 뇌의 구조적인 손상을 지니고 있지 않다. 소화불량은 위나 장이 손상되었음을 의미하는 것이 아니라 소화기관들이 적절하게 음식을 처리하지 못하는 것을 의미한다. 교통체증 역시 도로의 파손을 의미하는 것이 아니다. 기능장애(dysfunction)는 문제가 반복될 가능성이 있는 것을 의미할 때 사용하는 용어이다. 소화불량과 교통체증을 감소시키는 방안이 있는 것처럼 뇌의 기능장애를 감소시킬 수 있는 방안도 있을 것이다.

비록 감각통합장애가 뇌의 불규칙적인 활동에 의해 야기된 것이지만, 대부분의 신경학자들의(뇌의 기능부전을 전공한 의사) 감각통합장애를 지닌 아동에게서 어떠한 잘

못된 부분을 찾지 못할 수도 있다. 일반적으로 신경학자들은 뇌의 불규칙성 또는 종양이나 질병과 같이 악화되고 있는 부분을 찾는 것에 대해 고심한다. 그러나 감각통합장애는 검사로 나타나지 않으며, 아동의 삶의 오랜 기간 동안 영향을 줄지언정 병은 아니며 악화되지도 않는다. 소아과 신경학자 중 일부만이 감각통합장애를 잘 알고 있고 아동의 문제를 진단할 수 있다.

> "감각통합에 장애가 있는 아동들은 종종 균형 잡히지 않은 방식으로 발달한다."

학습장애와 발달장애는 다양한 문제들을 동반한다: 감각통합의 부족은 단지 그 문제 중 하나일 뿐이다. 학습장애와 발달장애를 지닌 아동은 언어 장애, 행동적 문제, 그리고 여러 심리 문제를 지니고 있다. 이러한 아동 중 일부는 정상적인 뇌에서 이루어지는 방식으로 생화학적 조절을 할 수 없기 때문에 문제가 유발된 것이므로 신중하게 통제된 식이요법이 도움이 되기도 한다.

학습과 발달장애는 정신지체와 다르며 감각통합장애도 아니다. 감각통합장애를 지닌 많은 아동들이 평균 또는 그 이상의 지능을 지니고 있다. 만일 뇌의 많은 영역에서 감각처리과정의 손상을 지닌 아동이라면 생각이나 일반화한 사실, 여러가지 지적 과제를 다루는 것이 부족하여 결국 심각한 처리과정상의 문제로 인한 인지적 손실을 지니게 된다. 그러나 대부분의 감각통합장애 아동들은 이러한 심각한 문제를 동반하지 않으며, 그 중 일부 아동들은 어떠한 학습이나 발달적 장애와 관련된 진단도 받지 않는다.

감각통합에 장애가 있는 아동들은 종종 균형이 잡히지 않은 방식으로 발달한다. 신경계의 일부에서만 장애가 있거나 불규칙적인 방식을 보이며 나머지 부분은 정상적으로 발달한다. 이러한 아동의 일부 기능은 그 연령대의 정상 수준보다 높고, 일부 기능은 정상수준보다 낮다. 반면, 심각한 발달지연을 지닌 아동은 모든 영역에서 비슷한 정도의 기능장애를 지니고 있으며 추리력과 이해능력이 운동기술보다 더 떨어진다. 그러나 감각통합장애 아동은 추리력과 지능보다는 운동계획에서 더 많은 문제를 보인다.

지능은 물리적 환경과 상호작용하고 생각하는 능력이다. 이를 위해서는 수십억 개의 신경간에 조직화된 상호작용 능력이 필요하다. 지능은 뇌의 신경이 서로 교신하며 신경 사이를 연결하는 것이다. 감각통합장애 아동의 대부분은 정상아동과 같은 수의 신경원을 지니고 있으므로 문제는 불규칙적인 방식으로 작용하는 상호연결에 의해 야기된 것이다.

이것을 비유를 통해 생각해보자. 직원이 4명인 회사와 8명인 비슷한 규모의 회사가 있다. 두 회사에 동일한 업무가 주어졌을 때, 직원이 8명인 회사가 일을 더 잘 할 것이다. 그러나 어느 날 8명인 회사 직원 중 4명이 결근하고 4명만이 업무를 수행하게 되었다면 어떻게 될까? 비록 두 곳의 업무가 동일한 4명에게 같은 양의 임무로 주어지지만, 4명의 직원이 모두 일하는 곳이 8명 중 절반만 업무에 참여하는 곳보다 업무를 더 잘 해낼 것이다. 마찬가지로, 지적 능력을 최대한 발휘하기 위해서는 뇌의 신경원들이 함께 작업하며 과제를 보완해야만 한다.

그렇지만 감각통합장애는 기능부전(malfunction)이지 기능이 결여(absence)된 것은 아니다. 8명의 직원이 서로서로 대화하지 않고 협동하지 않는다면 일의 성과는 매우 미흡할 것이다. 또한 서로 의사소통하지 않는 8명의 직원이 이룬 성과는 4명의 직원이 자유롭게 의사소통하면서 이룬 성과보다 못할 것이다. 감각통합장애는 '모든 신경원 직원'이 있음에도 불구하고, 이 신경원들이 일정 시간에 서로 의사소통하지 않는 것으로, 함께 일하지 못하여 쓸모없이 또는 과도하게 작업하는 것이다.

많은 사람들은 뇌 기능의 차이로 인해 학습에 문제를 드러낼 때에야 비로소 문제를 실감하기 시작한다. 그렇지만, 이러한 행동적 문제가 뇌에서 기인했다는 것을 이해하지는 못한다. 물론 여러 환경적 측면이 성격을 발달시키고 자신을 표현하는 방법을 익히는데 매우 중요한 역할을 한다. 만일 아동이 자신을 둘러싼 환경에 대해 배우지 않는다면 학습이 이루어지지 않을 것이며, 아동이 그 환경과 상호작용하지 않는다면 인격은 발달하지 못할 것이다. 그러나 환경과 상호작용하는 아동의 능력은 뇌의 기능에 영향을 받는다. 대수학(algebra: 수 대신 문자를 써서 문제해결을 쉽게 하는 것)을 풀 수 없는 사람이 있는 것처럼, 스트레스를 이기지 못하거나, 계획을 변화시키거나, 집중하거나, 다른 사람과 공유하거나, 움직이지 않고 앉아있는 것 조차 못하는 사람들도 있다. 이러한 개인적 차이는 일부 뇌기능의 차이로 인한 것이다. 그렇지만, 삶에서의 모든 문제가 감각통합장애로 인한 것은 아니다. 시각장애인은 시각적 정보를 받아들이지 못하지만 이것은 감각통합의 장애라기보다는 감각입력의 소실이다. 근육을 조절하는 뇌 부분의 손상이 있다면(뇌성마비처럼) 움직임이 부자연스러울 것이며 이것은 신경근육의 문제이지 감각통합의 문제는 아니다. 만일 아동이 생활 속에서 과도한 스트레스를 받아 심하게 화를 내거나 또는 스트레스 상황을 회피한다면, 이것은 감각통합의 부족이라기보다는 다른 문제로 인한 것이다. 대부분의 감각통합장애 아동은 정상적인 시력과 청력을 지니고 있지만 이러한 감각의 의미를 명확하게 파악하지 못한다. 감각통합장애 아동의 대부분이 일반인보다 더 많은 곤경에 처하게 되는 것은 아니지만, 뇌의 내면에서 감각통합장애가 정서적 성장을 저해하고 있다.

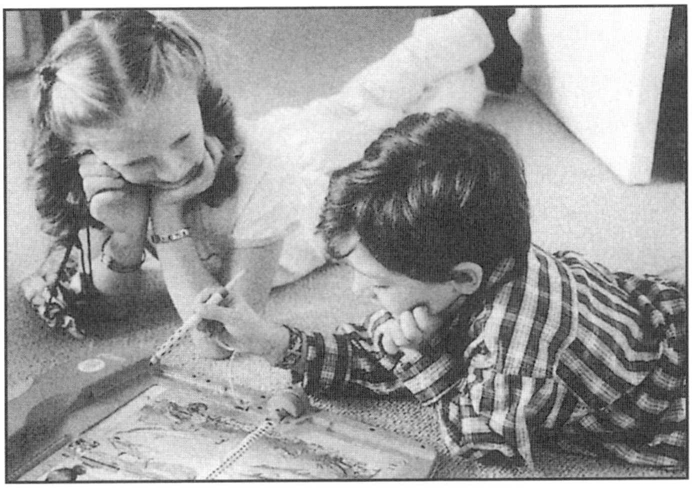

만일 아동이 감각정보를 잘못 해석한다면 학습과 상호작용을 위한 능력이 손상될 수 있다.

만일 불규칙한 정도가 근소하다면 단지 학교 학습(대개 읽기 또는 산수)에서만 문제가 나타날 것이다. 이러한 경우, 학교 선생님과 심리학자들은 학습장애라고 말하기도 한다. 학습의 문제 대부분이 감각통합의 부족으로 인해 발생하며, 학습장애를 지닌 많은 아동들이 다양한 정도의 감각통합장애를 지니고 있기 때문이다.

"성장함에 따라 이러한 문제들이 사라질 것이라는 신념이 가장 적절한 시기에 전문가의 도움을 받을 수 있는 기회를 가로막을 수도 있다."

일부 사람들은 학습 또는 행동적 문제를 지닌 아동이 단순히 발달이 뒤떨어지는 것이라고 생각한다. 물론 성장률의 변이를 반드시 고려해야 하나, 관련 전문가들은 실제로 아동이 이러한 어려움들을 완벽하게 이겨내지 못하고 있다는 것을 발견했다. 많은 아동들은 여러 방식으로 그들의 문제를 보상하는 것을 배우거나, 다른 사람들보다 더 힘겹게 과제를 성취하거나, 또는 그들의 문제를 표현하는 법을 배운다. 그러나 성장함에 따라 이러한 문제들이 사라질 것이라는 신념이 가장 적절한 시기에 전문가의 도움을 받을 수 있는 기회를 가로막을 수도 있다.

문제의 원인은 무엇인가?

우리는 감각통합장애가 무엇인지에 대해서는 인식하고 있지만 감각통합장애의 원인에 대해서는 잘 알지 못한다. 일부 연구자들은 감각통합장애가 학습장애와 발달장애의 일종으로 유전적 경향이 있다고 생각한다. 많은 연구자들은 대기오염, 유해 바이러스, 그리고 신체 기능장애를 유발하는 화학물질 등의 환경적 독소 증가로 인한 것으로 추측하고 있다. 일부 아동들은 유전적 요인과 화학적 요인에 의해 감각통합장애가 나타나기도 한다. 신경계는 태아기 동안 발달하며 이 시기의 뇌는 매우 손상되기 쉽다. 일부 아동은 유전적 요인으로 인해 뇌의 한 부분이 일반인보다 더 쉽게 손상된다. 이처럼 손상받기 쉬운 상태에서 주어진 환경적 독소는 감각통합의 발달을 방해한다.

또한 뇌는 출생 시 손상되기 쉬운데, 이 때 산소를 제대로 공급받지 못하면 뇌의 기능에 지장을 초래한다.

불우한 환경에서 자라는 아동들은 사람이나 사물과 접촉하지 못해 적절한 감각, 운동, 또는 지적 기능이 발달하지 못한다. 일부 고아원에서 자라는 아동들은 부모에 의해 제공되는 감각자극이 거의 없고 움직이거나 놀 수 있는 기회가 거의 없는 방에서 양육되고 있다. 이러한 감각박탈(sensory deprivation)은 발달지연과 감각통합과 관련된 심각한 문제를 야기한다.

감각자극의 박탈은 건강한 정상 성인에게서 조차 뇌의 비조직화를 일으킨다. 과학자들은 장시간 비행으로 인해 자리에서 움직일 수 없는 비행 조종사들과 북극의 겨울동안 오두막에 기거하고 있는 사람에게서 나타나는 일시적인 행동 문제와 성격 문제에 주목하였다. 만일 당신이 장기간 병원 침대에 누워있어 본 적이 있거나 움직이지 못한 채 오랜 시간 자동차를 타 본 경험이 있다면 전정자극과 고유수용자극의 박탈로부터 생긴 불편함과 신경과민, 그리고 그러한 감각에 대한 적응반응을 떠올릴 수 있을 것이다.

감각탐색과 새로운 상호작용을 위한 충분한 기회가 주어지지 않는다면, 발달을 위해 필요한 적절한 지각을 발전시키지 못할 것이다.

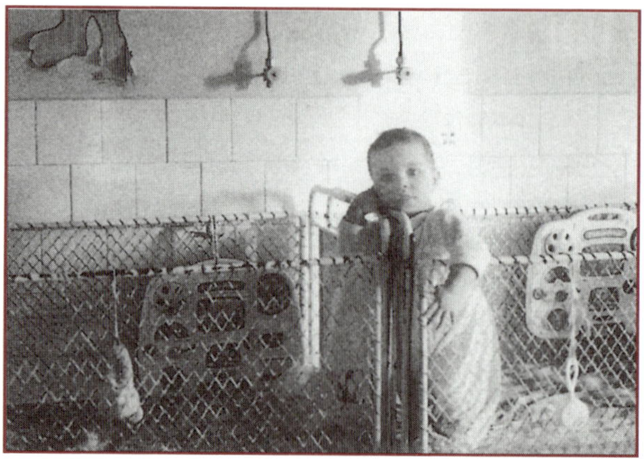

일부 과학자들은 정상 성인에게 모든 감각 자극을 제거하는 경우 어떠한 일이 일어나는지를 관찰하기 위해 감각박탈방(sensory deprivation chambers)을 만들었다. 감각이 살아있는 신경계 그 자체를 박탈하는 것은 사실상 불가능하나 사람에게 주어지는 감각의 변화를 박탈하는 것은 가능하다. 이 방에서는 뇌가 조금씩 활동하는 단조로운 감각을 제외하고 모든 감각을 제거하였다. 잠시 후, 뇌는 시계의 딸깍거림 같은 단조로운 감각처리를 멈추었으며, 이러한 감각은 뇌에 자양분(nourishment)을 공급하지 못했다.

감각박탈방의 일부는 미지근한 물로 만들어 피부를 자극하고 있는 감각을 짧은 시간에 제거하였다. 또 다른 방법으로 촉각자극과 신체 움직임을 제거하기 위해 머리부터 발끝까지 한 벌 옷을 입히고 눈가리개를 하거나 백색광에 지속적으로 노출시켰다. 귀에는 귀마개를 하거나 단음의 '백색잡음(white noise)'을 들려주었다. 이렇게 몇 시간을 보냈더니 건강한 사람의 정신 작용은 혼란스러워지기 시작했다. 이들은 비정상적인 불안과 시각과 청각의 환각을 경험하였다. 뇌가 감각 자양분을 박탈당할 때, 정상적인 지각처리는 붕괴된다. 종종 이러한 문제는 이들이 감각박탈방을 떠난 이후에도 몇 시간 동안 지속되었다.

이러한 실험은 감각박탈이 감각처리에 어떠한 영향을 미치는지를 설명해주는 것이다. 하지만, 대개 실험상황과 같이 명백한 감각박탈이 감각통합장애의 원인이 되지는 않는다. 미세한 뇌기능의 불규칙성을 지닌 아동들은 정상적인 감각경험을 하고 있다. 그들의 가족 또는 보호자는 아동의 뇌 발달을 촉진하기에 충분한 자극들을 주고 있다; 그리고 아동이 신경학적 장애가 없다면 그 아동은 다른 아동처럼 발달할 것이다. 이들 가족은 고의적으로, 또는 뜻밖의 기능장애를 만들어내지는 않는다.

비록 감각통합장애 아동이 일부 시설에 있는 아동처럼 명백한 감각박탈을 당하지는 않았다 할지라도, 이러한 문제는 '내적 감각박탈(internal sensory deprivation)'에 의해 발생할 수 있다. 감각자극이 아동의 환경에서 주어진다 할지라도, 무슨 연유인지, 참여하는 아동에게 이러한 감각자극이 뇌의 모든 부분에서 자양분이 되지 못하는 것이다. 감각이 아동의 뇌에 입력되지만 그들 중 일부는 뇌에 도달하기 위한 신경원과 시냅스에 도달하지 못한다. 이 같은 내적 감각박탈은 적절한 감각처리를 통해야 하는 뇌의 기능 발달을 저해한다.

많은 부모들이 아동의 학습과 행동적 문제가 아동 자신으로써는 어찌 할 수 없는 신경학적 이상의 결과로 인해 발생한 것이라는 것을 인식하지 못한다; 부모는 아동이 어떤 목적을 가지고 그러한 행동을 하고 있다고 생각하므로 아동의 삶을 점점 더 힘겹게 만드는 방식으로 반응하기도 한다. 이제 부모는 아동의 신경계를 조직화하는 것을 돕기 위해 무언가를 행하거나 또는 최소한 아동이 자신에 대해 긍정적으로 받아들이도록 도와야 한다.

감각통합장애의 공통된 징후와 증상

감각통합장애가 각 아동에게 동일한 문제로 나타난다면 이를 알아차리고 치료하는 것이 훨씬 쉬울 것이다. 감각통합 과정의 평가에 대해 훈련받은 치료사에게도 장애의 패턴을 정확하게 측정하는 것은 어려운 일이다. 왜냐하면 모든 아동이 자신만의 고유한 징후와 증상을 보이기 때문이다. Chapter 4 이후에서는 이러한 징후와 증상에 대해 자세히 논하고 이들의 의미에 대해 설명하였다. 다음은 공통적으로 제시되는 용어로 이러한 지표를 짧게 개관한 것이다.

과잉행동 또는 산만

과잉행동(hyperactivity: 또는 과잉운동)은 눈에 띄고 파괴적이기 때문에 감각통합장애 아동의 부모들이 장애에 대해 인식하고, 어려움을 호소하는 첫 번째 징후이다. 이러한 아동은 거의 대부분의 시간동안 몸을 움직이기도 한다. 걷는 대신 뛰어다니며, 거의 모든 활동은 목적이 없이 행해진다. 또한 가만히 앉아있거나 집중하는 것이 불가능하다. 산만함(distractibility)은 학교에서 나타나는 주문제이다. 아동은 소음이나 보이는 것을 '차단'하지 못하고, 서로 다른 과제를 수행하고 있는 사람들의 모습을 혼란스러워하기 때문에 자신의 잠재성을 발휘할 수 없게 된다.

어린 아동들은 '사방을 온통 어질러 놓고' 다닌다. 조금 큰 아동들은 뛰어다는 것은 어느 정도 가라앉았을지 몰라도 여전히 과도한 신경 활동으로 인해 방에 가만히 앉아 있거나 숙제를 하지 못하고 학교에서는 하고 싶은 것을 자제하지 못한다. 가족들은 "스웨터를 기억하면 도시락을 잊어버리거나, 도시락을 기억하면 책을 잊어버리곤 했다"라고 말하거나 또는 "우리 애가 똑바로 하는 것을 못 봤어요" 라고 말할 것이다. 만일 뇌가 감각입력과 운동 활동을 조직화할 수 없다면 옷을 옷장에 가지런히 넣거나 책, 종이, 연필을 가방 속에 정리하지 못하게 된다.

> **"부모들은 아동의 학습과 행동적 문제가 아동 자신으로써는 어떻게 할 수 없는 신경학적 이상의 결과로 인해 발생한 것이라는 것을 깨닫지 못한다"**

행동 문제

감각통합의 장애가 있는 아동은 일반 아동에 비해 부모에게 반항하는 경향이 있다. 아동은 즐거운 것이 거의 없

> "감각처리에 어려움이 있을 때 말하기와 언어 발달이 지연되는 경향이 있다."

어 보이며 마음에 드는 일도 없다. 이러한 아동은 '까다롭게' 보이며 가족들과 어울리거나 친구들과 즐겁게 놀지 못한다. 자아개념이 완성되지 못해 게임에서 지는 것을 받아들이지 못하고 게임을 망쳐버리기도 한다. 장난감이나 과자를 나누어 먹지도 않는다. 스스로 중요하다고, 성공해야 한다고 생각하는 것을 달성하기 위해서는 다른 사람들의 요구에 대해서 고려하지 않는다. 이러한 아동의 뇌는 다르게 반응하기 때문에 상황에 대해 다른 방식으로 표출된다. 감각통합장애 아동은 지나치게 예민하고 자신의 감정에 고통스러워하기도 한다. 일상적인 스트레스 또는 새롭고 낯선 상황에 대한 대처에 문제가 있을 수도 있다.

이러한 행동으로 인해 많은 불쾌감과 항의를 초래하기 때문에 타인은 이러한 행동을 싫어하게 되고, 자연히 아동도 좋아하지 않게 되며, 아동으로 인해 불화가 생기기도 한다. 아동은 서로에게 매우 성가신 존재가 되며, 부모가 항상 이러한 행동을 통제할 수는 없다. 결국 부정적인 자아개념, 불쾌한 행동, 그리고 타인에 의한 부정적 반응의 악순환이 아동을 불행하게 만든다. 왜냐하면 감각통합장애 아동 뿐만 아니라 아동의 이러한 행동을 싫어하고 거부하는 사람들까지 참아야만 하기 때문이다. 따라서 감각통합장애아동들은 자신에게 도전하지 않는 어린 아동이나 자신의 행동을 받아주고 이해하는 나이 많은 아동, 또는 어른들과만 놀려는 경향을 보이기도 한다.

말하기와 언어 지연

말하기와 언어는 다양한 감각통합 과정에 의해 이루어지므로 감각처리에 어려움이 있는 아동들은 언어 발달이 지연되는 경향이 있다. 사회는 상호간의 의사소통을 강조하는 곳이므로 부모들은 다른 증상들을 인식하기 전에 말하기와 발음의 문제를 인지하게 된다.

근긴장도와 협응의 문제

전정계와 고유수용계의 감각은 신체의 기립과 활동을 유지하기 위한 근긴장도에 관여한다. 감각통합장애 아동은 근긴장도(muscle tone)가 낮아 약한 것처럼 보이기도 한다. 아동은 단순하게 중력에 대항하여 머리와 신체를 유지하는 것에 많은 노력을 기울여야 하므로 매우 빨리 지치게 된다. 만일 목의 근긴장도가 떨어진다면 책상에 앉아 있는 동안 손으로 턱을 괴고 있거나 혼자 서 있는 것이 너무 힘든 일이기 때문에 벽이나 막대에 기대어 서게 된다.

전정계, 고유수용계, 그리고 촉각계가 원활히 작용하지 못하면 운동 조절 능력도 떨어져 쉽게 균형을 잃거나 넘어진다. 다른 아동들보다 연필을 자주 떨어뜨리고, 자신이 어디에 앉아있는지를 정확히 느끼지 못하기 때문에 의자에서 떨어지기도 한다. 비록 서로 다른 신경학적 상황에 의해 발생한 것일지라도 기본적으로 서투른 움직임은 신체와 중력에 대한 처리 부족으로 인해 야기된 것이다. 미성숙한 놀이기술은 감각통합장애의 매우 일반적인 초기 징후이다. 블록 쌓기, 장난감 조작, 퍼즐 맞추기를 하지 못하는 아동들은 대개 감각통합의 문제를 동반하고 있다.

책상 과제를 수행하는 동안 조용하게 똑바로 앉아있기가 어렵다는 것은 감각통합 능력이 부족하다는 하나의 징후가 될 수 있다.

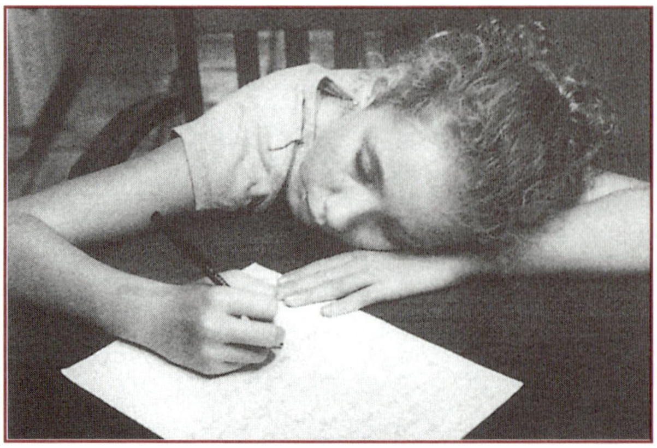

학교에서 학습의 어려움

감각통합 문제가 많지 않다면, 아동이 학업을 시작하기 전까지는 모든 것이 괜찮은 것처럼 보일 것이다. 읽기, 쓰기, 그리고 산수는 상당한 감각통합과 복잡한 뇌의 기능을 필요로 한다. 감각통합의 문제는 뇌에서의 학습처리를 직접적으로 방해하거나, 학습을 방해하는 좋지 않은 행동을 유발하기도 한다. 만일 아동이 학업에 대해 낙심하게 되고, 이러한 상황에서 적절한 도움이 주어지지 않는다면 아동은 아마 수업에 빠지고 결국 더 이상 교육을 받을 수 없게 될지도 모른다.

읽기와 쓰기가 가장 큰 문제이다. 아동은 글쓰기를 위해서는 m을 줄 위로 써야할지 아래로 써야할지, p를 왼쪽으로 써야할지 오른쪽으로 써야할지를 떠올려야 한다. 대부분의 사람들은 이것을 자연스럽게 시각적 기억 또는 체성감각 기억을 통해 익히지만, 뇌의 활동이 조직적으로 일어나지 않는 감각통합장애 아동들은 글을 쓸 때 이것을 '떠올리지' 못한다. 뇌가 이러한 과제를 수행할 준비가 되지 않은 유치원생에게 읽기를 요구하는 것은 비생산적인 일 일뿐 아니라, 읽기 학습이 '지금' 당장 뇌가 필요로 하는 감각운동 활동으로부터 멀어지게 하는 결과를 초래한다. 감각통합장애의 특정 유형에서는 쓰기의 어려움을 발견하게 된다. 일부 아동은 특히 단어를 듣고 적는 것을 어려워한다; 이들은 손과 손가락으로부터 오는 감각과 소리 감각을 통합하지 못하며 "선생님께서 원하는게 뭔지는 알겠는데 받아 적지를 못하겠어" 라고 말하기도 한다.

> **"감각통합의 문제는 뇌에서의 학습처리를 직접적으로 방해하거나, 학습을 방해하는 좋지 않은 행동을 유발하기도 한다."**

일반적으로, 감각통합장애 아동은 자신을 둘러싼 공간을 다루는데 어려움을 보인다. 공간에서 자신의 몸이 어디에 있는지, 물건이 공간 내 어디에 위치해 있는지를 판단하지 못하기 때문에 사람이나 사물에 자주 부딪히곤 한다. 말 그대로 '공간을 잃어버린 것' 이다. 학교에서는 이러한 문제가 칠판에 필서된 것을 공책에 베껴 쓰는 과제 수행의 어려움으로 나타난다. 처음에는 자신과 칠판 사이의 공간에서 일어나는 문제로, 이후에는 공책에 글자를 쓸 때 글자 사이의 간격의 문제로 점점 번져가게 된다. 이런 경우 쓰여진 글자의 크기가 고르지 못하고 비뚤어진 것을 관찰할 수 있다.

사춘기

감각통합장애 아동이 10대가 되면 학습을 잘 이어가기 위해 어떻게 해야 하는지를 인식하게 된다. 만일 그렇지 않다면, 학업을 포기하고 학교를 그만두게 될 수도 있다. 장애가 심각하지 않다면 작은 문제로 비춰질 수도 있지만 경우에 따라서는 나쁜 길로 빠지거나, 전화번호와 같은 숫자의 순서를 기억하지 못하거나, 잔돈을 계산하는데 어려움을 보이기도 한다. 감각통합 능력이 서투른 청소년들은 춤을 추거나 스포츠 활동에 참여하는 것을 꺼려하며 단조로운 리듬의 음악에 맞춰 박수를 치는 것 조차 어려워 할 수도 있다. 이 같은 문제는 곧잘 적응하지 못하는 10대로 비춰지기 쉽다.

감각통합장애를 지닌 10대 청소년의 부모들이 호소하는 공통점 중 하나가 조직력의 부족이다. 조직화에 문제가 있는 뇌는 다른 것들을 조직화하는 것에서도 문제를 드러낸다. 방을 청소하거나 과제물을 작성하는 것에 집중하지 못한다. 마치 아동기 때 문자나 숫자열을 이해하는 것이 어려웠듯이 특히 연속적인 과제를 계획하는 것에 대해 어려워한다. 가장 먼저 해야 할 것이 무엇이며 긴 과제의 각 활동을 어떻게 해야 할지를 알지 못한다. 어떤 일에 전력을 기울이고 끝내는 것이 불가능해 며칠이 걸리기도 한다.

통합처리과정

사실 앞 부분에서 제시된 증상은 진짜 문제가 아니다; 실제 문제는 뇌에서의 감각처리가 불규칙적이며 최종산물(end product)이 비효율적이다는 것이다. 감각통합장애가 어떻게 이러한 증상의 근원이 되는지에 대한 이해를 돕고, 서로 다른 감각 정보가 어떻게 성공적이고 행복한 삶을 영위하기 위한 기능을 형성하는지를 설명하기 위해 도표를 그렸다(그림 3). 책의 뒷장을 읽을 때도 이 도표를 참고하는 것이 도움이 될 것이다.

표의 가장 오른쪽('최종산물' 이라고 적힌 것의 아래 부분)은 가족과 친구들과의 관계에서, 학업에서, 그리고 성인기의 직업과 관련된 일에서 필요로 하는 것들이다. 학습과 건전한 인격, 그리고 뚜렷한 목표의식을 가진 사람은 인생에서 이러한 것들을 만들 수 있다. 그렇지만 최종산물이 자연스럽게 인간에게 주어지는 것은 아니다; 수십 년 동안 뇌의 발달과 통합을 통해 이루어진 것이다. 이 단계에 이르기 위해 아동에게 필요한 것이 무엇인가? 그 단계에 이르지 못하는 아동은 어디에서 문제가 생긴 것일까? 이 질문에 대한 답은 감각정보를 통합하는 수많은 과정에 대한 고찰을 통해 좀 더 명확히 밝혀졌다.

도표의 가장 왼쪽은('감각' 이라고 적힌 아래 부분) 우리가 생각하는 주 감각체계이다. 가장 먼저 필요한 것이 이러한 감각의 적절한 자극과, 수용기로부터 뇌로 임펄스가 잘 전달되는 것이다. 일반적으로 감각통합장애를 가진 아동들은 이러한 요구에 직면했을 때 감각임펄스의 통합이 원활히 이루어지지 못한다.

이 표에서는 감각통합과정(integrative process)의 4가지 '단계' 를 괄호로 표시하였다. 이 도표의 단점은 인생의 유동성을 표현하지 못한 것이다. 도표에 나열된 기능이 바닥에서부터 최고 지점으로 발달하지는 않는다. 모든 것은 함께 발달하나 일부는 다른 기능을 이끌어주는 역할을 한다.

괄호의 정확한 뜻은 많은 것이 하나로 통합된다는 것이다. 첫 번째 단계에서 촉각(tactile) 뒤에 있는 괄호는 피부로부터 전해지는 촉각이 우리가 사용하는 여러 형태로 발전된다는 것이다; 한 가지는 아동이 빨고 먹는 것을 도와주며, 다른 하나는 엄마와 유아의 유대(mother-baby bond)를 형성하게 하는 것이다. 마찬가지로 아동의 전정감각과 고유수용감각의 통합이 조직화된 안구 운동, 자세, 신체적 균형, 근긴장도, 그리고 중력에 대한 안정감을 이끌어낸다는 의미이다.

두 번째 단계에서는 세 가지의 기본 감각, 즉 촉각, 전정감각, 고유수용감각이 신체 지각, 신체 양측의 협응, 운동계획, 활동 수준, 주의력, 정서적 안정감으로 통합된다. 이 괄호는 시각과 청각이 이러한 기능을 발전시키는데 크게 영향을 주지 않음을 의미한다. 아동이 보고 들을 수는 있으나 신경계의 조직화는 좀 더 기본적인 감각에 의해 이루어진다.

감각통합의 세 번째 단계에서는 청각과 시각이 통합과정에 포함된다. 청각과 좀 더 발전된 전정감각은 언어를 말하고 이해하는 것과 관련된 기능과 신체지각이 합쳐진 것이다. 시각은 아동의 정확하고, 세밀한 시지각과 눈-손 협응을 위해 세 가지 기본적인 감각과 통합된다. 이러한 세 번째 단계에 도달했을 때, 아동은 좀 더 목적있는 무언가를 할 수 있게 된다. 예를 들면, 숟가락이나 포크로 먹는다든지, 그림을 그리거나, 물건을 한 곳에 모으고 그 중 일부를 손에 쥐고 다닌다든지 하는 것이다.

네 번째 단계에서는 이 모든 것들이 전반적인 뇌 기능을 형성하기 위해 함께 작용한다. 이 단계는 앞의 세 가지 단계에서 일어난 모든 감각 처리의 최종산물(end product)이다. 조직력과 집중력은 학습능력의 주요한 부분이다. 자존감(self-esteem), 자아조절(self-control), 자신감(self-confidence)은 상당한 감각운동 요인들로부터 오는 자신의 신체에 대한 느낌과 충분한 신경학적 통합으로 인한 결과물이다. 목적있는 활동을 수행하기 위해 신체의 양측을 함께 사용하다는 것은 신체와 뇌의 양측이 자연스럽게 분화(specialization)되었음을 의미한다.

이러한 기능은 하루 아침에 이루어지는 것이 아니다. 아동기 전반을 통해 감각통합의 각 단계가 발달한다. 2개월 경에는 통합의 1 단계가 가장 많이 일어나며, 2단계는 아주 조금, 3단계는 거의 일어나지 않는다. 1세 경에는 1단계와 2단계가 가장 중요하며, 3 단계가 점차 중요하게 비중을 차지하게 된다. 3세 경에는 여전히 1, 2, 3단계가 작용하고 있으며 4단계가 시작된다. 6세에는 1단계가 완성되고, 2단계의 대부분 완성되며, 3 단계가 활발히 작용하면서 점차 4단계가 중요하게 된다. 아동이 처음에는 기고, 그 다음은 걷고, 그 다음으로 두발자전거를 타는 것처럼 같은 것을 거듭 반복하게 된다. 자, 그럼 이제 통합의 각 단계들을 좀 더 자세하게 살펴보도록 하자.

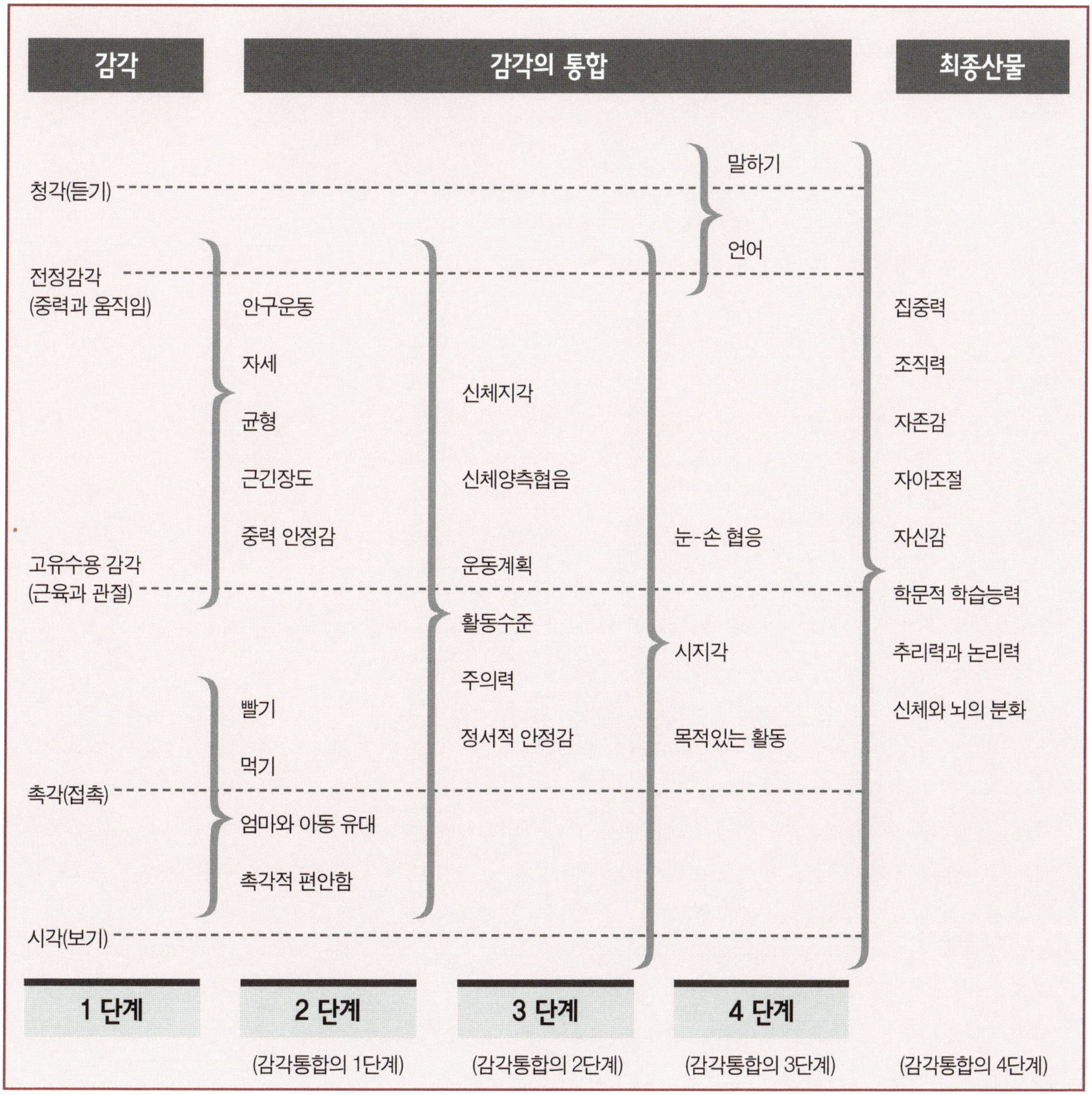

그림 3. 감각통합의 과정

통합의 기초 단계(1 단계)

무언가를 만지고 무언가에 의해 만져지는 것은 유아기와 전 생애에 걸쳐 매우 중요한 영향을 미친다. 촉각은 빠는 것을 도와주고 이후에 음식을 씹고 삼키는 것을 촉진한다. 촉각계의 기능이 저하된 아동들은 빨기의 어려움을 보이며, 음식의 재질 때문에 단단한 음식을 싫어하기도 한다.

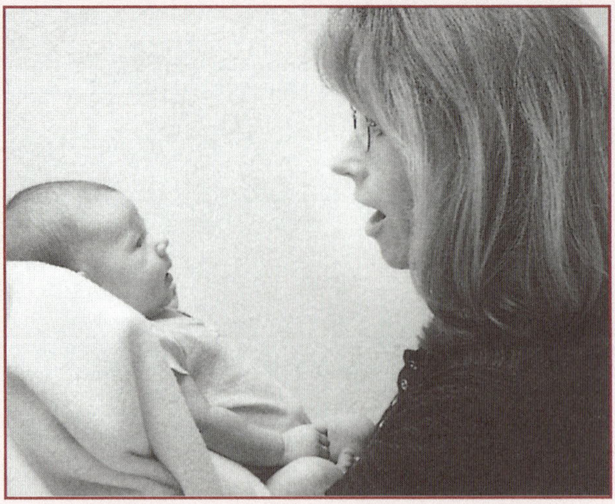

보호자와의 유대는 아동의 정서적, 사회적, 신체적 발달을 위해 가장 중요한 것이다.

그러나 엄마가 껴안고 쓰다듬어 준다 해도 서투른 감각통합으로 인해 촉각의 처리가 방해를 받는다면 그러한 자극이 아동의 필요를 만족시키지 못할 것이다. 만일 이러한 첫 번째 애착이 잘 형성되지 못하면 평생 동안 정서적 애착을 형성하는데 어려움을 보이게 된다. 엄마와 유아의 유대감으로부터 오는 촉각적 안정감이 없다면 정서적 안정감을 채우지 못하고 자라게 될 것이다. 촉각장애를 지닌 아동들은 사실 일반 아동보다 더 많은 애정을 필요로 함에도 불구하고 상당수가 다정다감한 관심을 받지 못하고 있다. 이러한 아동들은 일상적인 삶의 요구들에 과도하게 반응하며, 자신이 하고 있는 일에서도 어려움에 직면하기도 한다.

아동에게는 엄마 또는 다른 보호자와 신체적으로 접촉하는 것이 중요한데, 아동의 뇌는 제일 처음 정서적 애착을 형성하기 위해 접촉에서 오는 감각을 해석한다. Harlow는 이러한 정서적 애착이 사실상 가장 근본적인 촉각이라고 주장하였다(Harlow, 1958, 1959). 일부에서는 이러한 촉각-정서적 애착을 "엄마-유아의 유대(mother-infant bond)"이라고 표현하였다. 유대감은 신체적으로 자신이 느낄 수 있는 첫 번째 감각으로 아동에게 주어진다. 피부는 자신의 첫 번째 경계가 되므로 촉각 과정은 아동에게 안정감을 주는 주요한 근원이 된다. Harlow는 낯선 물건들이 있는 방에 아기 원숭이를 넣고 실험을 했다. 실험결과 테리천으로 만들어진 '엄마' 원숭이에게서 자란 아기 원숭이들은 낯선 환경에서 가끔씩 엄마 원숭이가 있는 방을 쳐다보긴 해도 익숙하지 않은 방에서 그곳에 있는 물건을 가지고 놀며 적응했다. 그러나 포근하지 않은 철사로 만든 '엄마'에게서 자란 원숭이들은 익숙하지 않은 환경을 견디지 못했다.

전정감각과 고유수용 입력의 통합은 안구 움직임 조절의 기초가 된다. 이러한 감각이 없다면 아동은 물체에 초점을 맞추거나 움직이는 물건을 따라보는데 어려움을 보일 것이다. 성장해서는 인쇄된 선을 따라 보며 눈을 움직이는 것이 어렵게 되고, 책을 읽는 것이 매우 힘든 일이 되기도 한다.

만일 전정계와 고유수용계가 통합되지 않는다면 뒤집기나 기기와 같은 자세반응의 발달도 느려져 서고 걷는 것을 위한 "기초"를 형성하지 못하게 된다. 대부분의 사람들은 자동적으로 갖추게 되는 것이지만 이러한 아동들은 자세조절을 익히지 못해 움직임이 경직되어 있고 부자연스러워 보인다. 균형능력도 부족하고 근긴장도 역시 낮다. 비록 이후에 이러한 문제들이 보상된다 할지라도 다소 느리고 쉽게 피로해지는 것은 여전하다.

촉각은 편안함과 안정감의 주 근원이다. 안정감에 대한 또 다른 원천은 중력이다. 중력 안정감(gravitational security)은 지구와 단단히 연결되어 있고 자신이 항상 안전한 곳에 있다고 느끼는 신뢰감이다. 이러한 신뢰는 지구에서 끌어당기는 중력에 대한 느낌과 이러한 감각이 조직화 되어 형성된 것으로, 우리는 중력과 "친근한 사이"가 된다. 만일 내이와 근육, 그리고 관절을 통해 들어오는 감각정보가 적절히 통합되지 못한다면 아동은 자신이 공간의 어디에 위치해 있으며 자신이 어떻게 움직이고 있는지를 파악하지 못한다. 이들은 넘어지는 것에 대해 지속적인 두려움을 가지고 있으며 공중에 들어 올려진 것처럼 느끼게 된다. 중력과의 관계가 불안정하기 때문에 모든 사람에게서도 불안감을 느낀다. 효과적인 촉각처리로부터 얻어지는 정서적 안정감이 결핍된 사람은 정서적 성장 역시 심각한 위협을 느끼게 된다. 이 아동들이 일상적인 촉각과 전정감각을 조절할 수 없을 때 느끼는 공포감은 우리가 상상할 수 없을 정도이다.

감각통합의 2 단계

촉각, 전정감각, 고유수용 감각 기능은 정서적 안정감을 위한 받침을 세우는 것이다. 만일 이 세 가지 기본적 감각체계가 적절하게 기능을 다하지 못한다면 아동은 자신의 환경 속에서 서투른 반응을 보이게 된다. 일부 아동은 회피적이며 조용하고 타인에게 부탁하는 것을 매우 어려워한다. 또 다른 아동들은 과잉행동을 보이며 자신을 향해 오는 모든 청각과 시각적 자극에 반응한다. 그러나 여기에서 청각과 시각이 문제가 되는 것은 아니다: 아동은 자신의 기본적 감각처리가 안정적으로 이루어지지 않기 때문에 과잉으로 행동하는 것이다. 아동은 매우 활동적이지만 자신이 하고 있는 것에 대해 집중하지 못하고 그로 인해 무언가를 성취해내는 것이 거의 없다. 이들은 한 가지 일에 뇌를 집중시키지 못한다. 따라서 집에서나 학교에서 매우 힘든 아동으로 낙인된다.

이것은 신체 지각을 조직화하지 못하기 때문이다. 신체지각(body percept)은 뇌에 저장되어진 신체 '지도'를 구성한다. 이 지도는 신체의 모든 부위와 부위 사이의 관계성에 대한 정보를 담고 있어 각 부분의 모든 움직임을 만들어낸다. 신체지각은 피부, 근육, 관절, 중력으로부터 입력된 감각으로 뇌에 저장되며, 움직임 수용기(movement receptors)는 아동의 일상적인 활동 동안 조직화되고 분류된다. 잘 조직화된 신체지각은 자신의 신체가 하고 있는 것을 쳐다보거나 손가락으로 그것을 만지지 않고도 무엇을 하고 있는지 느낄 수 있도록 해준다. 시각적 정보가 신체 지각의 중요한 부분은 아니다. 만일 아동이 하고 있는 것을 지나치게 쳐다보며 시각에 의존한다면 신체지각의 저하를 의심해보아야 한다.

신체지각이 신체의 오른쪽과 왼쪽 사이의 관계성에 대한 충분하고 명확한 정보를 갖추고 있지 않다면 양손과 양발을 함께 사용하는 과제를 잘 수행하지 못한다. 특히 장난감 드럼을 치거나 춤을 추는 것을 어려워한다. 신체 양측에 대한 비협응은 전정감각장애를 지닌 아동들에게서 자주 관찰된다.

뇌가 신체에 대한 정확한 '지도'를 형성하지 못하면 신체의 움직임을 '조정'하거나 계획하는 것이 불가능하다. 대부분의 성인은 자연스럽게 포크를 사용하거나 셔츠를 입지만 어린 아동들은 이러한 활동에 대해 '운동계획(motor plan)'을 세워야 한다. 운동계획은 익숙하지 않은 과제에 적응할 수 있도록 하는 감각처리과정으로, 이것이 가능한 후에야 과제를 익숙하게 수행하는 방법을 습득하게 된다. 이러한 운동계획의 해답은 정확한 촉각, 고유수용감각, 전정감각 정보를 통한 신체지각이다. 만일 아동이 자신의 신체에 대한 충분한 "지도"를 지니지 못한다면 익숙하지 않은 움직임을 바로 수행하지 못하고 그것을 배우는데 오랜 시간을 소요하게 된다. 한편, 조직화되지 못한 신경계는 서투르게 계획된 움직임으로 아동을 이끌게 될 것이다. 따라서 아동은 장난감을 가지고 노는 것이 서툴고 자주 장난감을 부수게 된다. 이것은 아동이 장난감을 부수고 싶어서가 아니라 장난감을 어떻게 다루어야 하는지를 느끼지 못하기 때문에 너무 심하게 누르거나 밀게 되는 것이다.

뇌의 조직화는 집중 기간이나 활동수준으로 비추어 볼 수 있다. 만일 감각이 잘 조절되지 못한다면 자신의 활동에 집중하지 못한다. 청각이나 시각적 자극은 아동을 혼란스럽게 하거나 흥분하기 만들며, 신체나 중력으로부터 오는 감각을 원활하게 조직화되지 못한다.

감각통합의 3 단계

감각통합은 연속적인 과정으로, 각 단계의 통합을 통해 다음 단계가 가능해진다. 아동이 단어를 이해하기 전에 말하는 사람에 대해 집중할 수 있어야 한다. 또한 아동이 말을 하기 전에 자신의 입으로부터 오는 적절한 감각정보를 받아야만 한다. 뇌의 청각-언어 중추는 전정계로부터 오는 감각을 필요로 한다. 그림 3을 보면 알 수 있듯이 말하기(speech)와 언어(language)는 전정감각과 청각의 통합으로 이루어진다.

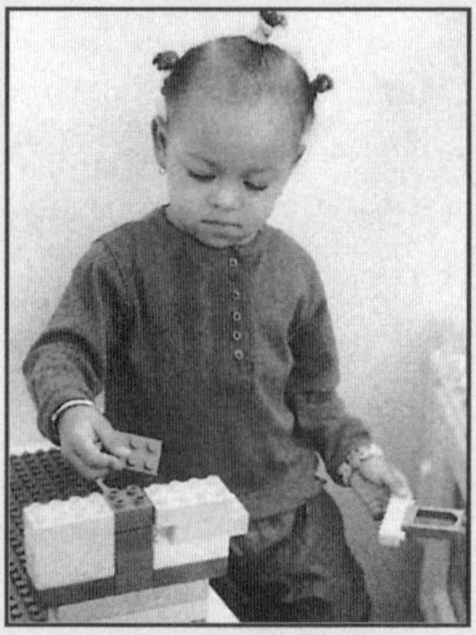

시각적 공간 지각은 세상에 있는 수많은 물건에 대해 우리에게 이야기해주는 것이다: 페그가 구멍으로 들어갈 수 있을지, 어떻게 장난감 블록을 잘 맞게 조립할 수 있을지.

Chapter 3에서 언급했듯이 청각과 전정감각계는 상당한 관련성을 지니고 있다. 물론 언어를 사용하기 위해서는 들어야 하고, 근본적으로 언어 이해와 말하기 발달이 필요하지만 전정계는 뇌가 들은 것을 처리하기 위해 필수적인 요소이다. 특정 전정감각장애 아동은 비록 말하기가 일찍 시작되어도 전반적인 언어 발달이 느리다.

단어의 발음은 세 가지의 기본적 감각체계를 모두 필요로 한다. '밥'이나 '차'와 같은 간단한 단음절조차도 혀와 입술의 매우 세밀한 위치 조절을 필요로 한다. 감각통합장애를 가진 많은 아동들이 어디에 혀를 위치시켜야 하며, 어떻게 자신의 입술을 맞닿아야 하는지를 정확하게 파악하지 못한다. 그렇기 때문에 이런 아동이 말하는 단어는 알아듣기가 어렵다.

말하기와 언어처럼, 시지각 역시 감각통합 초기에 생성되는 최종 산물이다. 시지각(visual perception)은 본 것의 의미를 파악하는 것이다. 가장 간단한 시지각은 본 것이 무엇인지를 인식하는 것이며, 좀 더 발전된 지각은 그 물체와 다른 물체와의 관계, 그리고 배경과의 관계를 인식하는 것이다. 시각적 공간지각(visual space perception)은 세상에 있는 수많은 물건에 대해 우리에게 이야기해주는 것이다; 컵이 뒤집혀 있는지, 바로 놓여 있는지? 페그가 판의 구멍을 통과할 것인지? 봉투의 투명 비닐 구멍을 통해 주소가 보이도록 하려면 편지를 어떻게 넣어야 하는지?

이러한 질문에 대한 답을 찾기 위해서는 명확하게 볼 수 있어야 하지만 보는 능력만으로는 충분하지 않다. 수없이 물건을 만지고, 잡고, 움직이고 근육과 관절, 그리고 중력의 상호작용을 느끼는 경험을 통해 시지각을 발달시키는 계기가 마련된다. 특히 전정계로부터 오는 감각은 이러한 시지각 발달에 매우 중요한 부분을 차지하며, 전정계에 장애가 있는 아동들은 물체의 의미를 파악하는 것이 어렵다. 만일 전정계의 기능이 매우 떨어진다면 그 아동은 깊이지각이 부족하여 계단이나 언덕을 오르내리는 것에 문제를 보인다. 촉각계와 고유수용계가 잘 활동하지 않는다면 주전자에 우유를 따르거나 테이블을 차리는 것이 어려울 것이다.

통합의 3단계에서의 활동은 좀 더 목적지향적인 활동이 된다. 이제 아동은 활동을 스스로 시작하고, 지속하고, 끝낼 수 있으며 자신이 원하는 목적을 향해 일련의 과정을 계속할 수 있다. 딸랑이를 향해 손을 뻗고, 장난감을 가지고 놀기 위해 방 안을 이리저리 기어 다니고, 장난감을 집어 들고, 구멍 안에 페그를 집어넣고, 계단을 기어오르는 이 모든 활동이 목적 있는 활동이다. 일반 아동은 그들의 기본적인 감각처리가 안정적으로, 일관성 있게, 확실한 방향으로 작동하기 때문에 이러한 활동을 목적을 가지고 행할 수 있다. 감각통합장애 아동들은 너무 많은 것들에 의해 혼란스러워지고, 산만해지고, 흥분되며, 당황하게 되므로 한 가지 일을 끝까지 행하지 못한다.

대부분의 목적 있는 활동들이 눈으로 쳐다보며 손을 이용하여 행해진다. 전정감각과 고유수용감각은 손의 움직임의 상당 부분을 주도하지만 익숙하지 않은 또는 세밀한 과제는 하고 있는 것을 쳐다보아야 한다. 뛰어난 눈-손 협응은 양 손과 손가락들이 정확하게 어디에 위치해야 하는지를 눈이 뇌에게 말해주어야 한다. 손으로부터 전달된 메시지와 눈으로부터 온 정보가 단순히 통합되는 것만으로는 충분하지 않다; 뇌는 중력과 움직임 수용기, 그리고 근육, 관절, 온 몸의 피부로부터 오는 관련 정보를 필요로 한다. 뇌는 전체로써 작용하도록 구성되어져 있으며, 전체로써 작동하는 것이 원만하게 수행하기 위한 유일한 방법이다. 만일 어떤 감각으로부터 오는 정보가 잘못되었다면 적절하지 않은 최종산물이 나오게 된다. 그러므로 전정감각, 촉각, 또는 고유수용 장애를 가진 아동들은 종종 눈-손 협응의 어려움을 지니고 있다. 그들은 선과 선 사이의 어디를, 어떻게 긋고 색칠해야 하는지를 알지 못한다. 이들은 성장한 후에도 수공구를 이용한 작업은 솜씨좋게 해 낼 수가 없다.

감각통합의 4 단계

신경계가 전체적으로 원활히 잘 작용한다면 뇌의 여러 부분들이 감각입력의 특정 형태를 처리하고 적응반응을 조직화하기에 좀 더 효율적인 형태로 발전하게 된다. 이러한 기능의 분화(specialization)는 최상의 뇌 발달과 모든 기능수행을 위해 매우 중요하다. 분화의 가장 두드러진 형태가 발생적으로 왼손잡이인 사람이 아니라면 소동작 기술을 위해 오른손을 사용하는 것이다. 한편 오른손잡이의 왼손은 대개 촉각입력을 해석하고 손 안에 있는 것이 무엇인지 더 잘 구별한다. 이와 유사한 현상이 뇌에서도 일어나 대개 왼쪽 대뇌피질이 언어를 사용하고 이해하는데 우세하게 작용하며, 다른 쪽은 공간적 관계성을 인식하는데 우세한 작용을 한다.

뇌의 여러 부분들이 특성화되기 전에, 이들은 서로 정보를 주고받으며 함께 작업해야 한다. 만일 양쪽 뇌가 함께 작업하고 정보를 주고받지 못한다면 양쪽이 모두 유사한 기능적 발달을 보인다. 감각통합장애 아동은 이러한 분화가 저하되어 소동작 과제를 위해 양손을 쓰거나 이 손 저 손을 번갈아 사용하는 경향을 보이며, 어느 한 손도 더 잘 쓰는 손이 없다. 뇌의 양측이 서로 의사소통을 원활히 하지 못하기 때문에 신체의 양쪽을 함께 사용하는 것 또한 방해를 받는다. 이들은 왼손과 오른손을 충분히, 명확하게 느끼지 못하여 왼 손에 반지를 끼어 기억하는 등의 인지적 전략을 이용한다.

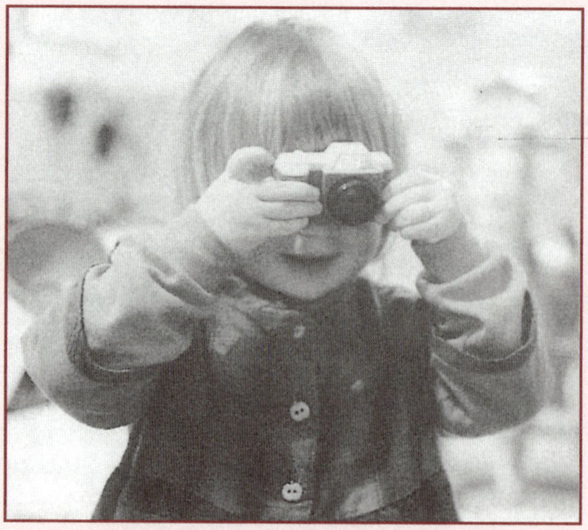

우리의 신체(예를 들어, 양쪽 귀, 양쪽 손, 뇌의 양측)는 우리를 둘러싼 세상과 상호작용하기 위해 양쪽으로부터 온 정보를 통합한다.

신체지각이 잘 발달한 사람은 이러한 인지적 전략이 필요하지 않다. 왜냐면 감각 '지도' 로부터 온 정보가 뇌에 저장되어 있기 때문이다. 유아와 아동들은 노는 동안 쉴 새 없이 양손을 조절한다. 이들은 감각운동방식에서 왼손과 오른손의 차이를 학습하게 되고 이러한 신체적 이해가 뇌의 양측 사이에서의 효과적인 의사소통을 위한 기본이 된다.

뇌의 기능이 전형적으로 분화가 되면, 양안융상(binocular)이나 깊이지각을 위해 양쪽 눈을 함께 사용할 때 한 쪽 눈이 이를 주도하게 되며 그 눈은 카메라나 현미경의 렌즈를 쳐다볼 때와 같이 관찰을 위해 사용된다.

분화의 중요성은 수년간 전문가들의 관심사였으며, 일부는 분화에 대한 뇌의 영향력에 대해 시험하고 있고, 이것이 아동의 학습과 언어에 도움이 될 것이라는 생각한다. 그러나 이러한 연구가 원활히 이루어지고 있지 않다. 왜냐하면 분화는 모든 발달단계의 최종 산물이기 때문이다. 또한 아동의 최종 산물을 발달시키는 것은 각각의 단계를 성숙시켜 최후에 최종산물로 이끌어내는 것과 동일하지는 않다. 분화는 감각운동발달의 틈을 채운 후에야 비로써 자연스럽게 이루어지는 것이다.

감각통합의 4단계는 감각통합의 최종 산물을 필요로 하는 초등학교 입학 시기까지 잘 발달되어 있어야만 한다. 아동은 좀 더 많은 사람과 물건을 다루어야 하므로 조직력과 집중력이 중요하다. 감각을 조직화하지 못하는 뇌는 문자나 숫자 역시 조직화할 수 없다. 자존감, 자아조절, 그리고 자신감은 다른 사람과의 관계에서 매우 중요하며, 자기 자신에 대한 이러한 감정은 수많은 감각과 그 이전의 신경학적 통합 없이는 가질 수 없는 것이다.

만일 학령기 전 아동에게 통합 단계의 부족함과 불규칙성이 있다면 학업과 전생애에 걸쳐 결함과 불규칙함이 나타날 것이다. 그 부족함이 가볍게 나타날 수도, 때론 크게 드러날 때도 있을 것이다; 때론 한 부분에서, 때론 다른 부분에서 이러한 것들이 드러나게 된다. 너무나도 자주 사람들이 이러한 결함을 행동적인 문제로 바라보고 아동을 처벌한다. 대부분의 사람들은 서투른 감각통합의 최종산물만을 바라보게 된다; 그 아동은 적의에 차 있거나 소심하며, 그들의 행동은 과다하거나 목적이 없고, 자신의 물건을 깜빡 잊어버리거나 쾅쾅 부딪히거나, 읽고, 쓰고, 두 숫자를 더하는 것을 하지 못한다. 어른들은 그가 '게으름을 피우거나' 문제를 일삼거나 '머리를 쓰지 않는다' 고 생각한다. 그렇지만 좋지 않은 행동을 멈추도록 하거나 집중하도록 아동을 억압한다면 그것은 아동을 더욱더 혼란스럽게 하는 것 밖에 되지 않는다. 대부분의 아동들은 무례하게 행동하는 것을 원치 않는다. 만약 우리가 감각통합장애 아동을 계속해서 '나쁜 아동' 인 것처럼 다룬다면, 다음에는 고의적으로 무례한 행동을 하게 될 수도 있다.

> **“ 감각통합의 4 단계는 아동이 초등학교에 입학하는 시기까지 잘 발달되어 있어야만 한다. ”**

단편적 기술

비록 아동의 감각통합적 토대가 발달하지 못했을지라도 사회는 여전히 그러한 기능을 요구한다. 그러므로 감각통합장애 아동은 나이가 들면서 저하된 감각처리를 보상하기 위한 '단편적 기술(splinter skills)' 을 익힌다. 단편적 기술은 피아노를 치기 위한 보편적인 능력을 갖추지 못하고 피아노의 특정 부분만을 두드리는 것과 같다. 만일 아동이 감각정보의 자연스런 상호작용을 통해 신발끈을 묶는 방법을 익힐 수 없다면 단편적 기술로 간단하게 매듭이 짓는 것을 익히게 된다. 감각통합으로 인한 자연스런 학습은 쉽게 이루어지며, 각각의 학습 경험이 뇌가 다른 것들을 학습하도록 도와준다. 그러나 단편적 기술의 습득은 많은 노력과 집중을 소모하나 삶의 다른 영역에서 도움이 되지 못한다. 그럼에도 불구하고 많은 단편적 기술들이 아동 자신을 위해서는 가치가 있는 것이다.

감각통합장애를 가진 아동이 영리하다면 많은 단편적 기술을 익히게 되며 전형적인 신체적, 정신적, 사회적 기능을 지닌 것처럼 보여질 수 있으나, 삶과 '본질' 은 적절한 감각통합을 가진 것과 동일하지 않다. 부모가 아동을 이해하고 지지한다면 아동은 삶에 대해 만족하고 사회적 의무를 감당하게 된다. 그렇지만 삶의 스트레스가 자신의 뇌가 대처할 수 있는 능력보다 더 많이 주어진다면 날로 늘어나는 일상적인 삶의 요구를 감당하지 못할 수도 있다.

> **“ 만약 우리가 감각통합장애 아동을 계속해서 '나쁜 아동'인 것처럼 다룬다면, 다음에는 고의적으로 무례한 행동을 하게 될 수도 있다. ”**

전정계의 장애

운동감각과 그것이 많은 기술의 발달에 미치는 영향

좁은 보도블록 위를 옆으로 걷고 있는 4명의 아동들을 상상해 보라. 첫 번째 아동은 능숙하게 2-3번씩 보도 위를 따라 걸으면서 그 행동을 즐긴다. 두 번째 아동은 보도블록 위에서 균형을 잡으려고 많은 시간을 애쓰지만 여러 번 블록 위에서 떨어진다. 세 번째 아동은 차분하지 않게 블록 위를 걸으면서 엄마를 쳐다보고 무슨 소리를 내지만 알아들을 수 없는 말이다. 네 번째 아동은 떨어지는 것이 두렵지만 엄마가 강요하면, 엄마 손을 꽉 붙잡고 떨어지지 않고 보도 위를 걷는다.

두 번째, 세 번째, 네 번째 아동들은 전정계의 감각입력 처리과정이 부적절한 아동의 예이다. 극히 적은 전문가들만 많은 아동들에게 전정계의 장애가 있고, 그것이 문제가 될 수 있다는 것을 인식하고 있기 때문에 이러한 내용들은 의사, 교육자, 다른 여러 전문가 등에 의해서 폭넓게 논의되지 못하였다. 우리는 청각 혹은 시각계의 손상이 있는 경우에는 어떤 사물을 보고, 듣고, 지각하는 능력이 부족하다는 것을 알고 있다. 그러나 이들의 일부는 전정계의 장애에 의해서 발생할 수도 있다.

전정계(vestibular system)의 장애가 있으면 균형의 상실 혹은 어지러움을 느낀다는 것은 잘 알려진 사실이다. 이러한 문제는 성인의 경우 내이(inner ear)의 손상을 유발하는 질병이 있는 경우 발생된다. 그러나 이 문제가 자궁 혹은 신생아, 영아기에 발생한다면 그 양상은 전혀 다르다.

첫 번째 아동은 정상적인 감각통합 능력을 가진 일반적인 예이다. 두 번째 아동은 균형을 유지하고, 보고, 행동하는 어려움과 읽기에 많은 어려움이 있다. 세 번째 아동은 자기 또래 아동에 비해 언어발달이 늦고, 일부 활동들에서 어눌함이 있다. 네 번째 아동은 넘어지는 것을 매우 두려워하고, 책읽기를 잘 못하며, 정서적, 행동적인 문제를 동반하고 있다.

> **"전정계는 뇌의 대부분의 구조와 서로 연결되어 있다."**

비록 이들 문제가 균형상실 혹은 어지러움증 보다 경한 것처럼 보이지만 전정계의 감각처리 장애는 광범위한 원인일 수도 있다. 어떻게 전정계를 수많은 중요한 기능들과 연관시킬 수 있을 것인가? 그 질문의 답은 전정계는 뇌의 대부분의 영역들과 연결되어 있다는데 있다. 이들의 연관성은 Chapter 3에서 이미 언급된 바 있다. 다음 부분에서는 이들 내용에 대한 재검토를 하고자 한다.

전정계의 조직화

전정계는 일반적으로 태아에서부터 사망할 때까지 중력의 작용을 담당한다. 모든 다른 감각입력은 중력수용기로부터 입력되어 전달된다. 뇌는 중력 작용의 영향을 평생 동안 받는다. 그리고 신경계를 통하여 중력의 영향을 받은 감각들은 다른 감각경험을 위한 기초적인 기준을 형성하는데 도움을 준다.

일부 전정수용계는 머리 자세가 변할 때마다 자극된다. 머리를 옆으로 숙이거나 거꾸로 하면, 중력은 칼슘 카보네이트 크리스탈(calcium carbonate crystal)을 머릿 속의 정상 위치에서 멀어지게 잡아당기고, 이것은 전정신경계의 신경자극 전달의 흐름을 바꾸게 된다. 높이뛰기는 크리스탈(crystal)을 전정자극의 다른 입력패턴인 위, 아래로 자극한다. 달리기와 흔들기(swing) 동작은 이들을 다른 방향으로 움직이게 하는데, 이것은 민감한 수용기인 세반고리관의 일부 액체를 역류하게 한다. 회전하기(spinning)는 각 귀속에 있는 세반고리관(canal)중의 하나를 자극시킨다. 진동자극과 같은 촉각자극은 뼈를 진동시키는데, 이 자극은 중력수용기를 자극한다. 이러한 활동들은 많은 진동자극 제공한다. 서기, 걷기 그리고 움직이는 자동차를 타고 달리는 활동은 미묘한 방법으로 머리의 움직임을 유발하는데, 이것도 낮은 자극의 전정자극을 제공하게 된다. 전정감각 수용기는 모든 감각기관 중에서 가장 민감하다. 자연은 적응을 위하여 매우 중요한 정보들을 민감하게 감지하도록 감각계를 만들었다.

> "전정수용기는 모든 기관 중에서 가장 민감하다."

전정핵(vestibular nuclei)은 근육, 관절, 피부, 시각 및 청각 수용기로부터 들어온 정보들과 함께 전정감각 입력을 처리하는 '비즈니스 센터' 이다. 또한 이 핵들은 뇌줄기, 소뇌, 다양한 피질핵을 포함한 뇌의 여러 영역으로부터 들어온 신경자극을 조직화하고, 정보를 보내온 모든 영역들로 다시 신경자극을 전달한다. 전정핵은 약 임신 9주면 작용을 시작하는데, 엄마의 움직임으로부터 들어오는 전정자극에 적절한 적응반응을 형성하고, 만들어 낸다. 뇌는 시각과 청각자극을 처리하기 전에 전정 자극을 먼저 감지하고 반응하기 때문에, 전정자극 활동들은 이후에 시각과 청각의 발달을 위한 기초단계를 제공하게 된다. 전정핵의 구조와 기능은 최신형 컴퓨터보다 더 복잡하다. 뇌 속에서 이들의 일부는 정상적으로 기능을 잘하지만 일부는 그렇지 않을 수도 있다.

조절

뇌속에서 일어나는 가장 중요한 기능 중의 하나는 조절(modulation)이다. 조절이란 신경계의 여러 기능과 조화를 이루기 위해 신경활동들을 지속적으로 촉진 혹은 억제하는 과정이다. 뇌의 모든 기능들은 가장 효과적인 적응반응(adaptive response)을 위해서 다른 영역과 조화를 이루어야 한다.

조절과정을 이해하기 위해서 라디오를 들을 때를 생각해 볼 수 있다. 전정활동은 너무 '소리가 크거나' 신경계의 안정을 방해하는 상황에서는 뇌의 어떤 부분을 억제하거나 일부를 '꺼버리는' 일을 하게 된다. 당신도 볼륨을 양 방향으로 조절하지 못하는 라디오는 원하지 않을 것이다. 전정계와 신경계의 안정을 지속적으로 유지하기 위해서는 촉진과 억제가 필수적이다.

전정계에 촉진과 억제하는 힘이 균형을 잃으면 비조직화(disorganization)가 발생된다. 전정 수용기로부터 들어온 정보는 이를 필요로 하는 모든 장소에 정보를 주지 못한다. 이렇게 되면 모든 감각처리 패턴이 정상적인 상태와 다르게 된다. 어떤 사람에게는 이런 증상이 현저하게 나타나지 않을 수 있으나 어떤 사람에게는 매우 심각한 증상으로 나타날 수도 있다.

눈과 목 근육의 영향

눈과 목의 근육은 전정계의 조직화에 특히 중요한 역할을 담당한다. 눈과 목의 근육 반응은 아동의 첫 감각운동 기능의 하나로 이들은 신체의 안정성을 위한 감각운동 발달의 밑거름을 제공한다. 심지어 성인의 경우에서도 감각운동계는 눈과 목이 협응을 이루어 작용을 한다. 눈과 목으로부터 매우 적은 신경자극이 들어와도 신체의 안정성을 위한 근수축의 전반적인 순서가 촉발된다.

전정감각 처리장애를 동반한 학습장애 혹은 다른 기능적 장애를 가진 아동에게는 종종 눈앞에 움직이는 물건을 추적하기 어렵거나 눈을 한 지점에서 다른 지점으로 정확하게 이동시키기 어려운 경우가 있다. 부드럽게 눈동자를 움직이지 못하고, 갑자기 휙 돌리거나 매우 천천히 움직이는 것을 볼 수 있다. 이러한 증상은 공잡기, 연필로 선을 따라 그리기, 줄을 따라 글 읽기 등의 과제를 어렵게 한다.

전정계는 눈으로 잘 볼 수 있도록 머리와 신체의 위치를 잡아주는 해설자 역할을 한다. 우리가 눈앞에서 움직이는 무언가를 봤을 때, 뇌는 그것이 물체, 머리 혹은 전체 몸이 움직이는 것인지 알아야 한다. 어떤 물체가 약간 기울어졌을 때 뇌는 이것이 물체가 기울어졌는지, 우리의 머리가 기울어진 것인지, 아니면 몸 전체가 기울어진 것인지 알아야 한다. 눈은 단순히 앞에 보이는 것을 저장할 뿐이지 왜 물체가 그렇게 보이는지 설명해 주지는 못한다.

전정 수용기는 뇌에게 머리가 움직이는 것인지 혹은 기울어진 것인지 정보를 알려주지만 신체의 안정성에 관한 정보는 제공하지 못한다. 뇌가 물건, 머리, 몸, 중력, 운동감각과의 관계를 알기 위해서는 특별히 눈과 목의 근육 및 관절감각과 함께 상호작용을 해야 한다.

비효율적인 감각통합능력을 지닌 많은 아동들에게서 이들 감각이 적절하게 통합되지 않는다. 아이들은 시력검사에서는 정상이나 눈으로 보지 않고는 가구를 피해가거나 계단을 내려갈

눈과 목의 근육은 초기 유아에서부터 신체의 안정성을 위한 감각운동발달의 밑거름 역할을 함께 수행한다.

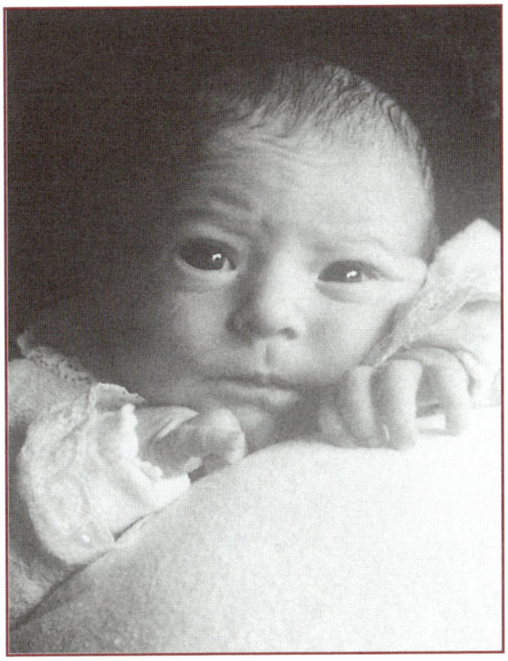

수 없다. 이들은 가구의 모서리나 계단이 보이지만 이런 물건들이 자신의 몸과 어떻게 연관되어 있는지는 알 수 없다. 그러므로 길을 건너면서 블록에 발을 헛디딜 수도 있다. 일부아동들은 침대와 바닥이 마치 같은 높이라고 되는 것처럼 침대모서리 끝에서 바로 떨어지기도 한다.

전정계는 또한 안정성 있는 시야를 유지하는 역할을 담당하여 우리가 움직일 때 물건이 흔들려 보이지 않도록 한다. 이러한 일들을 위해서 전정계는 머리와 몸의 모든 움직임을 보상하기 위한 목과 눈의 근육을 조절한다. 사진사도 자신의 손을 사용하여 사진이 흐리게 나오지 않도록 같은 일을 한다.

눈과 머리를 지속적으로 유지하기 위한 적절한 전정 메카니즘이 없이는 칠판의 글씨을 따라 쓰거나 책상 위에서 글을 쓰는 등의 학교 생활이 어렵다. 흔들리거나 떨리는 텔레비전을 볼 때, 혹은 움직이는 자동차나 보트 안에서 종이에 글을 쓰는 것은 이러한 문제들과 같은 느낌을 받을 수 있는 예가 될 수 있다. 어떤 연구에서는 눈-목-머리의 안정성 부족이 난독증(dyslexia) 혹은 읽기장애와 관련이 있다고 보고 있다.

> **"눈과 머리를 지속적으로 유지하기 위한 적절한 전정메카니즘이 없이는 칠판의 글을 따라 쓰거나 책상 위에서 글을 쓰는 등의 학교생활이 어렵게 된다."**

안구진탕

몇 바퀴를 회전하고 멈추면, 주변이 회전하는 것처럼 눈동자가 앞, 뒤로 움직이는 것을 볼 수 있다. 이러한 빠른 눈의 앞-뒤 움직임(back-and-forth movement)을 회전후 안구진탕(postrotary nystagmus)이라 부른다. 안구진탕은 회전으로 생긴 전정자극에 의해서 눈근육의 반사적 수축을 유발하였기 때문에 발생한다. 현재 회전후 안구진탕 유지시간은 전정계의 통합 혹은 효율성을 평가하는 방법의 하나이다.

안구진탕을 검사를 위해서는 감각통합검사에 대한 전문적인 훈련을 받은 치료사가 아동을 보드 위에 앉히고 회전시킨다. 평가 방법은 회전후 멈추고, 아이의 눈을 바라보는 것이다. 안구진탕이 너무 빨리 멈추거나, 전혀 나타나지 않거나 혹은 불규칙하다면 이는 전정핵이 적절한 양의 전정자극을 받지 못하였거나 감각입력이 바르게 처리되지 않았다는 것을 의미한다. 만약 안구진탕이 너무 오래 지속되는 경우는 전정계가 전정자극에 지나치게 과민반응을 보인 것으로 이는 전정계의 활동을 충분히 억제하지 못하였다는 것을 의미한다.

미국, 호주, 남미 등의 많은 연구에서는 학습장애 혹은 언어장애를 가진 아동의 50%에서 안구진탕 기간이 매우 짧다고 보고하였다. 이들 결과는 일부 전정기능은 학교생활에서 매우 중요한 역할을 담당한다는 것을 의미하며, 많은 학령기 아동들이 이러한 기능이 적절하지 않음을 시사하고 있다. 만약 전정자극이 눈의 근육을 활성화시키지 않는다면, 이는 좋은 청각 및 시각 처리에 필요한 다른 기능들을 적절히 제공하지 못하게 된다. 시각 및 청각 정보의 처리는 Chapter 8에서 논의될 것이다.

근육과 신체의 영향

전정핵은 전기적 신호를 척수로 내려 보내고, 이들 신호는 근육이 수축하는 시기와 방법을 알려주기 위해 다른 신호와 합쳐진다. 이러한 무의식적인 근육의 전정 조절기능과 여기에 의식적인 근육 수축이 함께 덧붙여진다. 전정핵에서의 지속적인 신경자극의 전달은 특별히 우리의 신체를 바르게 서게 하는 근긴장도를 관장한다. 전정계가 근긴장을 적절하게 조정하기 때문에 우리는 중력의 작용에 대해 많은 노력을 하지 않고, 신경을 쓰지 않아도 된다. 만약 전정계가 조직적이지 못하면 근육의 긴장도는 낮고, 쉽게 피로하게 된다. 전정입력이 비효율적인 많은 아동들이 책상에 앉아있는 동안 고개를 잘 들고 있지 못하는 것도 이런 이유 때문이다.

척수로 내려간 신호는 근육으로 전해짐과 동시에 근육과 관절은 고유수용 신호를 전정핵과 소뇌(cerebellum)로 보낸다. 전정핵과 소뇌는 감각처리에 관한 정보를 지속적으로 교환한다. 소뇌의 역할은 움직임을 부드럽고, 정확하며, 시기적절하게 만드는 것이다. 만약 전정핵과 소뇌가 근육과 관절의 감각을 처리하거나 통합하지 못한다면, 아동은 매우 어둔하거나 자주 넘어지게 된다. 그렇게 되면 아동은 쉽게 좌절하여 놀이터에서 놀기보다는 주로 텔레비전을 보거나 앉아서 하는 놀이를 하게 된다. 몸 전체를 움직이는 놀이를 하지 않는 아동은 전반적인 뇌 발달에 필요한 다양한 정보를 얻을 수 없다. 게다가 아동은 적절한 정서적 발달을 위해 요구되는 중요한 기술을 경험할 기회를 갖지 못하게 된다.

전정감각은 시각 및 자세 감각과 함께 일하면서 공간에서 균형을 유지하기 위한 발, 다리, 손, 몸통, 머리의 자동적인 반응을 유도한다.

자세조절과 평형반응

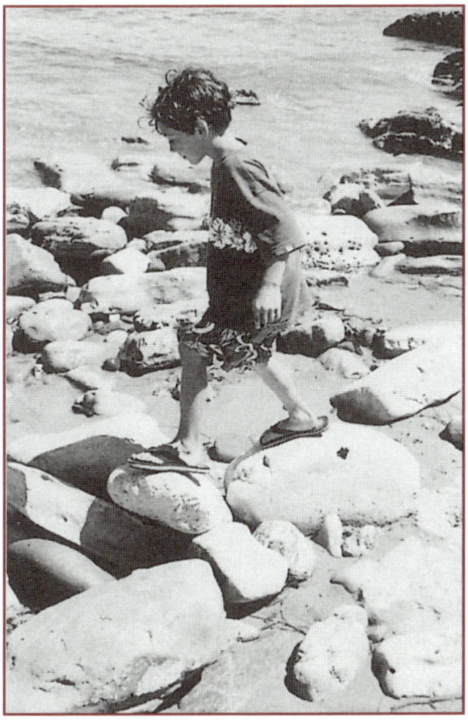

전정계의 중요한 기능의 일부는 뇌줄기(brain stem)의 근처 부위로 정보를 운반하는 역할이다. 뇌줄기는 자세와 평형반응(equilibrium responses)을 위해 뇌의 다른 부위를 도와주고, 조직화하는 신경센터이다. 이곳에서는 자동적인 근육수축을 통한 두 발의 신체의 균형을 유지하는 것은 물론 물건을 밀고, 당기는 팔의 기능을 지원하고, 움직임을 부드럽게 하도록 몸을 적응시키는 역할을 한다. 좋은 전정기능은 걸으면서 돌이나 흙더미를 피하고, 물건을 밀거나 끌어당길 때 자세조절과 평형반응을 유지하는 기능을 담당한다. 전정자극을 비율적으로 처리하여 자세조절과 평형반응에 어려움이 있는 아동들에는 3가지 유형이 있다. 그것은 준비자세(postural background movement)의 어려움, 근육 동시수축의 어려움, 팔과 다리의 보호신전 반응의 어려움이다.

준비자세

손으로 무엇인가를 밀거나 당기기 위해 손을 뻗을 때 몸통과 다리는 자동적으로 팔을 조정하여, 이 동작이 효율적으로 가능하도록 준비한다. 이러한 자동적인 조정을 준비자세(postural background movement)라고 부른다. 우리가 이런 움직임을 준비하는 것은 현재 팔과 손이 하고 있는 것들을 심사숙고하여 잘 수행하기 위함이다. 그러므로 팔과 손이 어떤 행동을 하고 있을 때 몸 전체는 하나의 덩어리가 되어 움직이고, 감각을 느낀다.

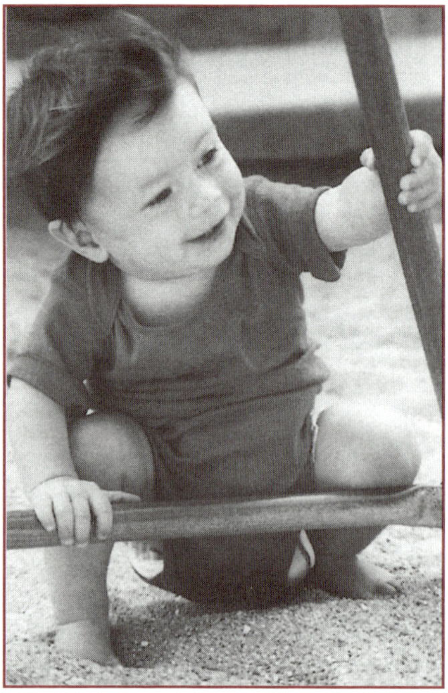

몸통주변의 근육들은 장난감을 잡거나 도구를 사용하는 동안 손을 자유롭게 하고, 균형을 유지한다.

준비자세(postural background movement)는 특별히 책상에서 작업을 할 때 중요하다. 몇몇 학교선생님들은 전정자극을 비효율적으로 처리하는 아동들이 머리를 돌리거나 종이에 글을 쓸 때 팔의 움직임이 좋지 않다고 말한다. 의자에 앉아 있을 때도 몸통이 비뚤어지거나 가끔은 의자에서 떨어지기도 한다고 말한다. 선생님이 아동의 신체자세를 바로 잡아주려고 아동을 만질 때 아동은 매우 무겁거나 뻣뻣한 느낌이라고 설명한다. 이것은 뇌줄기가 준비자세를 위한 조직화된 고유수용자극과 전정신호를 받지 못하기 때문이다. 그래서 아동은 자연스럽고 부드럽게 움직이지 못한다. 이것은 춤을 추거나 달리기를 할 때에도 부드러운 움직임을 방해한다.

동시수축

머리를 안정감있게 들고 있거나 움직이기 위해서는 목 주변의 모든 근육들이 동시에 수축할 수 있어야 하는데, 이를 동시수축(cocontraction)이라고 부른다. 몸통 주변의 모든 근육들도 쉽게 넘어지거나 균형을 잃지 않기 위해서 동시에 수축을 한다. 어깨, 팔꿈치, 손목, 손가락 관절의 모든 근육들의 동시수축은 좋은 움직임과 도구 사용을 위해 필수적이다.

전정장애를 가진 아동들은 종종 동시수축 능력이 부족한데, 이것은 주로 한쪽의 근육들만 수축시키고 다른 쪽은 나중에 모멘트(moment)가 되어 마치 머리와 몸을 나무책상처럼 만들기 때문이다.

보호신전

전정과 고유수용 신경자극은 넘어질 때 신체의 손상 가능성을 경고하기 위해 뇌(brain)와 상호작용을 한다. 잘 조직화된 아동은 노는 동안 넘어지게 되면 전정과 고유수용 자극이 뇌에 몸이 땅에 닿고 있다는 것을 말해주고, 이들 자극은 뇌가 팔을 펴거나 곧게 하는 근육들에게 신호를 전달한다. 이런 보호신전(protective extension) 반응은 넘어지는 것과 넘어질 때 얼굴, 가슴을 보호한다. 신체와 중력 감각을 잘 조직화하지 못하는 아동은 넘어질 때 자신을 잘 보호하지 못하여 자주 상처를 입는다.

전정-망상체의 상호작용

뇌줄기의 중간부분은 망상핵(recticular core)으로 알려진 신경원들이 복잡하게 그물 조직을 형성하고 있다(Chapter 3 참고). 망상핵은 신경계의 각성을 담당하고 있는 뇌의 일부이다. 망상핵은 신경자극을 전체 뇌를 통하여 보내어 사람을 깨어있게 하거나 명료한(alert) 의식을 유지하게 한다. 전정계는 망상 각성계(reticular arousal system)로 많은 양의 감각자극을 공급한다.

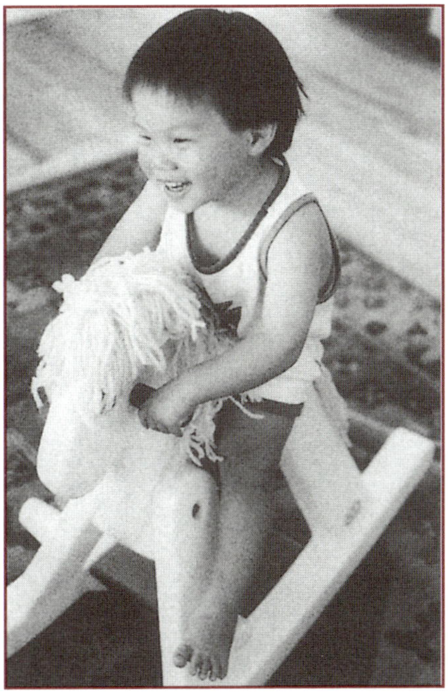

움직임이 포함된 활동은 의식을 명료하고, 조직화된 상태로 유지하는데 매우 중요하다.

잘 조절된 전정활동은 명료한 의식과 진정상태를 유지하는데 매우 중요하다. 우리는 흔들의자에서 몸을 흔드는 것 같은 천천히 오는 전정자극을 통하여 진정효과(calming effect)를 느끼고, 롤러코스터와 같은 빠른 전정자극에서는 각성효과(arousing effect)를 느끼게 된다. 또한 전정계는 신경계가 각성수준을 균형 있게 유지하도록 돕는다. 비활성화된(underactive) 전정계는 조절기능이 부족하기 때문에 과잉행동과 산만함의 원인이 된다. 감각통합치료에서 전정자극에 기초한 활동은 아동의 활동수준을 조직화하거나 진정시키고, 혹은 자극을 주기 위해 사용한다.

사람과 동물의 조상이었던 초기 동물들에서 망상핵은 감각통합의 센터였다. 이 부분은 통합적인 기능을 위해 다른 모든 부위를 연결하는 뇌의 한 부분이었다. 조직화된 망상체 신경원은 전체 신경계에 걸쳐 연결되어 있는 것이 특징이다. 모든 곳으로부터 들어온 정보는 망상체로 들어가고, 망상체는 이것을 넓게, 멀리 전달한다. 적은 수의 신경원들은 이 많은 일들을 할 수 있다.

오늘날 동물들의 행동은 매우 단순한데, 이 행동은 주로 생존을 위한 것들이다. 먹이를 얻거나 도망을 치기 위해서 동물들은 공간에서 자신의 위치와 움직임을 효율적인 하나의 단위로서 사용한다. 전정계는 현재 인간의 모습이 될 때까지 긴 세월을 진화 초기부터 적응행동에 맞추어 지속적으로 망상계와 연결이 되도록 진화되었다. 우리의 전정계와 망상계는 여전히 초기 동물에서 진화한 것처럼 넓게 신경연결을 하는 중요한 기능을 가지고 있다.

근육계, 관절계, 복잡한 청각 및 시각 처리계가 진화화기 전까지는 전정계와 망상계의 기능은 단순한 작동기였다. 이들 새로운 시스템들은 옛 망상체의 바깥쪽으로 진화했다. 전정계는 새로운 시스템들의 진화에 많은 영향을 주었으며, 여전히 뇌를 작동시키는 주요 영향력을 행사하고 있다. 이것이 일부 어린이들의 언어와 읽기 기술의 향상에 전정활동이 왜 포함되어야 하는지에 대한 이유가 된다.

다른 감각들과의 상호작용

뇌에서 대부분의 모든 것들은 서로 영향을 주고받는다. 즉 이것은 우리가 이해하고 있는 것보다 감각통합이 더 복잡하다는 뜻이다. 만약 감각들이 이렇게 많이 서로 상호작용을 하지 않는다면 우리의 뇌는 논리적으로 생각하도록 진화하지 않았으며 아마도 생존하기도 어려웠을 수도 있다.

고유수용계는 진화되면서 전정계를 조절하는 뇌의 기능을 돕는 역할을 가지게 되었다. 근육과 관절의 감각들은 뇌가 전정자극을 효율적으로 이용하도록 한다. 이런 이유로 치료사들은 전정장애를 동반한 아이들에게 무거운 물건을 옮기고, 밀고, 당기는 활동을 실시한다. 이러한 근육을 많이 쓰고 힘도 많이 드는(heavy work) 활동들은 신체의 많은 관절들을 압박하고, 근수축을 유도하여 뇌에서 문제를 일으킬 수 있는 과도한 전정활동들을 억제할 수 있다.

모든 형태의 감각자극들은 뇌줄기의 전정핵과 망상체로 들어온다. 이들 중의 일부는 뇌줄기 위에 있는 시상(thalamus)으로 보내져 이후에 통합된다. 눈과 귀 같은 원거리 수용기로부터 들어온 감각의 통합은 정확한 지각과 연합 작용을 하는 대뇌반구(cerebral cortex)에서 완성된다.

전정계는 원거리에서 발생하는 감각과 신체에서 들어오는 감각들을 연결시킨다. 대뇌피질의 시각영역은 많은 전정계로부터 정보를 받는데, 아동기에 적절한 전정기능이 없이는 정상적인 시각발달은 불가능하다. 대뇌피질에서 전정활동들이 청각 처리과정에 어떻게 영향을 주는지는 잘 알려져 있지 않지만 뇌줄기에서 전정활동은 청각처리 능력과 매우 중요한 연관성이 있다는 것은 잘 알려져 있다. 이 두 시스템은 내이의 뼈에서 함께 진화했으며, 이들 신경자극도 뇌줄기까지 하나의 신경으로 나란히 전달된다. 이들은 서로 '이웃' 이며, 서로 '대화' 를 한다.

공간관계

전정감각 정보는 고유수용자극과 시각과 함께 대뇌피질에서 처리되며, 우리가 현재 있는 위치를 알려준다. 이런 정보는 대뇌피질의 운동영역을 지나면서 직접 신체를 움직이거나 물건 조작을 지시하게 된다. 전정장애를 가진 유치원 아동은 한 종이를 다른 종이 위에 풀칠하여 붙이기가 어려운데, 이는 뇌가 두 종이를 공간에서 나란히 줄을 맞출 수 없기 때문이다. 좀더 나이가 많은 아동의 경우에는 글자를 공간에서 잘 배열하여 쓰지 못한다. 전정장애를 가진 많은 아동들은 운동경기를 할 때 틀린 방향으로 뛰기도 한다. 이런 아동들은 수영장에서 물속으로 점프하는 것을 싫어하는데, 이유는 물과 자신이 얼마나 멀리 있는지 정확하게 인지하지 못하기 때문이다. 이런 문제들이 아동들을 쉽게 좌절시키며, 낮은 자존감과 친구들과 잘 어울리지 못하는 원인이 된다.

> **"신체감각과 중력으로부터 들어온 공간지각이 없다면 공간을 시각적으로 인식하기 어렵다."**

좀더 심한 경우의 아동들은 밖에서 혼자 노는 것을 싫어한다. 마치 뒤뜰에서조차 길을 잃는 느낌을 받기 때문이다. 이 아동들의 뇌는 나무와 가지, 집과 자신의 몸과의 공간관계를 감지하지 못한다. 아동들은 집을 다시 찾을 수 없을 것 같은 두려움을 가질 수도 있다. 일부 연구자의 보고에 의하면 어떤 아동은 의자에서 옆으로 떨어지기도 하며, 벽을 지날 때는 항상 벽에 붙어서 다닌다고 한다. 그리고 차를 탔을 때에는 차가 전복될 것 같은 느낌을 받는다고 한다.

전정장애는 사회적 관계를 방해할 수도 있다. 어떤 사람은 사람들과 얼마만큼 가까이에 서야 하는지 아는데 많은 시간이 걸리며, 혹은 너무 사람 가까이에 다가서서 상대방의 기분을 상하게 한다. 이들은 특히 사람들이 붐비는 곳에서는 사람들의 위치를 판단하는데 어려움을 겪는다. 그리고 사람들 주위를 지나갈 때 자신이 지나가기 위해서 필요한 공간을 정확히 인식하지 못하여 사람들과 자주 부딪히게 된다. 신체와 중력으로 들어오는 공간지각이 없이는 공간을 시각적으로 인식하기는 어렵다. 그러므로 자신은 어디로 가야하는지 방법은 알 수 있다 하더라도 누군가에게 방향을 알려 줄 수는 없다.

공간지각 능력은 치료시에 개별화된 전정활동을 제공했을 때 향상된다. 아동은 기어 오르는 동작을 시작하면서 자신과 수직적 공간관계를 알기 시작한다. 오르는 능력이 매우 조직화되지 않은 일부 아동들은 집안의 가구 주변을 돌아다녀 부모들을 당황하게 한다. 이 아동들의 행동은 자신의 몸과 공간과의 관계를 학습하고, 공간을 탐험하고자 하는 내적동기(inner drive)가 있기 때문이다.

정서발달과 행동의 영향

정서를 신경계의 기능으로 생각하는 사람은 많지 않다. 그러나 두려움, 화, 슬픔, 기쁨, 사랑 등의 모든 감정은 신경학적인 과정이다. 대뇌반구의 한 영역인 변연계(limbic system)는 정서적인 행동을 관장한다. 정서적 "균형"을 이루기 위해서 변연계는 감각기관들로부터 잘 조절된 정보를 입력받는다. 어떤 연구자에 의하면 영아기 내내 전정자극을 박탈한 동물을 관찰한 결과, 매우 적대적이고, 공격적이며, 위축되어 있다는 것을 발견하였다. 이런 증거는 자폐나 정신분열증을 가진 사람들이 전정계의 장애와 연결되어 있음을 시사하는 근거이다.

모든 인간관계의 기본이 되는 중요한 것의 하나는 지구의 중력과의 관계이다. 이 관계는 심지어 엄마-아이와의 관계보다 더 중요하다. 전정계의 감각통합은 우리에게 "중력안정성(gravitational security)", 즉 우리가 지구에 잘 붙어 있어 안전하게 설 수 있다는 일종의 믿음을 준다. 중력안정성은 사람들과의 관계를 형성하는 데 기초를 제공한다.

> **"모든 공포, 분노, 슬픔, 즐거움, 사랑에도 신경학적 배경이 있다."**

정상 아동들은 중력과의 관계를 발달시키는데 많은 시간을 보낸다. 첫째, 아동은 머리를 들어 올리면서 중력이 머리를 무겁게 한다는 것을 알게 된다. 매번 새로운 움직임을 시작할 때마다 중력이 어떻게 작용하고, 이를 극복하기 위해서 어떻게 해야 되는지 학습한다. 중력의 작용 방향과 힘은 절대 변화시킬 수 없음을 배운다. 그리고 지구상에 중력을 피할 수 있는 방법은 없으며 오히려 중력에 적응해야 서기, 나무에 오르기, 공 던지기를 할 수 있다는 것을 발견한다. 중력안정성은 정서적 건강에 기본으로 중력을 탐색하고 정복하기 위한 강한 내적동기를 제공한다. 이 내적 동기는 매우 강하기 때문에 아동들은 직관적으로 전정계를 발달시키기 위해서 무엇이 필요한지 알게 된다. 부모들은 보채는 아동을 진정시키기 위해서 아동을 흔든다. 아기요람은 아동의 평화와 평온함을 상징하는 물건이다. 어린이나 성인 모두 분노와 정서적 갈등을 줄이기 위하여 흔들의자를 찾는다. 아동들은 놀이기구나 놀이공원의 탈 것들을 좋아하는데, 이유는 그네, 미끄럼틀, 사다리, 시소, 회전그네, 롤러코스터 등은 많은 전정자극을 제공하기 때문이다. 스키타기, 비행, 공중다이빙, 자동차 경주 등은 일부 청소년과 성인들에 정서적 즐거움을 주기도 하며 누구나 어떤 식으로든 움직임을 즐긴다. 장시간 몸 흔들기는 고아원 같은 시설의 아동이나 어미로부터 버림받은 원숭이에게서 자주 발견된다. 감각통합치료 시에 많은 아동이 장시간 타는 도구를 원하는데, 이는 많은 양의 전정자극이 그들에게 필요하기 때문이다.

중력안정성은 우리에게 필수적이기 때문에 자연스럽게 그것을 찾는다. 그러므로 중력과의 관계를 관장하는 신경계의 기능이 잘못되었을 때 대부분의 사람들은 이 문제가 다른 원인에 있을 것으로 생각한다. 심리학자들은 아동기의 갈등으로 인한 정서적 문제로 거슬러 올라가기도 하나 이 문제는 태아기나 영아기때의 전정감각 처리부족이 그 원인이 될 수도 있다.

> **"만약 아동이 중력과의 관계가 불안하다면 다른 모든 관계를 적절하게 발달시키는 것도 어렵다."**

만약 아동이 중력과의 관계가 원활하지 않다면 다른 모든 관계를 정상적으로 발달시키는 것도 어렵게 된다. 심지어 지구가 자신에게 안전한 장소가 아니라고 생각한다면 가장 사랑하는 엄마에게도 다가갈 수가 없다. 전정장애를 동반한 아동들은 마치 '공간을 상실(lost in space)' 한 것처럼 중요한 생명기관을 잊은 듯이 보인다. 때때로 이런 아동들은 어떤 일이 일어날지 알 수 없기 때문에 내적동기를 따를 수가 없다. 그러므로 아동들은 정서와 행동의 성숙에 필요한 많은 감각운동 경험을 놓치게 된다.

소화계와의 영향

차나 보트에서 멀미를 해본 사람이라면 누구나 전정계와 소화계(digestive tract)는 밀접하게 연관되어 있다는 것을 알고 있을 것이다. 뇌에서 조직화할 때 많은 전정자극이 들어오면 뇌줄기의 소화중추가 동요하게 된다. 이것은 소화기계의 음식물의 이동을 멈추게 하고, 느끼하고, 메스꺼움을 유발한다. 과도한 움직임 이후에 이런 반응은 정상적이다. 과도한 움직임 직후에 위(stomach)가 메스껍거나 어지럽지 않으면 이는 전정계가 내이에서 들어오는 모든 감각을 처리하지 않았기 때문이다. 전정자극을 비효율적으로 처리하는 아동은 종종 대소변 조절의 발달에도 어려움을 동반한다.

학습에의 영향

읽기, 쓰기, 컴퓨터 하기 등은 '기초적' 인 활동이 아니고, 매우 섬세하게 감각을 처리하고, 정확한 움직임과 정신반응이 참여한 뇌의 처리과정이 요구되는 활동이다. 시각계는 알파벳, 숫자, 맞춤 기호 등의 매우 작은 차이점들을 구별해야 한다. 아동은 41과 14

혹은 'was'와 'saw'의 차이점을 구별할 수 있는 훌륭한 공간지각 능력이 필요하다. 대뇌피질은 철자법과 문법 같은 시각적 자극을 처리하여 제멋대로 혹은 제대로 했는지 알아내야 한다. 대뇌피질이 이러한 일을 하기 위해서는 뇌의 모든 부분 즉 언어영역, 시지각 영역, 기억영역 등과 의사소통을 해야 한다. 글쓰기는 이 중 가장 복잡한 활동으로 뇌는 손과 손가락의 감각을 처리해야 하고, 글을 쓸 때 손과 손가락이 느낌을 비교해야 하며, 연필을 움직일 때 근육의 수축정도를 조직화해야 한다.

만약 뇌가 움직임과 중력으로부터 들어온 감각을 처리하고 받아들일 수 없다면 뇌의 기능은 이러한 학습활동을 전혀 할 수 없다. 전정감각장애를 동반한 아동은 뇌에 있는 많은 감각운동 패턴이 비조직화되어 활자의 의미를 기억하지 못할 것이고, 어떻게 써야하는지도 모를 것이다. 일부 몰지각한 사람들은 학습장애 아동에게 "노력하면 넌 할 수 있어"라고 이야기 할 수 있다. 그러나 아동이 자신이 보고, 들은 것을 서로 연결할 수 없다면 어떻게 글읽기가 가능하겠는가? 아동이 의자에 앉아서 집중을 할 수 없다면 어떻게 자신의 이름을 쓸 수 있겠는가? 감각운동 능력은 가장 기초능력이며, 발달과정에서 이러한 감각운동 능력의 발달이 이루어지지 않으면 학습문제를 지속적으로 동반하게 될 것이다. 일부 아동은 정상발달 과정을 통하여 이런 기본능력을 습득하게 되는데, 약 5-6세 정도의 나이에 읽을 수 있는 학습능력을 준비한다. 그러나 많은 아동들은 신경학적 불균형 때문에 기본적인 능력을 습득하지 못한다. 6세된 이런 아동들에게 읽기를 가르친다는 것은 아동에게 좌절과 고통을 경험시키게 되어 반항을 하거나 문제행동을 유발할 수 있다.

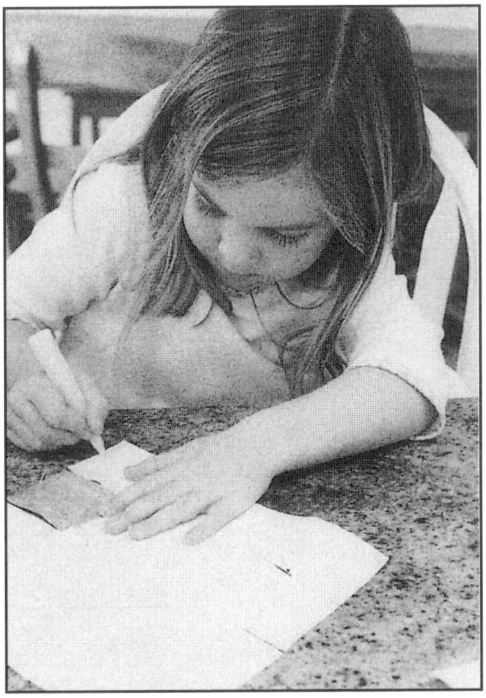

글쓰기 같은 학습기술은 자세와 움직임을 포함한 많은 감각들로부터 들어온 정보를 정확하게 처리하는 능력에 달려있다.

전정계의 저반응 양상을 지닌 라이언의 예:

일부 장애들은 다른 장애에 비해 확실하게 드러난다. 아동이 시각장애, 청각장애, 근육마비를 동반하는 경우 일반 사람들은 이에 대한 기초 이해를 가지고 있고, 그 아동들이 동반한 문제들에 대해서도 익히 알고 있다. 그러나 많은 장애들은 대부분 눈에 잘 보이지 않는다. 라이언이 바로 이런 종류의 장애를 지녔다.

라이언은 이웃과 학령전기 다른 아동처럼 건강한 아동이였다. 라이언은 매우 적극적이었고 항상 뛰고, 달리고, 던지는 아동처럼 보였다. 일 학년 때 라이언의 선생님은 아동이 책상에 앉아 있을 때 자주 '등을 구부정하게' 하고 있고, 손으로 머리를 받치고 있다고 하였다. 그의 어머니는 "라이언은 항상 영리한 아이였다" 라고 말하면서 "왜 읽고, 쓰기가 그 애한테 쉽지 않은지 매우 놀랐다"고 하였다. 라이언은 십자가를 그리는 것이 매우 어려웠고, 다른 아동에 비하여 글자를 거꾸로 쓰거나, 방향을 바꾸는 등의 빈도가 높았다. 심지어는 오른손잡이 같았는데 글을 쓸 때 종종 왼손으로 쓰기도 했고, 가위질하기, 자전거타기, 신발끈 묶기 등의 어려움이 많았다.

2학년 때 작업치료사에게 검사를 받게 되었을 때 어머니는 "나는 라이언이 무엇이 잘못된 것인지 알 수 없다"라고 하였다. "우리 아이는 영리해 보였지만 의자에서 몸을 똑바로 하는 것, 어디에 가고 있는지 쳐다보는 것 같은 아주 사소한 것을 계속 지적을 해야 했다. 그리고 의자에서 자주 떨어졌고, 항상 물건에 부딪쳤다. 숙제는 아이가 개념을 이해할 때까지 많은 시간을 걸려서 해야 했다." 어머니에게 전정감각, 고유수용감각, 양측통합 등의 단어는 매우 어려웠지만 작업치료사에게 이 감각에 대한 기본적인 기능을 설명 듣고, 라이언이 기본적인 기능이 효율적이 않다는 것을 알게 되었고, 아동이 어려움을 지니고 있다는 것을 처음으로 이해하게 되었다.

> "만약 아동이 전정장애를 동반하고 있다면
> 글자의 의미를 기억하는 방법과 글자를 쓰는 방법을
> 알수 없을 것이다."

저반응성 전정계

학습과 행동을 방해하는 전정장애는 일반적으로 2가지 형태가 있다. 하나는 뇌가 전정자극에 대하여 저반응을 보이거나 다른 양상은 과잉반응을 보이는 것이다. 즉 라디오로 예를 든다면 볼륨이 너무 작거나 너무 큰 경우라고 할 수 있다. 뇌가 전정활동에 대하여 촉진과 억제작용의 균형이 깨질 때, 전정감각 입력은 물론 다른 감각기관으로부터 들어오는 감각도 적응반응을 형성하기 위하여 사용되지 못한다. 이 Chapter에서는 이러한 두 가지 형태의 기능장애에 대하여 논하고자 한다.

감각통합치료에 대한 전문적 훈련을 받은 치료사가 아동을 평가할 때, 치료사는 전정계의 처리를 통한 반응을 관찰하게 된다. 눈과 신체의 반응이 관찰하기에 가장 쉽다. 눈의 움직임은 순수하게 전정계에서부터 시작된다. 회전후 안구진탕의 기간과 안정성은 전정계의 일부기능의 효율성을 보여주는 좋은 지표가 된다. 아동의 안구진탕 지속시간의 짧거나 없을 때는 적어도 전정자극을 처리하는 신경로 혹은 전정기능의 장애를 예상할 수 있다. 이러한 장애를 동반한 많은 아동들은 심한 회전후에도 어지러움과 메스꺼움을 전혀 느끼지 않는데, 이는 전정자극이 가야할 곳으로 잘 가지 않는다는 것을 의미한다.

이 Chapter의 초기에 도보블럭 위를 걷고 있는 4명의 아동의 예를 들었다. 첫 번째 아동은 정상적인 전정계를 가진 아동이다. 두 번째와 세 번째 아동은 저반응 전정계와 회전후에 짧은 기간의 안구진탕을 지녔다. 두 번째 아동의 전정계 저반응은 '전정-양측' 장애의 원인이 되고, 이는 읽기와 같은 학습을 매우 어렵게 하였다. 세 번째 아동의 전정계 저반응은 소리와 언어발달을 방해하였다.

전정-양측 장애란 무엇인가?

전정-양측 장애(vestibular-bilateral disorder)의 증상은 매우 미묘하고 난해하다. 전정-양측 장애를 동반한 아동은 학교에 입학하여 읽기, 수학, 다른 학업 활동에 문제를 야기하기까지는 정상발달을 하기도 한다. 감각통합장애의 신체적 증상에 익숙하지 않은 학교 심리사들은 간혹 이 아동들을 난독증(dyslexia) 혹은 집중력 장애로 생각한다. 다른 전문가들은 이들 문제는 큰 문제가 되지 않으며 혹은 정서적 문제로 다루기도 한다.

전정-양측 장애를 동반한 아동들의 지능 수준은 평균 혹은 그 이상인데, 왜 그 아동들이 학업 활동에 어려움을 가지는가? 이 아동들은 똑똑하지만 이러한 지적 능력을 읽거나 계산하는데 쉽게 사용하지 못한다. 단어의 의미나 숫자들의 일부를 뇌에서 뒤죽박죽으로 만들어 버린다.

이 아동들은 특수학교 선생님의 노력에도 그다지 좋은 성과를 보이지 않는다. 학습장애를 동반한 다른 아동들은 특수교육 혹은 집중적인 교육으로 좋은 성과를 거두기도 하지만 전정-양측 장애를 동반한 아동들에게는 특수교육 서비스가 크게 성과를 거두지 못하고 있다. 이것은 다시 말하면 이들 아동이 감각통합 기능의 향상을 목표로 하는 치료에는 매우 잘 반응하며, 전정-양측 장애를 치료한 후 일부 어려움을 가지고 있지만 예전보다 쉽게 글을 읽을 수 있다는 것이다. 이러한 학업 활동에 어려움을 보이는 학습장애 아동들은 말을 타기 전에 마차를 태워야 한다. 이들 아동들은 전통적인 교육프로그램과 함께 전문적인 치료가 필요하다.

눈근육과 자세 반응

책 읽기 혹은 수학의 어려움은 안구진탕 기간이 짧게 나타나게 하는 뇌 기능의 불안정성이 한 증상이다. 만약 눈의 근육이 회전후에 정상적인 안구진탕을 만들어 내기에 충분한 정보가 들어오지 않는다면, 아동의 눈은 물건을 따라 움직이거나, 한 지점에서 다른 지점을 바라보는데 어려움을 갖는다. 일부 사람들은 눈의 움직임에 어려움을 보이는 경우를 보고하기도 하는데, 감각통합 치료사들이 이러한 문제를 치료하는 것을 볼 수 있다.

자세반응에도 어려움을 보일 수 있다. 전정핵은 충분한 자극을 받지 못하기 때문에 척수를 통하여 목, 팔, 등, 다리 근육으로 충분한 신경자극을 내려 보낼 수 없다. 이런 아동들은 앉은 자세에서 머리를 바로 들고 있기 어렵고, 놀이를 할 때 쉽게 지친다. 만약 아동이 이러한 문제를 가지고 있다면 당신은 배를 깔고 엎드리거나 몸을 똑바로 들고 있도록 요구하여 관찰하도록 한다. 전정-양측 장애를 동반한 많은 아동들은 '비행기 자세(airplane position)' 를 수 초 이상 유지하지 못한다.

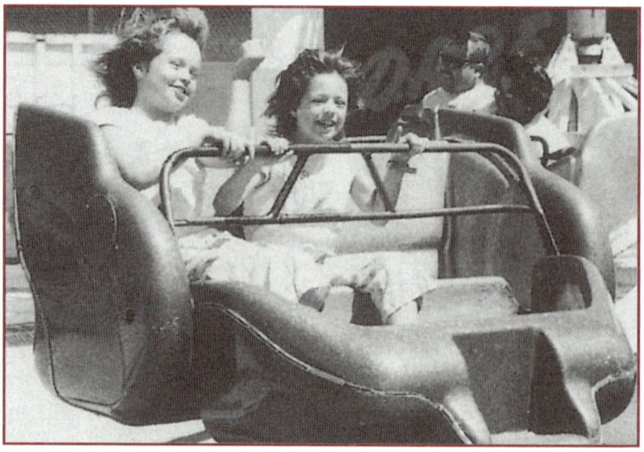

놀이공원에서 놀이기구를 타는 것 같은 공간에서의 움직임 감각은 저반응 전정계를 지닌 아이들이 선호한다.

때로 이들 아동은 넘어질 것 같지 않은데서 넘어지며, 균형을 제대로 잡지 못한다. 땅으로 넘어질 때도 자신을 보호하기 위해서 팔·다리를 쭉 펴지 못한다. 치료과정에서 한 아동에게 큰 공에 누워 넘어지는 반응을 시도한 적이 있었다. 나는 "넘어질 것이니까 잘 잡도록 해라" 라고 말하면 아동은 "어떤 방향으로 내가 넘어지는데요?" 라고 답하고, 내가 답을 하기 전에 아동은 바닥에 닿아 있었다.

전정-양측 장애를 동반한 아동들은 자전거 타는 방법을 매우 어려워하거나 두려워하는 것을 볼 수 있다. 아이는 체중을 적절하게 이동시키지 못하며 장애물을 피하기 위하여 자전거의 방향을 돌리지 못한다. 일반적으로 이들 아동들은 게임이나 스포츠에서 '훌륭한 선수' 로서의 스릴을 만끽할 기회가 매우 적으며, 자신감이 없고 다른 아동처럼 즐거움을 느끼지 못한다. 이러한 문제를 가진 남자 아동들의 경우는 자신이 넘어져서 다른 친구들을 즐겁게 함으로써 학급 친구들의 승인을 얻으려 하기도 한다. 일부 아동들의 경우는 동작이 어둔하며, 다른 운동협응 능력의 발달에도 어려움을 보인다. 그러나 적절한 협응능력이 훌륭한 읽기능력을 보장하는 것은 아니다.

"더 빨리, 더 빨리"

저반응 전정계를 지닌 아동은 전정감각을 충분히 처리하지 못하기 때문에 다른 아동들이 놀이나 신체움직임으로부터 받는 '충분한 양의 감각자극(nourishment)' 를 받지 못한다. 그러나 이 아동들도 자신의 뇌를 발달시키기 위한 내적 동기(inner drive)가 있다. 그러므로 이 아동들은 많은 양의 움직임이 제공되기까지는 어지러움과 메스꺼움을 호소하지 않는다. 이 아동들이 다른 아동보다 오랫동안 롤러코스터나 회전그네(merry-go-round) 타기를 좋아하는 것은 놀랄 일도 아니다. 치료시에도 이 아동들은 움직이는 도구를 더 빠르게 타기를 원한다.

그물 그네(net swing)를 처음 타 본 한 아동은 "백 년 동안 이 그네를 탔으면 좋겠다" 라고 말한 적이 있는데, 이는 그의 전정계가 얼마나 많은 자극을 필요로 하는지 말해 주는 것이다. 치료에서 이런 아동들은 전정계를 활성화시키기 위해 많은 양의 흔들기(swing)와 회전자극을 제공받는다. 그러나 이러한 자극은 감각통합이론과 신경계를 잘 아는 치료사에 의해 아동에게 적당한 정도의 흔들기와 회전자극이 되도록 실시되어야

> ***"저반응성 전정계를 지닌 아동은 다른 아동처럼 신체움직임과 놀이에서 충분한 "감각제공"을 받지 못한다."***

한다. 특별히 신경학적으로 비효율성을 가진 아동에게 회전은 매우 위험한 자극 중 하나이다. 회전은 호흡과 혈압을 낮추기 때문에 의식상실의 원인이 될 수 있다. 흔들기(swinging)와 회전(spinning)은 경기(sizure)를 하는 아동에게는 발작을 일으킬 수 있기 때문에 이런 경우에는 특별히 주의 사항을 고려해야 한다.

양측통합

저반응 전정계를 지닌 아동은 신체의 양측을 통합 능력(bilateral integration)이 부족하다. 이 아동들은 오른손과 왼손의 협응이 어렵다. 그리고 특별히 어느 방향인지 생각할 시간이 없는 경우에는 방향과 지시를 쉽게 혼돈한다. 당신이 아동을 왼쪽으로 돌라고 지시할 때, 아동은 오른쪽으로 돌 수도 있다. 아동들은 손과 발이 함께 잘 움직이지 않고, 리듬을 따라하지 못하기 때문에 춤을 추거나 드럼을 연주하기 어렵다.

나이가 들수록 아동은 부족한 전정기능을 보상하기 위하여 뇌의 다른 부위를 사용하기도 한다. 아동은 오른쪽과 왼쪽을 차이점을 구분하기 위해 사고과정(생각)에 의존하는 방법을 배운다. 아동이 오른쪽과 왼쪽을 정상적으로 구분할 수 있는 것처럼 보여도 새로운 과제나 익숙하지 않은 과제에서는 여전히 어려움을 보인다. 뇌의 다른 부위를 통한 보상작용은 원래 그 일을 하도록 만들어진 자연스러운 영역이 기능하는 만큼 절대 효율적이지 못하다.

Chapter 4에서 이미 신체와 뇌가 각 다른 기능을 담당하기 위하여 특화(specialization) 된다는 것은 논의된 바 있다. 저반응 전정계는 이러한 특화(specialization)를 방해한다. 능숙한 기술을 발달시키기 위해 아동은 그 기능을 담당하는 손과 대뇌반구가 있다. 이러한 아동은 글쓰기와 도구를 사용하는 소근육 운동을 위해 한 손을 사용하기보다는 오른쪽에 있는 것은 오른손으로, 왼쪽에 있는 것은 왼손을 사용한다. 아동은 양손잡이(ambidextrous)인 것처럼 보이나 실제로는 어느 손도 특별히 능숙한 손이 없다. 혹은 아동은 유전적으로는 오른손잡이지만 왼손잡이가 될 수도 있다.

이 아동들의 뇌는 보다 높은 효율성을 위해서 특화(specialization)하기보다는 양쪽 대뇌반구가 비슷한 일을 담당한다. 아동은 언어발달을 위해서 한쪽을 잘 발달시키기 보다는 양쪽 대뇌반구를 발달시킨다. 이것은 말하기, 글읽기, 글쓰기의 어려움의 원인이 될 수 있다. 언어발달이 늦어지기도 하는데, 일반적으로 말하는 능력보다 이해하는 능력이 더 좋다. 일단 언어가 발달하면 질적으로나 양적으로 평균 혹은 평균에 가깝다. 전정 양측장애를 동반한 아동의 편측화(lateralization) 부족은 양쪽 대뇌반구 사이에서 정상적인 의사소통을 할 수 없기 때문에 우리가 보다 심사숙고해야 한다. 뇌의 양측이 서로 교통하지 못한다면, 아이는 효율적인 방법으로 자연스럽게 기능할 수 없다.

전정-언어 장애

언어를 사용한 의사소통은 감각통합의 마지막 산물이다. 전정계는 다른 감각 채널에서 들어온 감각을 조직화하는 주요 기능을 담당하고 있으며 언어와 단어의 이해를 발달시키는데 기여한다. 이러한 결과는 언어장애(vestibular-language disorders)를 동반한 아동에게 언어치료를 하지 않고, 감각통합치료만 받은 후에 그 기능에 향상되었다는 보고를 통해서 확인하였다.

> “전정계는 다른 감각들을 조직화하는 주요 기능을 가지고 있다.”

치료사들은 발음(articulation), 소리, 언어 장애를 동반한 아동들이 회전후 안구진탕 기간이 짧다는 것을 알게 되었다. Still, Croew, McCallum(1978)은 일이노이즈 언어 청각센터에서 정상 아동과 이들의 안구진탕 시간을 비교하였다. 연구결과, 언어장애를 동반한 아동의 70%가 정상아동의 70% 보다 안구진탕 기간이 짧았다. 상징적 언어와 문법(syntax)에 어려움을 보이는 아동이 안구진탕 시간이 가장 짧았다. 서론에 소개한 아동 중에 세 번째 아동은 저반응 전정기능과 언어장애를 동반하고 있다.

일반적으로 대뇌피질과 같은 고위 중추의 기능은 일부 대뇌하위 구조(subcortical)의 기능에 영향을 받는다는 것은 잘 알려진 사실이다. 왼쪽 대뇌반구(오른손 잡이)의 언어중추는 대뇌피질의 다른 광범위한 부위와 대뇌하위(subcortical) 통합 중추와 네트워크를 형성하고 있다. 언어발달을 위해서는 대뇌의 고위와 하위중추가 지속적으로 상호교류를 해야 한다. 만약 하위중추의 전정처리가 부족하다면, 고위중추는 정상적인 언어를 생성하는데 많은 시간을 할애해야 한다.

물론 언어장애를 동반하는 원인에는 여러 가지가 있다. 언어가 정상적으로 발달하지 않을 때 감각통합치료를 훈련받은 치료사에 의해서 회전후 안구진탕 검사를 시행해야 한다.

전정자극이 발성을 촉진하는 효과는 쉽게 찾아 볼 수 있다. 대부분의 아동들은 롤러코스터를 타거나 적극적으로 놀이를 할 때 소리를 지르거나 고함을 친다. 말을 잘 못하는 아동의 경우에도 많은 전정자극이 포함된 활동을 할때 소리를 많이 내는 것을 알 수 있다. 뇌는 소리를 만들기 위해 일정양의 전정자극을 필요로 하지만 이들 아동에게는 일상생활의 움직임이 원하는 만큼의 자극을 제공하지 못한다.

전정자극이 발성을 촉진하는 효과는 쉽게 찾아 볼 수 있다. 말을 잘 못하는 아동의 경우에도 흔들기, 점프하기, 움직임이 포함된 활동을 할 때 소리를 많이 내는 것을 알 수 있다.

나는 6세된 협조가 잘 안되는 아동을 평가한 적이 있다. 나는 아동에게 도형판에 끼우기 위한 2개의 불럭을 고르라고 지시하였다. 아동은 앉아서 내가 말한 것에 반응도, 움직이지도 않았다. 나는 결국 포기하고 아동에게 회전후 안구진탕 검사를 하기로 결정했다. 회전후에 아동은 안구진탕이 보이지 않았으나 스스로 일어나서 책상으로 갔고, 말도 시작하였고, 도형을 끼웠다. 몇분 후에 아동은 하던 일을 멈췄다. 나는 아동을 다시 회전판에 앉혀 회전을 더 시켰는데, 아동은 책상으로 돌아가서 하던 검사를 계속했다. 이런 반복행동을 검사가 끝날 때까지 몇 회나 더했다. 이 아동은 전정자극에 의해서 뇌가 촉진된 후에만 협조를 하는 것처럼 보였다.

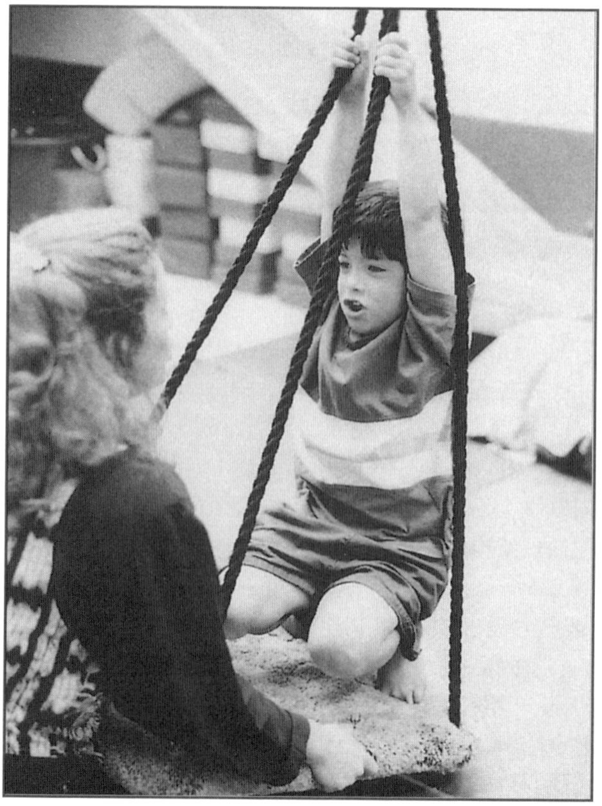

소리와 언어장애를 가진 아동은 전정기능장애를 동반하고 있으며 신체의 움직임과 운동계획에도 어려움을 가지고 있다. 운동계획장애는 Chapter 6에서 언급되어 있다.

모든 소리와 언어장애가 전정장애와 연관되어 있는 것은 아니다. 일부 의사소통 장애는 왼쪽 대뇌반구에 있는 언어중추의 기능이 부족이 원인이다. 이들 언어장애 아동은 감각통합장애가 원인이 아니며 감각통합치료로도 좋은 결과를 얻기 어렵다.

전정-양측 통합 장애를 위한 점검표

다음 질문은 전정-양측 통합장애(vestibular-bilateral integration problem)의 일부 증상과 증후들을 제시하고 있다. 이 증상들은 모든 아동에게 보이는 것은 아니며, 감각통합장애가 아닌 아동에게도 일부 보일 수 있다. 처음의 두 질문은 특별히 이 문제의 특성을 확인하기 위함이다. 다른 증상들은 일부 아동에게는 있고, 일부 아동에게는 없을 수 있으며, 다른 감각통합장애를 동반한 아동에게도 보일 수 있다.

아동은 다음과 같은 증상이 있다.

- ☐ 일반적으로 정상적인 발달을 했으나 읽기와 산수의 어려움이 있는가?
- ☐ 흔들기, 달리기, 점프하기 같은 움직이는 활동을 많이 하고, 잘 견디며, 다른 아동들처럼 쉽게 어지러움을 느끼지 않는가? (이러한 증상은 회전후 안진 시간이 짧은 아동에게서 현저하게 나타난다)
- ☐ 칠판이나 다른 종이에서 글을 따라 쓸 때 눈을 따라 움직이거나 종이에 유지하기가 어려운가?
- ☐ 운동경기를 할때 일부 장면을 특별히 못하는가?
- ☐ 또래에 비하여 자주 넘어지고, 넘어지는 자신을 잘 조절하지 못하고, 비효율적인가?
- ☐ 자세를 잡거나 균형을 잡기 위해 당신이 도와줄 때 감자자루처럼 무겁게 느껴지는가?
- ☐ 앉아 있을 때 몸을 바로 세우고 있기 어렵거나 책상이나 테이블에서 등을 구부정하게 구부리고 있는가?
- ☐ 가위질(한손으로는 종이를 잡고, 다른 손으로는 종이 자르기), 점핑잭(피티체조), 신발끈 묶기, 자전거 타기 등의 신체의 양측과 양손을 사용하는 과제를 어려워하는가?
- ☐ 6세 이후에도 "우성수(handness)"가 잘 형성되지 않는가?
- ☐ 좌, 우, 위, 아래를 혼동하는가?
- ☐ b, d 같은 글자를 거꾸로 쓰거나 글자나 숫자를 기대한 방향과 다르게 쓰는가?
- ☐ 신체를 가로질러 물건을 잡기 보다는 몸을 돌려 물건을 잡는 것과 같이 신체의 정중선을 지나가기를 회피하는가?
- ☐ 움직임이 부드럽지 않고 리듬이 없는가?
- ☐ '방향을 잃거나' 비조직화 되어 보이는가?

부모님을 위한 조언

다음은 전정감각을 적절하게 발달시키고 기능하게 하기 위한 몇가지 방법이다.

- ▶ 발달기의 아동에게 움직임의 경험은 매우 중요하다. 흔들기, 미끄럼타기, 점프하기, 기타 적극적은 움직임을 매일 경험하기 위한 활동시간을 가져라.
- ▶ 수동적인 움직임보다는 아동이 직접 주도하는 움직임을 갖도록 격려하라.
- ▶ 활동적이고 생기에 넘치게 만드는 방향전환이 많고, 빠른 활동들을 실시하라.
- ▶ 앞뒤로 흔들기, 옆으로 흔들기 같은 진정효과가 있는 리듬있고, 천천히 움직이는 활동을 실시하라.
- ▶ 어떤 움직임이 아동을 흥분시키는 경향이 있는지, 어떤 것이 아이를 진정시키는지 확인하기 위하여 아이의 반응을 살펴라.
- ▶ 처방받은 시간 이상 혹은 지나치게 아이를 흔들거나, 돌리거나, 비틀지 말라(Ayres의 이론을 이해하지 못하거나 단순 흉내를 내는 경우에는 매우 위험하다고 경고하고 있다).
- ▶ 책읽기, 게임하기, 색칠하기 같은 과제를 배를 깔고 엎드리거나 팔꿈치로 받친 자세에서 실시해 보라.
- ▶ 스케이트 타기, 자전거 타기, 공 차기 등의 균형을 요하는 활동들을 실시하라.
- ▶ 밧줄 뛰어넘기, 수영, 노젓기, 악기연주, 바느질 등의 양측 혹은 양손을 사용하는 활동들을 실시하라.
- ▶ 목표물 맞추기, 공 잡기, 공 던지기, 탁구, 테니스 같은 눈, 머리, 손의 협응동작이 필요한 활동들을 실시하라.

과잉 전정반응

감각은 신경계의 '음식'과도 같아서 너무 많은 자극은 오히려 문제의 원인이 된다. 뇌는 정상적으로 전정감각을 적응반응(adaptive response)을 형성하기 위한 정보로 처리하고 사용한다. 전정감각을 사용하기 위해 뇌는 필요하지 않은 신경자극들은 억제해야 한다. 일부 뇌에서는 전정활동을 조절하거나 억제하지 못하여 움직임 혹은 머리 자세변화에서 오는 많은 활동들에 과잉반응을 하게 된다.

일반적으로 과잉 전정반응(overreactive vestibular responses)을 동반한 아동은 또래에 비하여 회전후 안구진탕 기간이 길다. 그러나 때로 이들은 안구진탕 기간이 평균적이거나 오히려 짧은 경우도 있다. 우리가 명심해야 할 것은 전정계는 많은 신경로와 기능을 가지고 있는데, 이들 중 일부는 저반응을 보일 수도 있고, 일부는 과잉반응을 보일 수 있어 감각통합장애를 지닌 아동들도 평균수준을 보일 수 있다.

전정자극에 대한 과잉반응은 2가지 형태가 있는데, 중력불안장애(gravitational insecurity)와 움직임에 대한 불편함(intolerance to movement)이다. 일차적으로 이 장애는 중력 수용기, 머리 혹은 신체자세로부터 들어오는 자극을 조절하는 뇌에 있는 것으로 보이며, 이것이 아동을 불안하게 하거나 움직이지 않으려는 경향을 만든다. 이차적으로는 세반고리관 수용기로부터 감각을 처리하는데 장애가 있어 움직임을 불안하게 느끼는 원인으로 작용한다.

중력불안장애

누구에게나 과도한 움직임과 넘어짐은 두려움의 원인이 된다. 그러나 일부 사람들의 전정감각은 넘어질 가능성이 적은 상황에서도 지나친 정서반응을 보이기도 한다. 두려움은 신체의 실제 상태와는 관계가 적고 뇌의 전정처리 과정의 '오해'로부터 기인한다. 치료사는 이러한 문제를 자세불안(postural insecurity) 혹은 중력불안장애(gravitational insecurity)라고 부른다.

이 Chapter의 서두에 언급한 네 번째 아동은 중력에 대한 불안을 가지고 있다. 그 아동은 보도블럭 위를 올라가는 것을 두려워하여, 엄마가 아동을 격려하고 손을 잡아주었을 때 그 일을 할 수 있다. 그러나 아동의 균형과 운동협응은 저반응 전정양상을 보이는 아동보다 더 좋으며 실제로 엄마가 손을 잡아주는 신체적 도움은 필요치 않다. 아동은 스스로 보도블럭 위를 걸을 수 있지만, 아동의 뇌는 자신이 그런 능력이 있다는 것을 받아들이지 못한다. 아동은 발을 헛디디거나 넘어지지 않기 때문에 자신의 문제를 발견하기 힘들다. 중력불안장애는 그 자체가 학업을 방해하는 것은 아니기 때문에 전정자극에 과잉반응을 하는 신경학적 문제가 있음에도 불구하고 학교에서는 잘 지낼 수도 있다.

중력불안장애를 동반한 아동은 자신이 익숙하지 않은 자세에 있을 때, 혹은 어떤 자세를 취할 때, 혹은 누군가 아이의 움직임과 자세를 조정하려고 할 때마다 두려움, 불안, 공포를 느낀다. 특히 다른 누군가가 자신을 움직이려고 할 때 위협으로 느낀다. 아동은 깜짝 놀래주려고 자신을 밀려는 것처럼 누군가가 옆에 서있는 것을 허락하지 않는다. 몸이 예상치 못한 방향으로 움직이는 흔들기, 회전그네, 기타 놀이기구들은 아이를 두렵게 한다. 그러나 부모님의 무릎처럼 안전하다고 느끼는 곳에서는 잘 견디기도 한다. 빠르

중력불안장애를 지닌 션의 예:

"다른 길은 없어요? 나는 에스컬레이터를 좋아하지 않아요" 5살짜리 션이 조르고 있다. 이것이 쇼핑몰의 마지막 난관이다. 지금까지 션의 엄마는 상점에서 상점으로 션이 타기를 주저하는 에스컬레이터나 엘리베이터를 피해서 성공적으로 볼일을 보았다. 그러나 불행하게도 신발 가게는 3층에 있었고, 계단을 이용하는 것은 누구에게나 매우 피곤한 방법이었다. 엄마는 한숨을 쉬고 신발은 다음에 사기로 결정했다. 엄마가 션의 두려움과 불안에 가득찬 눈을 보았을 때 신발을 지금 사는 것은 가치가 없어 보였기 때문이다. 그러나 엄마의 행동이 올바른 방법이라고 할 수 있는가?

션이 집으로 돌아왔을 때 션이 움직임이 있는 일부 활동들을 지속적으로 어려워하는 상황이 반복된다. 션을 놀이터에 데려갔을 때 그것을 매우 싫어한다면 이것은 엄마가 잘못한 것인가? 아동은 항상 모래에서 땅을 파는 것을 좋아했으며, 친구들이 그네타기와 미끄럼을 타자고 해도 절대로 타지 하지 않는다. 심지어 아기일때도 최대한 밀착시켜 안을 때만 조용했다. 아기그네는 전혀 도움이 되지 않았다. 잘 아는 주위의 친구는 션이 손가락으로 자신을 꼭 감싸 쥐고 있다고 말하였다. 아동을 위해 항상 특별한 방법이 필요하였다. 엄마가 션이 좋아하지 않는 어떤 일을 하도록 강요하면, 아동은 지금 이 싫어하는 상황에서 당장 벗어날 수 있는가?

아동은 이러한 상황에서 언젠가 벗어날 수 있을 것인가?

게 코너를 회전하는 자동차를 타는 것도 아동을 불안하게 한다.

아동은 넘어지는 일이 거의 없는데도 불구하고 넘어짐과 이를 피하는 방법을 생각하는데 많은 시간을 쓴다. 반대로 전정양측 문제를 동반한 아동은 자주 넘어지지만 넘어지는 것을 그다지 두려워하지 않으며 지나친 정서적 반응을 보이지도 않는다. 중력불안을 지닌 아동은 손은 바닥을 단단히 잡고 있지만 발은 마치 흔들거리는 기계의 부속품 같다. 아동은 천천히 걷기 보다는 "나 넘어져요, 나 넘어져요" 하고 소리를 지른다.

> "중력불안장애가 있는 아동은 익숙하지 않은 자세를 취할 때마다 공포, 불안, 두려움을 느낀다."

근본적인 위협

중력불안이 있는 아동은 중력의 작용에 대하여 근본적인 위협을 느낀다. 아동의 움직임에 대한 저항은 자신의 의지가 아니며, 아동을 말로 달랜다고 불안을 변화시킬 수 없다. 이는 보상과 함께 격려를 한다고 좋아지지는 않는다. 아동의 두려움은 이성적인 것이 아니며 이것은 말이나 보상으로는 효과가 없는 뇌의 심부에서 기인하는 것이다. 아동은 심한 고통 속에 있고, 그 고통은 어른과 또래들이 자신의 욕구를 무시하거나 다른 아동들처럼 움직이라는 기대가 높을 때 더욱 커진다.

아동은 양발이 바닥에 딱 붙어 있을 때 안전함을 느낀다. 8세의 한 여자아동은 한 발을 들고 넘어야 하는 줄이 나타나면 발을 들어 넘기보다는 구부리고 기어서 지나간다. 높이뛰기는 매우 위협적인 활동으로, 일부 아동들은 발을 땅에서 떼지 않고 '높이뛰기'를 한다. 아동은 침대와 바닥에 조차 수평으로 눕는 것을 꺼려하며, 탁자나 교탁 같은데 눕는 것에 저항하기도 한다.

중력불안장애가 있는 몇몇 사람들은 언덕을 오르고 내려오는 것 혹은 흔들리는 바위나 울퉁불퉁한 땅을 걷는 것을 무서워한다. 이들은 계단을 오르고 내릴 때도 난간을 꼭 쥐고 있다. 또한 커브나 오르막길을 걷기 혹은 동물을 올라타거나 놀이기구들을 싫어한다. 앉아 있을 때 뒤쪽으로 기울이는 것도 매우 위협적으로 느낀다.

중력 수용기의 감각이 과민반응을 보이는 문제는 머리의 자세가 가장 큰 영향을 준다. 중력불안장애가 있는 한 여성은 집안을 청소하는 것이 매우 어렵다고 하는데, 이유는 청소를 할 때는 가구 아래나 주변으로 머리를 숙여야 하기 때문이다. 머리를 거꾸로 하는 자세는 중력수용기에 강력한 자극을 주는 자세로 이러한 자극을 조절하지 못하는 사람에게는 특히 위협적인 자세가 된다. 중력불안장애가 있는 아동은 재주넘기를 싫어하고 울퉁불퉁한 곳은 아동에게 그다지 즐겁지 않다.

> "중력불안장애가 있는 아동에게 당신이 할 수 있는 최선의 것은 아동의 욕구를 존중하는 것이고 점진적으로 아동과 신뢰를 형성해 가는 것이다."

이들 아동들은 부모 혹은 치료사에게 지속적인 신체적 도움을 요구한다. 이러한 행동은 놀이를 심하게 제한하거나 다른 아동들처럼 성장하는 기회를 박탈할 수도 있다. 아동이 중력불안장애가 있다면 이웃이나 친구들에게 당신이 아동을 너무 과보호했으니 제대로 성인으로 잘 성장시키려면 격려를 해야 한다는 말을 들을 수도 있다. 이웃들이 이런 이야기를 하는 것은 아동이 대부분의 기본적인 감각을 잘 조절할 수 없다는 것을 모르기 때문에 하는 말이다. 부모가 아동을 위해서 할 수 있는 최선의 것은 아동의 욕구를 존중하는 것이고 점진적으로 아동과 신뢰를 형성해 가는 것이다.

중력과의 관계는 안전에 있어 가장 중요한 정보이다. 중력불안장애가 있는 아동은 신체의 움직임이 자신을 바깥으로 밀쳐내는 느낌을 받는다. 아동에게는 약간의 움직임조차도 '이상해지거나', '완전히 멍해지는' 느낌을 줄 수 있다. 어떤 사람은 일반사람들이 불안을 느끼지 않을 정도의 움직임에도 "나는 마치 지구를 떠나는 것 같은 느낌을 받았고, 다시는 돌아올 수 없을 것 같았다." 라고 말하기도 한다. 아동에게 이보다 더 위협적인 것은 세상에 없을 것이다.

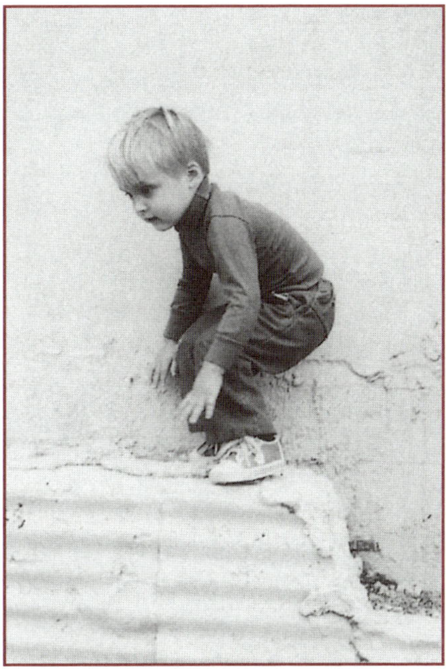

안정감에 대한 모든 감각은 우리가 움직이고 자세를 변할 때 안전하다는 느낌과 연관이 있다. 중력불안장애가 있는 아동은 자신의 안전을 위협하는 움직임과 자세로 바뀔 때 불안을 느낄 수도 있다.

아동과 중력과의 관계가 불안정하다면 다른 모든 관계도 적절하지 못할 수 있다. 중력불안장애는 사람의 인생의 모든 면에 영향을 끼칠 수 있다. 다른 사람들은 이 공포를 이해하지도 못할 것이며, 곧 중력불안장애를 가진 아동과 함께 살아가기 어렵다는 것을 알게 될 것이다. 이럴 때 사람들은 아동의 뇌가 시킨것이라고 생각하기 때문에 아동에게 벌을 주려고 한다. 다른 아동들은 '겁쟁이' 라고 부른다. 어른들은 말을 해줘도 아동이 왜 안심하지 못하는지 이해하지 못한다. 아동은 다른 사람들은 느끼거나 이해되지도 않는 공포와 맞서 싸워야 한다.

이런 고통을 줄이거나 피하기 위해 아동은 자신이 처한 환경 혹은 다른 사람들을 조정하려고 한다. 이것이 아동을 고집불통이고, 비협조적인 아동으로 보이게 한다. 아동이 어릴 때부터 이미 어른이 자신의 과민한 전정계를 고려하지 않고 함부로 자신을 움직이게 할 것이라는 것을 배운다. 아동은 이 때 어른을 조절하는 방법을 배우거나 멀리 도망간다. 아동은 어떤 상황이 자신을 공포스럽게 하고, 어떤 상황은 괜찮은지 알 수 없기 때문에 가능한 모든 상황을 조정하려고 한다. 이럴 때 어른들은 아동의 좋지 않은 성격을 고치기 위해 '보스' 가 되려고 하고 아동의 행동을 멈추게 하기 위하여 강하게 다룬다. 이렇게 되면 아동은 더욱 끔찍한 경험을 하게 된다.

신경계에는 어떤 문제가 있는가?

감각통합장애가 있을 때, 우리는 아동의 뇌에 어떤 일이 있는지 추측해 볼 수 있다. 이런 경우 중력수용기로부터 입력된 감각이 적절하게 조절되지 않는다고 믿고 있다. 중력은 우리가 살아있는 한 지속적으로 뇌로 들어가며, 이것은 자세변화에 따른 머리의 움직임이 있을 때 더욱 많이 입력된다. 중력불안장애가 있는 아동은 가능한 자신의 머리를 움직이지 않고 유지하거나, 평소에 하지 않는 자세를 하지 않거나, 공간관계를 정확하게 알 수 있는 땅에 발을 단단히 붙이고 있는 것이 공포를 줄이는 방법이라는 것을 알게 된다.

공포의 놀이터

내 인생은 놀이터에서 펼쳐졌네.
그 모든 고통과 즐거움으로
나 자신에 대한 공포와 의심이
놀이 속으로 들어왔네–
놀이는 거짓의 세계이면서도 모든 것이 현실 세계였네.

나는 정글짐에서 길을 잃었고
나 자신의 불확실함 때문에 당혹감에 사로잡혔으며
내가 어디로 가고 있는지 알 수 없었네.
나는 웃음이 나오지 않았네.
내가 이 공포의 미로를 헤매고 돌아다닐 때

거대한 미끄럼틀을 기어올라갔지만
시야에 펼쳐진 세계 앞에 몸은 얼어붙었고,
되돌아 갈수도 없었네.
나는 더 이상 웃음이 나오지 않았네.
무작정 앞으로 몸을 내던지면서 내 운명은 불확실해졌네.

나는 시소로 달려갔네.
즐거움과 흥분을 기대하면서
그러나 매달리는 순간 모든 것은 공중에서 고통으로 바뀌어 버렸네.
꿈에서 거친 저 아래 현실로 무너져 내려앉으면서
나는 웃음이 나오지 않았네.

나는 그네 위에 훌쩍 올라탔네.
날아보는 상쾌한 경험을 해 볼 준비가 되어 있었기에
누군가 나의 안전과 웃음을 뒤로 한 채 나를 밀었을 때
그 속도로 인해 나의 모든 이성은 흐려졌네.
나는 웃음이 나오지 않았네.
고통으로 이어지는 속도를 중단시키고 싶은 희망에 매달리면서

결국 나는 쇠고리에 도전하러 왔네.
혼자 힘으로 조절해보려는 희망에서
그러나 차고 회색빛 나는 쇠고리는 그 여름날에도 빛나지 않았네.
오직 눈물만이 나왔네.
무의식적인 순간에 내 머리를 스쳤네.
내가 무력하다는 잔인하고 쓰라린 메시지가

그래서 나는 공포의 놀이터에서 달려나왔네.
거짓 세계이지만 너무나 현실세계인,
이러한 인생의 게임은 집에서도 계속 되었고
그래서 나는 웃음이 나오지 않았네.

Cecilia Rothschild
*1973,4,29**

*위 시는 저자의 허락에 의해 게재되었다.

이들 문제의 일부에는 전정활동을 조절하기 위해 필요한 근육과 관절의 감각입력이 불충한 것도 원인이 된다. 만약 아동이 전정감각과 고유수용감각을 통합하기에 충분한 움직임을 할 수 없다면 혹은 일부 신경계 장애가 있어서 이런 감각들의 통합을 방해한다면, 아동의 뇌는 과민전정계를 억제하기에 충분한 영향력을 발달시키지 못한다.

신경학적 상태가 중력불안장애의 원인은 아니며 공포를 느끼는 행동이 있어도 그 것 자체가 학습능력을 방해하는 것은 아니다. 중력불안장애를 동반한 아동에게는 가끔 학습과정을 방해하는 보다 광범위한 신경학적 불안정성을 볼 수 있다. 이들 불안정성은 자신을 조직화하거나 과제에 집중하는 것을 어렵게 한다.

불안한 사람들은 쉽게 신경질적이거나 심리적인 문제를 가지고 있다. 불행하게도 일부 정신보건 전문가들은 이들의 불안을 신경학적인 장애보다는 행동장애 혹은 성격장애로 치료하는 경우가 있다.

중력불안장애를 극복하기 위한 조언

모든 인간은 중력과 만족스러운 관계를 형성하고자 하는 근본적인 내적동기를 가지고 있다. 정상적인 발달기에 있는 아동들은 기기, 놀이, 오르기, 점프하기 등의 가능한 모든 신체자세를 스스로 만들어 본다. 아동은 자신이 무엇을 할 수 있고 중력이 어떻게 작용하는지 결국 알게 된다.

중력불안장애가 있는 아동들은 공포와 같은 정서적 반응이 발달을 방해한다. 감각통합치료에서 환경은 가능한 효율적인 반응이 나오도록 디자인한다. 치료사들은 방법을 안내하는 것이지 강요하지는 않는다. 이러한 내적동기는 치료하는 동안에 드러나게 되는 아동의 불안을 극복할 수 있게 한다.

중력불안장애 점검표

다음 질문은 또래 아동들에게는 크게 위협적이지 않은 높이나 움직임에 공포를 보이는 중력불안장애의 증상과 증후들을 제시하고 있다. 이 증상들은 모든 아동에게 보이는 것은 아니며, 감각통합장애가 없는 아동에게도 일부 보일 수 있다. 어떤 아동들은 촉각이나 소리 같은 다른 감각에도 과민반응을 보일 수 있다. 어떤 감각활동과 상황에서의 이러한 이상반응은 불안과 초초를 일으키기 때문에 아이는 쉽게 오해를 받을 수 있고, 행동과 문제가 있는 것처럼 보이기도 한다.

아동은 다음과 같은 증상이 있다.

- ☐ 발이 땅에서 떨어지거나 발을 지속적으로 땅에 딛고 있기 어려울 때 화를 내는가?
- ☐ 넘어짐 혹은 높이에 대한 과도한 두려움이 있는가?
- ☐ 엘리베이터나 에스컬레이터를 탈 때 과도한 두려움을 보이는가?
- ☐ 머리 자세의 변화나 움직임을 두려워하는가?
- ☐ 재주넘기, 바닥에서 구르기, 울퉁불퉁한 곳에 있을 때처럼 머리가 아래로 향하거나 뒤로 젖혀지는 것을 싫어하는가?
- ☐ 다른 아동들과 다르게 운동장의 놀이기구, 움직이는 장난감을 좋아하지 않거나 함께 놀이 활동을 하는 것을 피하는가?
- ☐ 높은 곳에서 낮은 것으로 뛰어 내리는 것을 싫어하거나 많은 노력과 시간이 필요한가?
- ☐ 새로운 움직임을 시작할 때 매우 느리고, 익숙하지 않은 차에 오르기, 언덕을 오르내리기, 울퉁불퉁한 땅을 걷는 것 같은 평탄하지 않은 지면에서 움직이는 것을 어려워하는가?
- ☐ 계단을 오르내릴 때 많은 시간이 걸리고, 다른 아동들보다 난간을 더 많이 짚는가?
- ☐ 양손으로 붙잡을 수 있어도 쉬운 곳에 올라가는 것을 피하는가?
- ☐ 그다지 높지 않거나 아동에게 높아 보이는 지면을 걷는 것을 싫어하는가?
- ☐ 특별히 균형능력이 떨어져 보이는가?
- ☐ 차안에서 모퉁이를 빠르게 돌거나 길에서 모퉁이를 돌 때 무서워하는가?
- ☐ 공간이나 거리를 부정확하게 판단한 것처럼 보이는가?
- ☐ 앉아 있을 때 뒤로 갑자기 밀면 소스라치게 놀라는가?
- ☐ 다른 아동들과 함께하는 축구, 야구, 피구와 같은 균형에 영향을 주거나 움직임을 예측하기 어려운 활동을 피하는가?
- ☐ 넓게 오픈되어 있는 공간에서 불안함을 느끼는가?

부모님을 위한 조언

다음의 방법들은 전정불안장애를 보이는 아동에게 도움이 될 수 있는 것들이다. 부모가 할 수 있는 가장 중요한 것은 문제를 인정하고, 다양한 상황에서의 아동의 욕구를 존중하는 것이다. 정서나 행동문제처럼 다루는 것은 아동을 악화시킬 수 있다.

▶ 아동을 위협하는 활동들에 점진적으로 참여하도록 도와라. 예를 들어 그네타기를 어려워하면 처음에는 아동의 발을 땅에 붙이거나 아동을 잡아주면서 그네를 타게 하라

▶ 근육, 관절, 몸통에 고유수용감각과 압박감각은 아동을 보다 안정감 있게 한다. 예를 들면 아동이 계단오르기를 겁내면 엉덩이를 잡아주거나 부드럽게 압박을 주어라. 이것은 손으로 난간을 잡을 때보다 더 안정감을 느끼게 한다.

▶ 회전보다는 부드러운 앞-뒤로 움직임이 견디기 쉽다. 아동이 편안한 방향과 속도로 움직일 수 있도록 도와주어라.

▶ 몸이 뒤로 기우는 것은 특별히 위협적으로 느낀다. 아동이 준비될 때까지는 이런 움직임들을 시도하지 말라.

▶ 놀이 참여와 상상은 도전을 요하는 활동을 하는 동안에 두려움을 다른 곳에 분산시킬 수 있도록 도와줄 것이며 아동이 그렇게 할 수 있도록 도와라.

▶ 위협적이지 않은 움직임 활동을 할 때 공간에서 자신의 몸을 바로 하는 것을 '준비' 할 수 있도록 눈을 감도록 하라.

▶ 가끔 손목과 발목에 콩주머니 혹은 쌀주머니를 달아주면 움직이거나 오를 때 안정감을 느끼게 도와준다.

▶ 두려워하는 활동들을 아동이 시도하고, 참여할 수 있는 시간을 늘려라.

▶ 처음 가보는 공원에서 생일파티를 하는 등의 새로운 장소에서 이벤트를 해라. 이것은 아동이 자신의 공포와 맞서고, 자신의 페이스를 만들어 익숙하게 하는 기회를 제공하게 된다.

각 아동을 위해서는 치료사가 추천하는 활동들이 더 필요하다. 부모는 아동의 치료사에게 아이디어를 요구하고, 반드시 다양한 경험을 통한 아동의 반응을 논의해라. 항상 과자극과 흥분의 징후를 잘 관찰하라.

움직임에 대한 불편함

일부 아동들의 과반응 전정계는 빠른 움직임과 회전을 매우 불편해한다. 이들은 움직임이 위협적이기 보다는 자신들을 불편하게 한다. 이런 아동들은 다른 아동들에 비하여 차멀미를 쉽게 한다. 이들 아동들은 회전그네 혹은 치료실에 있는 기구들을 타면서도 메스꺼워한다. 매우 예민한 사람 중에는 이런 기구를 타는 사람을 보거나 기구를 봐도 멀미를 느끼는데, 이것은 눈의 반사를 자극하여 전정핵을 활성화시키기 때문이다.

신경계의 한 부분이 세반고리관에서 들어오는 감각을 조절하는데, 이들 아동들에게는 이 기능이 적절하지 않은 것 같다. 회전은 다른 자극보다 세반고리관을 활성화시키지만 중력수용기에는 많은 영향을 주지 않는다. 중력불안장애나 움직임을 견디기 힘든 증상은 어느 정도 서로 연관되어 있다. 이 둘을 서로의 별개의 것으로 이야기하기는 어렵다.

아동에게 움직임에 의해서 유발된 전정감각은 신경계를 과하게 자극하고, 소화계에 영향을 주는데, 회전 후 안구진탕 기간도 길다. 이런 경우도 있지만 그렇지 않은 경우도 있는데, 이는 전정계가 매우 복잡하기 때문에 기능적으로 다양한 양상이 나타날 수 있다.

움직임에 대한 불편함은 중력불안장애만큼 연구가 되어있지 않아서 우리도 학업활동과 행동을 방해하는지 확신할 수 없다. 대부분의 치료사들은 학습활동에 영향을 주는 것 같지는 않지만 정서발달과 자존감 형성에 영향을 주는 것 같다고 이야기한다. 학교생활에서는 과도한 흔들기나 머리를 아래로 해야 하는 상황이 많지 않기 때문에 아이들은 결석을 하지 않고도 쉽게 이 상황을 피할 수 있다. 그러나 신경장애는 약간 불편한 움직임도 매우 불편한 회전으로 만든다. 아동이 움직임이 즐겁지 않다면 아동기의 많은 만족감을 박탈당할 것이며, 이는 감각통합을 발달시킬 기회를 상실하게 할 것이다. 우리도 나이가 들수록 아동때보다 움직임에 대한 인내심이 부족해지는데, 이는 신경학적인 문제는 아니지만 어른들에게는 움직임이 덜 즐겁기 때문에 나타나는 현상이다.

감각통합의 이해

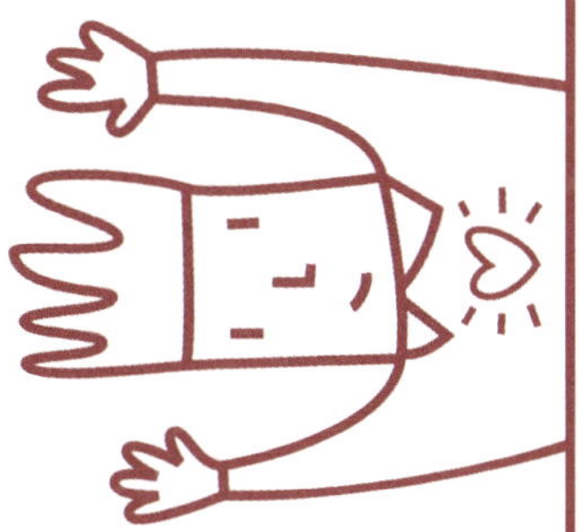

움직임이 어떻게 우리의 의식에 영향을 주는지 이해하기

당신이 흔들의자, 흔들 그물침대에 있을 때나 수영장에 떠 있으면서 이완하고 있을 때 어떤 느낌이었는지 생각해보라. 이제 롤러코스터를 타거나, 언덕아래로 스키를 타고 내려가거나 운동반에 들었을 때는 어떤 느낌이었는지 생각해 보라

전정계가 어떻게 눈의 움직임과 관련되어 있는지 이해하기

당신의 눈 앞에서 책을 앞, 뒤로 움직이면서 책을 읽어보아라. 머리는 가만히 있기 때문에 전정계가 활성화되지 않아 눈이 책의 단어에 "지속적" 으로 유지하지 못한다. 이제는 책은 그대로 두고 머리를 좌-우로 돌리면서 책을 쳐다보라. 당신의 전정계가 활성화되면 눈이 단어에 집중할 수 있도록 돕는다. 이렇게 전정계는 칠판의 글씨를 따라쓰거나, 운동장 저편의 누군가를 찾거나, 날아오는 공을 잡는데 도움을 준다.

일부 사람들에게 일상의 높이와 움직임이 두려움을 느끼게 하는지 이해하기

당신이 그랜트캐넌의 바위 끝에 서 있을 때 한 무리의 구경꾼들이 몰려와 당신을 위험하게 벼랑 끝으로 밀칠 것 같은 느낌을 상상해 보라. 이러한 느낌이 일상의 계단을 내려올 때, 엘리베이터를 탈 때, 베란다에 앉아 있을 때도 느낀다고 생각해 보라.

토드의 이야기:
발달적 실행장애를 갖고 생활하기

학교에서 집으로 돌아온 토드는 문을 쾅 닫으며 "난 쉬는 시간이 싫어요!" 라고 소리 질렀다. "나는 한 번도 팀원이 되지 못했고 다른 아이들이 나에게 모두 짓궂게 대해요." 친구를 사귀고 유지하는 것이 토드에게는 항상 힘들다. 그리고 현재 2학년을 마친 토드는 게임에 거의 참여하지 않는 것처럼 보인다.

토드는 첫 해에 뒤집기, 기기, 걷기에서 또래와 놀이 그룹에서 같은 연령의 다른 아동들과 마찬가지로 정상적으로 발달하는 것처럼 보였다. 그러나 그 이후, 언어는 다른 유아들처럼 발달되지 않는 것 같았고 새로운 장난감으로 놀거나, 환경을 탐험하고, 오르는 것을 시도하지 못하는 것 같았다. 토드가 유치원에 다녔던 시기에, 그의 선생님은 색칠하기, 자르기, 바퀴달린 장난감 타기, 공 던지고 받기가 포함된 놀이 게임과 같은 활동에서 '운동' 기술이 서투른 것을 지적하였다. 새로운 무엇인가를 배우는 것은 토드에게 항상 어려웠고, 과제를 어떻게 하라고 보여주거나 말해주는 것이 그에게 도움이 되지 않는 것 같았다. 쉬는 시간동안 놀이에 참여하고 팀 스포츠에 참여하는데 있어 토드의 무능력은 일상생활 활동에서처럼 어눌하게 나타난다. 이것은 자아-이미지와 학교, 이웃, 지역사회의 사회적 네트워크 속에서 토드의 입지에 악영향을 미친다.

> *"움직임(movement) 없이,*
> *우리는 자신을 돌보거나, 우리가 가기 원하는 곳으로 가거나,*
> *다른 사람들과 의사소통할 수 없다."*

발달적 실행장애

새로운 운동기술 학습 과정과 이것이 어떤 아동에게 어려운 이유

사람이 무엇을 할 수 있는가에 대해 생각한다면, 당신은 모든 것이 움직임이나 과정이라는 것을, 그 과정의 표현을 위해 필요한 움직임이라는 점에서, 깨닫게 될 것이다; 예를 들어, 사고(thoughts)는 움직임을 통해 표현된다. 움직임 없이, 우리는 자신을 돌보거나 가기 원하는 곳으로 가거나, 다른 사람들과 의사소통할 수 없다. 대부분의 뇌가 신체 움직임을 준비하는데 관여한다는 것은 놀랄 일이 아니다.

움직임은 우리가 볼 수 있는 중요한 것이다; 우리는 특별히 움직임이 서투르게 수행되었을 때 주의한다. 왜냐하면 그렇게 많은 다양한 뇌 과정들이 움직임에 관여하고, 다양한 뇌 기능장애가 서투른 협응의 원인이 되기 때문이다. 감각통합 기능장애의 결과인 서투른 협응의 한 형태는 운동계획의 손상이다. 감각 과정 문제의 이러한 형태는 발달적 실행장애(developmental dyspraxia)라 불리거나 아주 심각할 경우, 실행증(apraxia)이라 불린다.

Chapter 2에서, 익숙하지 않은 활동을 계획하고 수행하는 능력인 운동 계획, 또는 실행(praxis)에 대해 토론하였다. 실행장애를 가진 아동은 운동계획이 느리고 비효율적인 반면 실행증을 가진 아동은 운동계획을 전혀 하지 못한다. 그러나 이러한 아동들은 정상 지능과 적절한 근육을 가지고 있을 수도 있다. 문제는 그들의 지능과 그들의 근육 사이의 '연결(bridge)' 에 있다.

발달적 실행장애는 학습장애 또는 다른 경증 발달적 지연이 있는 아동에게 감각통합 기능장애의 가장 일반적인 증상으로 나타나는 것 중 하나이다. 발달적 실행장애를 알아내고 이해하는 것은 쉽지 않다. 실행장애를 이해하도록 돕기 위해, 우리는 먼저 서투른 운동 협응의 다른 형태를 살펴보고 이러한 다른 문제들과 실행장애를 비교할 것이다.

움직임의 형태와 움직임 장애

우리는 움직임의 5가지 측면을 고려해야 한다: (1) 핀을 집어 올리는 것과 같은 움직임의 유연한 조절; (2) 뒤집기 또는 한 발로 균형을 유지하기와 같은 자세반응; (3) 기기와 걷기 같은 중추신경계로 프로그램화된 움직임의 형태; (4) 매듭 짜기 또는 알파벳 쓰기와 같은 특정 운동 기술; (5) 운동계획

유연한 조절

만일 뇌에서 근육으로 운동 메세지를 전달하는 뉴런이 잘 작동되지 않는다면, 근육은 방향의 유연한(smooth) 흐름을 갖지 못하고 불수의적인 방법으로 움찔(jerky)하는 수축을 한다. 이러한 무도형무정위(choreoathetoid) 움직임들은 운동 통로에서 불충분한 억제의 결과이다.

아주 경하게 불수의적으로 움찔하는 움직임들은 아동이 작은 페그를 작은 구멍에 넣는 것과 같은 미세한 작업을 할 때 종종 다른 경증 발달적 지연이 있는 아동에게서 나타난다. 움찔하는 것(jerkiness)은 대부분의 아동들이 깨끗하게 음식을 먹을 수 있는 연령 이후에도 자신의 음식을 흘리게 한다. 이것은 아동이 크레용이나 연필을 사용하고 작은 장난감을 가지고 노는 것을 방해한다. 그것은 정신적 작업을 직접적으로 방해하지는 않는다. 그러나 쉽게 보이지 않는 경증 무도형무정위 움직임조차도 글쓰기와 스포츠를 방해할 것이다. 이러한 불수의적인 움찔거리는 움직임들은 대개는 감각통합 기능장애의 결과가 아니며, 다른 형태의 치료가 필요하다. 소아신경학자는 이러한 형태의 문제가 나타날 때 종종 부모에게 조언하여 도와줄 수 있다.

자세반응

협응의 아주 중요한 측면은 균형의 상실없이 한 장소에서 다른 곳으로 움직이고 자세를 변화시키는 능력이다. 우리는 팔을 신체로부터 멀리 움직이기위해 체중을 이동하고 체간을 움직인다. 출생 후 첫 몇 주 내에, 자세반응(postural reactions)은 신생아의 머리를 들어올리고, 뒤집고, 손과 무릎으로 일어나도록 돕는다. 이러한 초기 자세 반응은 균형과 이후에 발달되는 평형반응을 위한 기초가 된다.

이러한 모든 움직임은 운동 메시지와 근육, 관절, 전정기관, 그리고 덜 중요한 광범위한 피부로부터의 감각 입력의 통합에 의존한다. 자세반응은 생각이 요구되지 않는 반자동적 또는 반사 운동이고, 우리가 그것에 대한 생각을 하지 않을 때 더 잘 작동된다. 자세반응은 감각 과정에 매우 의존적이기 때문에, 감각통합장애를 가진 아동에게 있어 종종 손상된다. 이러한 자세장애는 Chapter 5에서 자세히 소개되었다.

중추적으로 프로그램화된 움직임

거미가 어떻게 그렇게 익숙하게 협응하여 8개의 다리를 빨리 움직일 수 있는지 궁금했던 적이 있는가? 그들은 이러한 움직임을 계획하지 못한다; 거미는 단지 바른 형태를 수행하도록 '프로그램화' 되어진 자신의 신경계의 부분을 '켜는(turn on)' 것이다. 인간 또한 중추신경계에 프로그램화된 움직임의 형태를 가지고 있다. 기기와 걷기는 인간이 가진 중추적 프로그램의 최상의 예들이다.

부모들은 어떻게 기어야 하는지를 가르치기 위해 그들의 손과 무릎을 굽히지 않는다. 아동은 선천적으로 어떻게 해야 할지 알고 있고 아동이 전형적인 방법으로 발달한다고 가정한다면 그들의 신경계가 필요한 성숙 수준에 도달할 때 그렇게 할 것이다. 아동이 어떻게 배밀이를 할 것인지에 대한 지식이 새겨져 있을 지라도, 여전히 아동은 이러한 새로운 활동을 처음 배울 때 조금은 운동계획을 사용해야 한다.

걷기가 중추적으로 프로그램화되어 있지만, 말하기는 사람이 아주 달변가이거나 대화가 단순하지 않다면, 운동계획이 요구된다. 적당한 실행(운동계획 기술)을 하는 뇌는 걷기와 마찬가지로 동시에 말하기를 조직화할 수 있다. 그러나 대부분의 사람들은 무엇인가에 대해 이야기를 나누는 동안 익숙하지 않은, 복잡한 매듭을 묶을 수 없다. 왜냐하면 두 가지 활동들이 운동계획을 요구하기 때문이고 뇌는 동시에 두 가지 다른 운동계획을 다룰 수 없기 때문이다.

우리가 처음 의자에 앉기를 배울 때, 우리는 의자를 향해 걸어가고, 돌고, 의자 위에 바르게 신체를 놓도록 해야 한다. 이후 우리는 움직임에 대한 생각없이 의자에 앉기 위한 운동 지시를 우리의 기억에 의존할 수 있다. 우리는 한 아동이 6개월에 잘 앉는 것을 본 후 그 아동이 운동 기술을 배우지 못하는 것을 볼 때, 아동의 자세 반응과 중추 신경계는 모두 정상이지만 아동의 운동계획 능력이 서투르다는 것을 의심한다.

발달적 실행장애를 가진 대부분의 아동들은 중추적으로 프로그램화된 움직임들이 복잡한 감각통합을 요구하지 않기 때문에 중추적으로 프로그램화된 움직임에는 문제는 없다. 중추적으로 프로그램화된 움직임에 있어 문제점들은 뇌성마비 또는 다른 뇌의 운동 통로에서 심각한 불규칙성을 가진 아동에게서 더 잘 나타나는 경향이 있다.

운동 기술들

우리는 각각 기술(skills)들을 필요로 할 때마다 수행할 수 있는 기술의 "자료관(library)"을 갖고 있다. "기술이란, 처음엔 배우기 위해 운동계획을 하나 자연스럽게 수행하게 된 것을 의미한다." 아동이 자신의 신발 끈 묶는 것을 처음으로 배울 때, 아동은 자신의 손가락과 신발 끈에 주의를 집중한다; 그러한 집중은 운동계획을 발달시킨다. 몇 번 만에 성공적으로 끈 묶기 운동계획을 한 이후, 그것은 그의 뇌에 '스며들고(sink into)' 하나의 기술이 된다.

> **"기술이란 우리가 현재 자발적으로 하는 것이 아니라 배우기 위해 처음으로 운동계획을 하는 것을 의미한다."**

일단 하나의 기술을 배우면, 의식적인 집중이나 운동계획이 더 이상 요구되지 않는다. 기술들은 뇌의 전반적인 작동으로 통합되고, 자발적으로 나타난다. 피아노를 치는 것이 그 좋은 예이다. 초보자는 건반을 찾기 위해 모든 의식적인 집중을 사용하는 반면, 피아니스트는 자신의 뇌가 그러한 작업을 하도록 단순하게 허용한다. 그의 뇌는 손가락 근육의 수축을 자동적으로 조직화하기 위해 건반을 보지 않거나 그가 무엇을 치는지를 생각하지 않는다. 수년 동안 피아노치기에 대한 뇌의 뉴런을 사용한 이후, 이러한 기술은 걷기와 같이 자동적으로 될 수 있다.

상황이 익숙해지면 운동계획을 요구하지 않는다. 무언가 평소와 다른 일이 생기면, 예를 들어 숙련된 피아니스트가 피아노를 치려고 할 때 페달의 위치가 다르거나 오르간과 같이 약간 다른 악기일 때, 이러한 기술들은 약간의 운동계획에 의해 도움을 받아야 한다. 대부분의 성인들은 단추 잠그는 기술을 가지고 있으나 단추가 크거나 이상한 모양이라면 운동계획을 한다. 자동차를 운전하는 기술은 거대한 트럭에서 완전하게 적합하지 않기에, 우리는 트럭의 다른 크기, 핸들, 발판에 익숙해질 때까지 운동계획을 하여야만 한다.

운동계획이 학습기술에서 첫 단계이기 때문에, 실행장애 아동은 대체로 기술의 결함이 있다. 아동은 반복적으로 각각의 과제에 운동계획을 하게 된다. 아동은 자신의 행동을 조직화하기 위해 일반화된 능력을 획득하지 않고 특정 '단편적 기술(splinter skills)'을 획득하려한다.(Chapter 4에서 토론한 분리된 기술 참고) 실행장애가 있는 아동이 한번 기술을 배우면, 상황이 익숙한 경우에는 대체로 그것을 매우 잘 수행한다.

옷입기와 같은 새로운 것을 배우기 위해 운동계획을 사용하고, 이러한 활동들이 기술이 되면 더 이상 계획이 필요하지 않다.

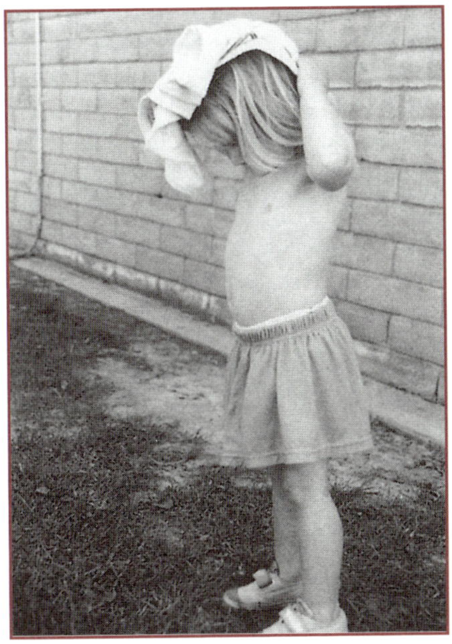

운동계획

중추적으로 프로그램화된 움직임인 자세 반응과 학습된 운동기술들은 많은 집중이나 의지를 사용하지 않는다; 그것은 단지 마음속에 일반적인 목표를 가지고 있으면 충분하다. 한편으로, 운동계획(motor planning)은 집중을 요구한다. 집중은 뇌가 근육에 보내기 위한 메세지의 종류와 그것을 보내는데 있어 순서를 계획하도록 한다.

아동은 딸랑이 잡기, 입으로 숟가락 가져가기, 문을 지나 기어가기가 기술이 될 때까지, 더 이상 계획이 요구되지 않을 때까지 운동계획을 한다. 어린 아동은 옷 입기, 알파벳 쓰기, 완성된 문장 말하기를 운동계획한다. 크레용이나 칼 같은 새로운 도구를 사용하기 위해 배우는 것도 운동 계획이 필요하다. 성인은 그가 익숙하지 않은 매듭을 묶을 때, 새로운 춤 스텝을 할 때, 또는 직장에서 새로운 임무를 배울 때 운동계획을 한다.

> "운동계획은 아동에게 최상의 가장 복잡한 형태의 기능이다."

운동계획은 아동에게 최상의 가장 복잡한 형태의 기능이다. 왜냐하면 그것은 의식적 집중을 포함하고, 정신적이고 지적인 기능과 밀접하게 연결되어 있기 때문이다. 그것은 뇌간과 대뇌반구를 통과하는 매우 복잡한 감각통합에 의존한다. 뇌는 근육이 무엇을 해야 하는지를 명령하지만, 신체로부터의 감각은 뇌가 명령하는 것을 가능하게 한다. 운동계획은 감각운동과 뇌기능의 지능적인 측면사이의 '연결고리'이다. 새로운 돌차기 게임이나 익숙하지 않은 나무 오르기를 하는 아동을 관찰하라. 아동은 모든 움직임에 집중하고 다른 것들에는 집중하지 못할 것이다. 만일 아동이 하고 있는 일로부터 다른 무엇인가가 아동의 집중을 끈다면, 집중이 동시에 두 가지 다른 사항을 할 수 없기 때문에 아동은 움직임을 멈추게 된다. 그러나 아동의 뇌가 잘 조직화되어 있다면, 아동은 그것을 숙달하기 위해 약간의 시간만 그 과제에 대해 운동계획을 한다. 아동은 빠르게 배우고 곧 그와 같은 게임을 하거나 나무에 자발적으로 오를 수 있다. 아동은 더 이상 자신의 움직임에 대한 세밀한 집중을 필요로 하지 않고 주의를 기울이지 않고 뛰거나 오르면서 친구와 이야기할 수 있다.

다음은 운동계획 손상의 몇몇 예들이다. 한번은 내가 아동에게 벤치 위에 눕도록 말하였다. 아동은 자신의 어깨를 벤치 위에 내려놓고 물었다. "내 다리는 어떻게 하나요?" 여기서 문제는 다리로부터 오는 감각이 아동에게 무엇을 하라고 '말해주지' 않았다는 것이다. 아동에게 탁자 위에서 일어나기를 요청했을 때, 아동은 의자 위에 올라간 후 눕기 전에 탁자 위에 선다. 비록 아동이 집에서는 침대 위에 먼저 서지 않고 누울 수 있을지라도, 탁자에서도 같은 방법으로 하지는 않는다. 아동은 단편적 기술(splinter skills)로서 그녀의 침대 위에 눕기를 학습하였으나 이것은 탁자 위에 눕기라는 약간 다른 과제로는 전환되지 않았다.

내가 한 아동과 이야기를 하고 있을 때 주변의 다른 아동이 양손을 사용해 마분지 방망이로 매달린 공을 치느라 바빴다. 그 아동은 양손을 함께 사용하는 능력을 겨우 획득했었다. 아동은 날카롭게 "조용히 해요! 난 이걸 하는 중이예요!"라고 말했다. 아동은 주위의 대화소리에 대처하지 못하고 손동작을 운동계획하기 위해 집중하는 것이 어려워보였다. 물론 아동의 요구는 존중되어졌다.

신체지각과 운동계획

신체 운동계획과 운동 기술들은 신체가 기계적 단위로서 어떻게 고안되고 기능하는지에 대한 지각을 요구한다. 신체로부터의 감각입력은 신체의 명확한 '그림'으로 조직화되어야 한다. 뇌는 정확하게 신체를 움직이기 위해 이러한 내적 감각 그림을 보낸다. 감각 그림은 신경계에 저장되고 그래서 그것은 신경학적 모델(neuronal model)로 불려진다. 그것은 또한 신체 이미지(body image), 신체 도식(body scheme), 또는 신체 지각

(body percept)이라 불려진다. 우리는 신체 지각이라는 용어를 사용할 것이다. 발달적 실행장애를 이해하기 위해, 우리는 운동계획에서 사용되어지고 형성되어지는 신체 지각의 방법을 먼저 토론해야 한다.

신경학적 기억

Chapter 3에서, 우리는 감각 경험이 신경학적 상호연결(neural interconnection)의 그룹에 저장되는 과정을 토론하였다. 매 시간 신경학적 메시지는 시냅스를 통해 지나고, 그러한 시냅스의 구조와 화학적 성질은 변화하여 보다 쉽게 메세지의 형태로 전달된다. 바꿔 말하면, 특정한 감각운동기능에 대한 시냅스의 반복적 사용은 그러한 기능의 신경학적 기억(neural memories)을 만들어낸다.

신생아는 시냅스에 아주 적은 양의 기억들은 저장한다. 신생아는 세계와 상호작용함에 따라, 시냅스들은 점차적으로 감각운동 정보로 '가득 차게 된다.' 우리는 알고 있는 모든 것에 대한 신경학적 기억들을 뇌 안에 가지고 있다: 모든 단어들, 각각의 심상들, 우리가 인식하는 각각의 얼굴, 우리가 사용하는 숫자의 각각의 순서, 각각의 운동 기술 등이 그것이다. 신체지각은 신체의 각 부분과 그러한 부분의 모든 움직임이 수행하는 기억의 합성이다.

우리의 신체지각은 세계지도와 같이 우리 신체의 모든 부분의 '지도(maps)' 로 구성된다. 아동이 움직이고 일을 수행함에 따라, 세계 탐험가들이 그들이 발견한 땅의 지도를 작성하는 것과 같이 그는 감각정보의 셀 수 없을 정도로 무성한 조각들을 저장한다. 아동이 수행하는 움직임의 더 많은 변이는 더 정확한 신체 '지도' 가 될 것이다. 우리가 여행하기 위해 지도를 사용하는 것과 같은 방법으로 뇌는 움직임을 계획하기 위해 그것의 신체지각을 전달한다. '지도' 가 더 명확해지면 익숙하지 않은 신체 움직임을 '조정(navigate)' 할 수 있다.

우리의 신체지각은 크기, 몸무게, 범위, 신체의 휴식과 관련된 자신의 현재 위치; 그리고 자신이 만드는 모든 움직임과 같이 우리 신체의 모든 부분에 대한 신경학적 기억들을 포함한다. 그것은 또한 중력현상에 대한 정보, 어떤 사건의 어려움, 그 밖의 유연성 등 환경과 관련된 신경학적 기억들도 포함한다. 따라서 뇌는 과제를 성취하기 위해 작용해야 하는 각각의 근육이 얼마나 빠르게 얼마나 힘이 드는지 도구를 사용하는 것과 사용하지 않고 무엇을 할지, 그리고 우리가 특정방법에서 움직일 때 낙상할 것인지를 알 수 있다.

우리는 신체지각을 '자동차 지각(automobile percept)' 과 비교할 수 있다. 우리가 얼마간 특정한 차를 운전한 후에, 우리는 차의 크기, 코너를 돌기 위해 필요로 하는 핸들조정의 양, 그리고 속력을 내거나 줄이기 위해 발판을 얼마나 밟아야 할지에 대한 유용한 '느낌' 을 갖는다. 이러한 지식들은 운전하는 매 순간에 자동차가 어떻게 반응하는지를 보고 느낀 것에서 얻는다. 유능한 운전자는 이러한 정보들에 관해 그가 생각하지 않아도 자동적으로 그것을 기억한다. 부정확한 '자동차 지각' 은 사고를 유발하기 쉽고, 실행장애 아동은 그의 신체지각의 불충분함 때문에 다양한 신체적 사고(accidents)를 겪게 된다.

> *" 우리가 여행하기 위해 지도를 사용하는 것과 같은 방법으로 뇌는 움직임을 계획하기 위해 그것의 신체 지각을 전달한다. "*

신체지각과 운동계획에 대한 촉각 감각의 공헌

발달적 실행장애가 있는 대부분의 아동들은 그들의 촉각처리과정에 불규칙성을 보인다. 대체로 그들의 촉각 감각은 치과의사가 마취제인 노보카인(Novocain)을 맞춘 것처럼 감소되어 있다. 때로는 이와 반대로 아동은 촉각감각(touch sensation)에 민감성이 증대되고 보통의 촉각 경험들에 대해 불편함을 경험할 수 있다. 이러한 형태의 기능장애는 Chapter 7에서 토론할 것이다.

대부분의 평범한 촉각 기능장애는 공간과 관계에서 그것의 의미를 인식하는 능력이 결핍되고 촉각 자극의 부정확한 위치측정에 의한 것이다. 바꿔 말하면, 아동은 자신이 만지거나 그 자신을 만지는 것이 무엇인지를 식별하고 분별하는 것에 문제가 있는 것이다. 아동은 언제 자신을 만졌는지는 알지만 그 만진 부위가 자신의 셋째 손가락인지 넷째 손가락인지를 느끼지는 못한다. 아동은 손에서 무언가를 느끼지만 10원짜리인지 단추인지를 말할 수 없다.

왜 감각통합장애가 있는 아동에게서 그렇게 일반적인 촉각 분별력에 손상이 있는가? 촉각 감각은 피부 표면의 모든 부분으로부터 뇌로 들어가고 대부분 모든 뇌의 부분으로 전해진다. 뇌의 대부분의 어떤 영역에서 기능장애는 비록 각 아동에게서 다른 문제라 할지라도 촉각 분별에 방해가 된다.

어떻게 감각을 분별할 수 있는가?

피부로부터의 감각은 척수에서 뇌간의 층과 대뇌피질로 전달된다. 감각 지도는 각각의 수준에서 조직화되고 각각의 수준은 다른 수준에 이러한 정보를 보낸다. 각각의 고위 수준에서, 분별(discrimination)은 보다 더 정확하고 정밀해진다. '잡음(noise)' 이나 부적절한 정보는 제외되고, '신호(signal)' 를 더욱 명확하게 감지한다. 유사한 과정은 우리가 잡음을 줄이고 소리를 보다 명확하게 하기 위해 라디오의 주파수를 맞출 때 발생한다.

우리의 뇌에 들어가는 촉각 입력의 단지 작은 부분이 우리의 의식적 지각에 도달하기 위해 대뇌반구에 들어간다. 우리는 대체로 만져진 신체의 부분에 우리의 주의력을 집중하지 않거나 자극이 우리의 주의력을 끌기에 충분히 강력하지 않는 한 감각 자극을 지각할 수 없다. 우리의 신체에 대항하는 압박, 공기의 움직임, 옷, 가구로부터 무수한 다른 촉각 감각들은 우리의 촉각계를 활성화한다. 우리가 대부분의 촉각 입력을 지각하지 못한다는 사실은 그것이 중요하지 않아서라는 의미가 아니다. 의식적 촉각 입력은 뇌를 조직화하는데 있어 굉장히 중요하다. 만일 뇌가 감각 자극을 박탈당한다면, 뇌는 매우 빨리 비조직화가 된다. 우리가 Chapter 4에서 설명한 것처럼, 극단적인 비조직화는 엄마의 촉각을 박탈당한 아기 원숭이와 수용소에 있는 아동들, 그리고 감각박탈실(sensory deprivation chambers)에 있는 정상 성인에게서 발견된다.

비특이적 그리고 특이적 촉각 입력

신경과학자들은 촉각계를 연구할 때, 많은 촉각입력이 '비특이적(nonspecific)' 이라는 것을 발견한다. 그것은 어느 피부로부터 나온 것인지를 알 수 없고, 특정한 지각적 또는 운동적 반응을 요구하지 않는다. 대신 이러한 입력은 신경계를 통해 흥분과 억제의 균형을 유지하도록 돕는다. 그것은 뇌에 '자양분을 준다(nourishes).' 그리고 뇌가 잘 작동하도록 유지하는 것을 돕는다.

달리 말하면, 손, 손가락, 입 주위에서부터 오는 촉각 입력(tactile input)은 매우 '특이적(specific)' 이다. 그것은 신체의 각 부위에 대한 하나의 구획을 나눌 때, 감각 피질인 뇌의 가장 고위수준까지 도달한다. 매우 자세한 그림이 감각 피질에서 이러한 감각들을 형성하고 사람은 매우 정확한 방법으로 반응할 수 있다. 글씨쓰기는 많은 특이적 촉각 감각을 포함하는 활동의 매우 좋은 예가 된다. 연필은 손가락 위의 정확한 지점들을 접촉하고, 이러한 자극은 연필을 유지하고 움직이는 손가락 근육에 대한 매우 정확한 정보를 보내기 위해 뇌에서 사용된다. 촉각 정보의 각각의 조각은 감각피질의 정확한 장소에 도달해야하고, 뇌는 그것의 반응을 매우 빨리 정확하게 적절한 근육에 돌려보내야만 한다. 만일 팔과 손이 '잠든다' 면 피부와 근육으로부터의 감각이 너무 결함이 많아서 글쓰기가 매우 어렵게 된다.

만일 들어오는 정보가 모호하다면, 나가는 방향 또한 그렇게 될 것이다. 그러한 경우에는 손에 장갑을 끼고 글을 쓰는 것과 마찬가지가 된다; 연필과 탁자를 느끼지만 그 감각들은 흩어지고 윤곽이 명확하지 못하게 된다. 그것이 실행장애 아동에게 나타나는 방식이다.

촉각 정보가 모호하다면 그 결과는 신체 지각이 명확하지 못하게 된다.

위치감각과 신체 인식(고유수용감각)이 신체지각과 운동계획에 어떻게 도움이 되는가?

근육과 관절로부터의 고유수용감각(proprioception)은 우리의 신체지각(body percept)에 또한 도움이 된다. 그러한 정보 없이 우리는 신체의 어느 부위인지 또는 신체가 어떻게 움직이는지를 알 수 없다. 움직이는 동안, 고유수용감각은 우리의 신체지각을 최신정보로 수정해서 뇌가 정확하게 다음 움직임을 계획할 수 있도록 하고, 정확한 시간에 정확한 근육을 수축하게 한다. 고유수용감각은 운동감각으로 언급된다.

뜨거운 커피를 안대를 하고 마시는 것을 상상해 보아라. 당신의 입이 어디에 있는지, 커피를 쏟지 않고 어떻게 컵을 가져올 수 있는지를 알 수 있는가? 당신은 컵을 들고 있는데 얼마만큼의 힘이 사용되는지 어떻게 알 수 있는가? 만일 당신의 근육이 컵이 납으로 가득 찼다

감각통합의 이해

여기에는 정확한 정보가 주어지지 않는 감각계를 가진 것 같은 느낌을 얻기 위해 당신이 할 수 있는 몇 가지 상황이 있다.

- 신발을 벗고, 앉아서 당신의 발을 다른 것에 닿지 않도록 의자 위에 두어라. 눈을 감고 친구에게 당신의 중간 세 개의 발가락 중 하나를 만지라고 말한다. 어느 발가락을 만졌는지 알 수 있는가? 아마도 쉽지 않을 것이다. 그러나 당신은 손가락에서 같은 검사를 한다면 말 할 수 있을 것이다. 대부분의 실행장애 아동은 어느 손가락을 만졌는지 식별하는데 문제가 있다.
  이제는 만졌던 발가락을 움직인다. 당신은 이것이 사람의 뇌가 중간 발가락들의 분리된 움직임을 계획하지 못하기 때문에 잘 되지 않는다는 것을 발견할 것이다.
  실행장애가 있는 아동도 개별 손가락을 움직이기 위해 시도할 때 유사한 어려움을 느낀다.

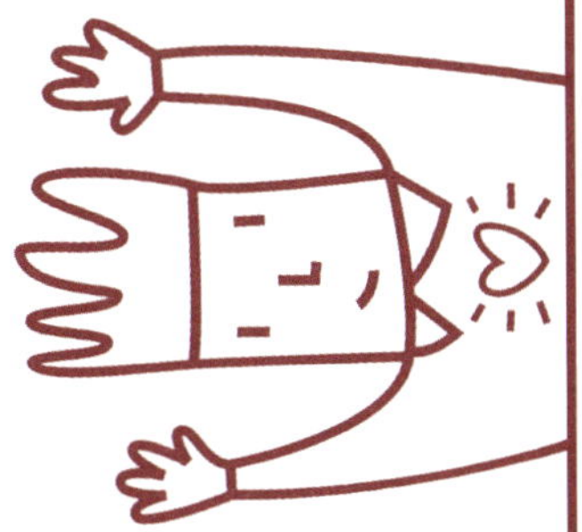

- 식탁을 준비하는 동안 두꺼운 장갑을 끼고 실시한다. 손 움직임을 유도할 수 없는 제한된 촉각 감각 때문에 당신이 어떻게 그릇을 들어 올리는지를 생각해 보아라.
- 손바닥이 서로 마주보게 손목에서 팔을 교차하여 손가락을 깍지낀 후 팔꿈치를 감아서 턱 아래에 가져오라. 다른 사람에게 6개의 중간 손가락 중 하나를 지적하도록 하라(만지지 말고). 그 손가락만을 움직여보라. 정확한 손가락만을 움직일 수 있다는 것이 얼마나 어려운지 알 수 있을 것이다. 이번에는 당신의 친구에게 손가락 하나를 만지라고 하고 당신이 얼마나 쉽게 그 손가락을 움직일 수 있는지를 보라. 그것은 계획하고 실행하기 위해 움직이는 당신의 손가락의 평소와 다른 모습으로부터 당신이 만지지 않고 구별할 수 없는 것과 반대로, 촉각 정보가 당신 손의 신체지각을 사용할 수 있기 때문에 쉬운 것이다.

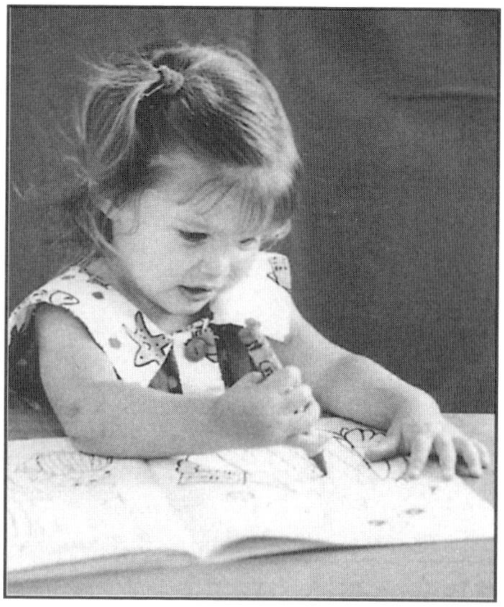

사람들 대부분은 그리기 위해 크레용과 종이를 잡고 조절하는 것과 같은 기술적인 과제를 수행하기 위해 얼마나 많은 촉각 감각을 사용하는지에 대해 생각하지 않는다.

고 말을 한다면, 당신은 커피를 낚아채듯 많은 힘을 사용할 것이다.

이러한 일들은 당신의 근육과 관절로부터의 감각들이 입이 어디에 있고, 손이 어디에 있고, 그 컵이 얼마나 무겁고, 얼마나 빨리 컵을 움직여야 하는지에 대해 뇌에 말했기 때문이다. 그러한 정보 없이 당신은 컵 받침에서 컵을 들어올리기 위해서는 시행착오를 할 것이고, 그것은 뜨거운 커피와 함께 곡예를 하는 무모한 일이 된다. 당신은 컵이 얼마나 가까이에 있는지를 알 수 없기 때문에 컵이 얼굴에 닿기 전까지는 입을 벌리지 않을 것이다.

전등 스위치로부터 방을 가로질러 서 있어 보라. 스위치를 본 후 눈을 감고, 방을 가로질러 걸어가서 스위치를 켜보라. 이번에 당신은 시각적 도움없이 운동계획을 하기 위해 전정입력과 고유수용감각을 통합하는 것이 필요하다. 당신은 아마도 정확하게 스위치를 켜지 못할 것이지만, 걷는 거리가 얼마쯤인지, 팔을 언제 뻗어야 할 지, 닿기 위한 높이가 얼마인지, 벽에 부딪히지 않기 위해 언제 천천히 걸어야 할지에 대해서는 알 수 있을 것이다.

대체로 사람들은 고유수용감각을 생각하지 않는 한 지각하지 못한다; 만일 그것이 없다면, 어떤 일을 하는데 어렵게 느낄 것이다. 당신은 몇 번이나 천장(cupboard) 문에 그것을 보지 않고 가까이 다가갈 수 있는가? 당신은 고유수용 신호들과 이전의 고유수용적 경험의 신경학적 기억에 의해 나아가게 된다. 만일 우리가 움직이기 전에 모든 것을 보아야만 한다면 삶은 더욱 고단해질 것이다.

발달적 실행장애를 가진 많은 아동들이 감소된 고유수용감각을 가지고 있다. 그 감각은 종종 모호하고 분명하지 않다. 그리고 발달적 실행장애 아동들은 정상 아동보다 더 시각에 의존적이다. 만일 아동이 볼 수 없다면 아동은 어찌할 바를 모를 것이다.아동은 자신의 손과 팔이 어디에 있는지를 알기 어렵다. 아동은 무엇인가를 성취하기 위해 필요한 근육의 힘이 어느 정도인지를 감지할 수 없어서 종종 장난감을 부러뜨린다. 아동은 물건 위로 넘어지고 자주 사고가 난다.

> “글씨 쓰기는 많은 특이적 촉각 감각을 포함하는 활동의 매우 좋은 예가 된다.”

운동감각 또는 관절 자세와 움직임을 평가하기 위해 치료사는 ‘너희 집’, ‘첫 번째 집’, ‘두 번째 집’ 등과 같은 호칭으로 종이 위를 지적한다. 치료사는 아동이 자신의 손을 보지 못하게 하기 위해 마분지로 아동의 눈앞을 가린다. 그리고 아동의 손가락을 ‘너희 집’ 에 놓은 후 ‘첫 번째 집’ 에 놓는다. 그리고 아동이 자신의 손이 어디에 있는지에 대한 고유수용 정보를 처리하기 위해 약간의 시간을 준다. 그 후 치료사는 아동의 손가락을 ‘집으로 다시’ 가져온 후 아동에게 손가락으로 ‘첫 번째 집’ 에 혼자서 가도록 지시한다. 만일 아동이 고유수용감각을 적절하게 처리하지 못한다면, 아마도 손가락이 정확한 지점에서 멀리 떨어지게 될 것이다. 아동의 수행의 정확성을 정상아동과 비교함으로

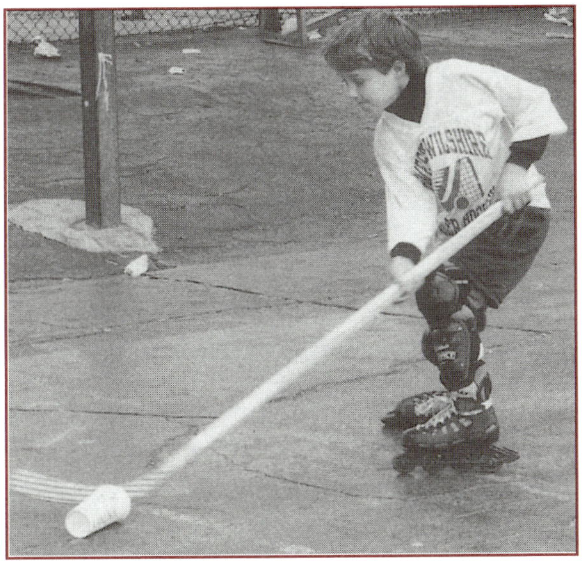

효과적인 운동계획, 또는 실행은
행동의 연속성과 타이밍과 함께 신체 자세의 명확한 감각을 필요로 한다.

써 치료사는 아동이 근육과 관절 감각 정보를 얼마나 잘 처리하는 지를 결정할 수 있다.

때때로 치료사가 아동의 손을 움직일 때, 치료사는 아동의 팔이 가볍게 그리고 쉽게 움직이는 것을 느낀다. 그러나 만일 아동이 근육과 관절 감각 처리에 어려움이 있다면, 당기는 동안 아동의 팔을 무겁고 견고하게 느끼게 될 것이다. 이러한 아동은 다른 상황에서도 감자 포대와 같이 무겁게 느껴질 것이다. 이러한 아동을 장치에 태우거나 장애물 코스를 통과하도록 움직이거나 또는 아동이 정글짐을 오르도록 돕는 것은 어려운 일이다. 스쿠터 보드 위에서, 아동은 스쿠터에 자기 신체의 반을 들어올려 누울지도 모른다.

움직임 감각과 중력(전정감각계)이 신체 지각과 운동계획에 어떻게 도움이 되는가

중력과 움직임의 감각은 신체 지각을 완성하기 위해 근육, 관절, 피부정보와 함께 혼합된다. 전정 정보는 우리 주변의 공간에 대한 우리의 신체 '지도'를 적응시킨다. 그것은 땅을 조사하기 위한 지도 제작자에게 충분하지 않다; 그는 또한 이러한 정보를 자기극(magnetic pole)과 관련시켜야 한다. 근육과 관절과 피부의 '지도'는 신체에 작용하는 중력장(gravitational field)의 '지도'가 없다면 소용없게 된다. 전정 정보는 전체 신체의 움직임을 '조종하기(navigating)'에 있어 중요하다.

전정핵은 근육, 관절, 피부 정보의 처리를 조정하기 위해 척수(spinal cord)로 자극(impulse)을 보낸다. 만일 전정계가 다른 감각들을 조정하지 못한다면, 그들은 효과적이지 못하게 된다. 전정계에 문제가 있는 아동들은 대체로 고유수용감각과 촉각 처리과정에서 어려움을 가진다. 운동 계획을 향상시키기 위해, 이러한 아동들은 이러한 감각들을 조직화하기 위해 도움이 되는 적응반응과 함께 다양한 전정, 촉각, 고유수용 경험이 포함된 활동이 필요하다.

전정기관으로부터 자극은 반응에 대해 준비가 된 견고한 근육을 유지할 수 있는 근 긴장도를 형성한다. 대부분의 발달적 실행장애 아동은 낮은 근 긴장도를 가지고 있고, 이것은 근육의 고유수용감각의 양을 감소시켜 신경계로 돌려보낸다. 이것이 아동이 운동계획을 하도록 돕기 위해 우리가 왜 전정기관을 발달시켜야만 하는가에 대한 이유이다.

> **"중력과 움직임의 감각은 신체 지각을 완성하기 위해 근육, 관절, 피부정보와 함께 혼합된다."**

내적 피드백

뇌는 근육이 신체를 움직이기 위해 그리고 환경에 대해 행동하기 위해 운동 명령을 보낸다. 뇌가 환경에서 일어나는 무언가를 하게 함에 따라, 이러한 결과들은 신경계로 들어가는 '피드백'이라는 감각입력을 생성한다. 이것은 외적 피드백이고 종종 보이거나 들리는 것이다; 우리는 탁자에서 책을 미는 것을 보고 떨어지는 소리를 듣는다. 우리가 운동명령을 능동적으로 보내면 매번 뇌는 그 명령을 검토하고 그것을 가지고 동작한 결

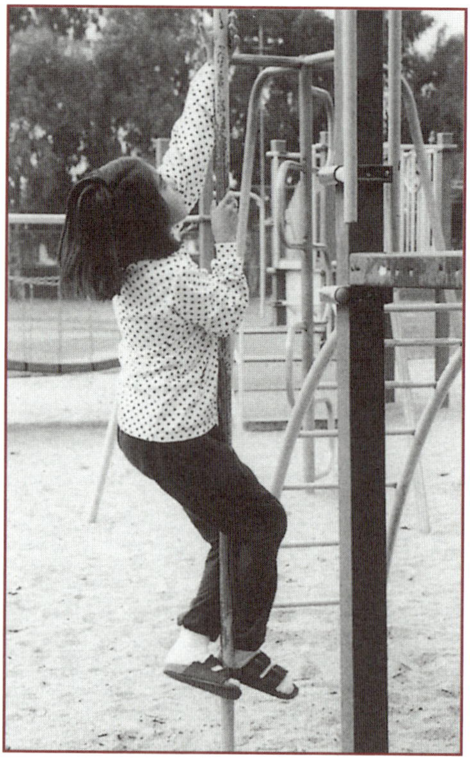

내적 피드백은 행동을 계획하는 능력을 발달시키는데 필수적인 일종의 "실제 이전" 정보로서 뇌에서 발생한다.

과에서 오는 감각투입을 해석한다. 내적 피드백은 운동 명령을 완전히 수행하기 전에 뇌에서 운동 명령을 기록한다. 이러한 사전정보는 운동계획 능력을 발달시키기 위해 필수적이다. 외적인 피드백은 사람이 계획을 변경하기에는 너무 늦게 뇌에 도착한다.

신체가 수동적으로 움직일 때, 뇌는 운동 명령을 보내지 않고, 내적인 피드백도 없게 된다. 따라서 우리는 치료에서 실행장애 아동이 스스로 움직임을 지시하기를 원한다. 아동이 자기 스스로 더 많이 움직이면 더 많은 내적 피드백이 자신에게 주어진다. 자기-지시적(self-directed) 움직임은 더 향상된 운동 계획을 발달시키기 위한 열쇠이다.

생각하지 않고 행동하기

많은 사람들은 잘 하기 위해 그들이 무엇을 해야 하는 가에 대해 생각하지 않는다; 대신 그들은 그들의 생각과 노력을 멈추고 단순하게 그들의 뇌가 그 일을 자발적으로 하도록 허용한다. 카페의 여직원은 그녀의 손 위에 있는 쟁반과 접시를 생각하지 않고 균형을 잡는다. 춤을 배우는 초보자는 스텝에 대해 생각하지만, 춤은 그 스텝에 대해 이해하려는 노력이 필요없을 정도가 되었을 때에야 잘 출 수 있는 것이다. 여자재봉사는 손과 손가락을 '단지 적합하게(just right)' 움직이는 것을 안다. 움직임은 바르게 자동적으로 단순히 이루어진다. 몇몇 사람들은 이러한 과정을 '물 흐르듯 한다(going with the flow)' 고 부른다.

생각은 무엇을 해야 하는지를 결정하기 위해서는 좋은 방법이지만 행동을 수행하는데 있어서는 매우 유용하지 않다. 우리 근육의 해부학과 생리학은 너무 복잡하고, 일들은 너무 빠르게 일어난다. 우리의 신체 지각에 있어 정보는 이러한 정보가 항상 우리의 의식적인 마음에 있는 것은 아니므로 정신적(mental)이라기보다 감각적(sensory)이다. 기능적인(well-functioning) 뇌는 계획적인 생각없이 신체지각과 운동계획을 형성하기 위해 관련된 감각 입력을 처리할 수 있다. 생각하기는

조직화된 뇌는 자동적 용이함과 적절함의 결과로 심사숙고함 없이, 행동을 계획하기 위하여 감각 정보를 사용한다.

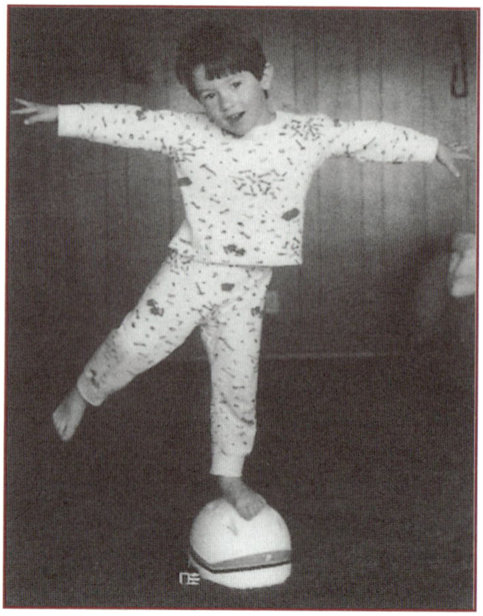

실제로 감각 입력과 운동 반응의 자발적인 처리과정을 방해한다. 이러한 자동적 용이함과 적절함은 단지 정상적인 감각통합을 통해 발생할 수 있다. 사람은 다양한 운동 기술을 가지지만, 항상 감각 처리과정을 물 흐르듯이 자동적으로 하는것은 아니다.

실행장애를 가진 아동은 물 흐르듯이 자동적으로 운동을 할 수 없다. 아동의 신체지각은 너무나 서투르게 조직화되기 때문에 손과 발은 종종 다른 방향으로 가고 모든 것이 혼동되어진다. 아동은 할 수 있는 한 힘들게 시도하지만 시도는 비효율적이다. 부모와 선생님들은 아동이 힘든 시간을 보내는 것을 보고 지시와 설명으로 아동을 도우려 시도한다. 불행하게도, 지적인 접근으로는 그 아동의 감각통합 문제를 해결할 수 없다. 단어들은 뇌에서 조직화되지 못한다. 아동에게 왼발을 움직이도록 말하거나 다리가 하려고 하는 것이 무엇인지를 설명하는 대신, 말 하지 않고 다리를 단순히 만져주는 것이 더 나을 수 있다. 그 감각들이 아동에게 어떻게 움직여야 하는지를 말 할 수 있다.

발달적 실행장애: 발달적 실행장애란?

촉각감각과 때로는 전정감각과 고유수용감각의 조직화를 방해하고 운동계획 능력을 방해하는 발달적 실행장애는 뇌의 기능장애이다. 발달적이라는 단어는 그러한 문제가 아동의 삶에서 초기에 시작되고 아동이 자람에 따라 아동의 발달에 악영향을 주는 것을 가리킨다.

우리는 손상된 감각통합을 볼 수 없지만, 운동 협응(motor coordination)이 저하된 것을 볼 수 있다. 다른 형태의 감각통합장애가 단지 학문적 학습하기의 문제(academic learning problems)로 나타나는 것과 같이 실행장애는 운동적 문제로 나타난다. 우리는 그 자체의 문제를 볼 수 없다; 우리는 단지 그것의 신체적 표현(physical manifestation)만을 볼 수 있을 뿐이다. 이러한 아동을 도울 때에는 아동의 뇌가 감각들을 처리하는 방법에 있어서 그러한 문제가 아동 내부에 있다는 것을 기억하는 것이 중요하다.

발달적 실행장애의 표현

실행장애 아동은 운동계획에 손상이 있어서 종종 각각의 과제에 대해 너무 많은 운동계획을 하게 된다. 아동이 게임이나 스포츠를 배우려 시도할 때, 그것이 '스며들지(sink in)' 않기 때문에 아동은 반복해서 운동계획을 하게 된다. 아동은 배우기를 원하고 매우 힘들게 시도하지만 아동의 신체지각은 어떻게 배워야 하는지를 알려주지 않는다.

조작이 필요한 장난감을 접하게 될 때 대부분의 아동들은 즉각적으로 그것으로 무엇을 해야 할지를 알 수 있다. 만일 그것이 원통(barrel)이라면 아동은 그 안에 들어가서 굴린다; 만일 그것이 정글짐이라면 아동은 그것에 기어 올라간다; 만일 그것이 블록 세트라면 아동은 탑을 쌓는다. 때때로 이것이 장난감 제작자가 아동이 할 것으로 기대했던 무엇이 아니라 하더라도 아동은 그 자신의 신경계를 이해하고 어떻게 하면 재미있는지를 알고 있다.

달리 말하면, 실행장애가 있는 아동은 신체의 감각과 그것이 무엇을 할 수 있는지를 잘 모른다. 아동은 재미있게 놀기 위한 기회를 얻지 못한다. 아동이 통 안에 들어갈지도 모르지만 그것은 구르기 위한 것이 아니다. 아동은 단순하게 그 통이 쓰레기통이라 생각하고 그걸 무시할 수 있다. 재미를 위해 조작하는 장난감과 창조적인 기회 대신, 그는 단순하게 그것들을 주위로 밀거나 줄에 맞춰 세운다. 원통, 자전거, 정글짐, 그리고 다른 큰 장난감들은 아동의 신체 지각이 너무나 서투르게 발달되기 때문에 아동에게는 아주 적은 의미가 된다.

실행장애가 있는 영리한 아동은 다른 아동이 장난감으로 어떻게 노는지를 볼 것이고 다른 아동들이 무엇을 하는지를 이해할수는 있지만 여전히 그러한 장난감으로 놀기 계획을 세울 수는 없다. 그것을 가지고 놀고 싶은 욕구가 있다면 아동은 장난감을 너무 세게 밀거나 당겨서 종종 부러뜨린다. 이런 어눌함은 아동을 사고를 일으키기 쉬운(accident-prone) 그리고 성가신 아이로 만든다. 때때로 아동은 자신의 욕구불만과 손상된 자존감(self-esteem)을 대처하기 위한 노력으로 일부러 장난감을 부순다.

> “실행장애가 있는 아동은 그의 신체의 감각과 그것이 무엇을 할 수 있는지를 잘 모른다.”

신체지각이 서투르게 발달된 아동은 단추나 지퍼를 사용하고, 옷을 입는데 어려움을 가질 수 있다. 만일 아동이 자신의 신체가 어떻게 되어 있는지를 알지 못한다면, 아동의 신체 주위에 옷이 어떻게 맞을 수 있는가? 신발 끈 묶기는 특히 어렵다.

도구가 실제적으로 신체의 확장(extension)이기 때문에 정확한, 명료한 신체지각은 도구를 사용하는데 필요하다. 크레용, 펠트펜(felt-tip pens), 연필은 가장 일반적인 도구들이고 그것은 글쓰기 학습에 어려움을 가진 학생을 가르치는 선생님의 일반적인 불평거리이다. 때때로 불평은 “저 아이는 너무 어질러; 보다 잘 정리하는 것을 배워야 해”이다. 그러나 아동은 그 신체로부터 감각들을 통합하기 전까지 ‘정리하는 것을 배울(learn to be neat)’ 수 없다.

부모들은 아동이 앉고 서기를 쉽게 하므로 자주 혼란스러워한다. 아동은 다른 아기들과 같은 연령에 일어나 앉았고, 예정대로 걷기를 배웠고, 지금은 의자에 올라서고 문제없이 앉을 수 있다는 것을 기억한다; 그래서 부모들은 아동이 스스로 옷 입기와 신발 끈 묶기를 다른 아동과 마찬가지로 할 것을 기대한다. 그러나 걷기와 앉기는 신경계에 ‘타전(wired)’ 되어 있고 대체로 특정 발달 연령동안 발달한다. 옷 입기와 신발 끈 매기 같은 다른 과제들은 학습되어지고 아동은 이러한 기술들을 숙달하기 위해 행동을 계획해야 한다. 운동계획이나 실행이 이미 프로그램화 되거나 ‘타전되어진’ 기술의 발달과는 다르다는 것을 이해하지 못하고 “아이가 정말로 원하거나 아이가 충분히 노력하면 그 아이는 그것을 할 수 있어요.”라고 말하는 부모에게 그것은 어려운 일일지 모른다. 부모들은 실행을 하는데 얼마나 많은 노력이 들어가는지 깨닫지 못할 수 있다.

부모들은 또한 아동이 특정한 단편적 기술들을 학습하는 것을 볼 때 혼란스러워 할 수 있다. 만일 실행장애 아동이 똑똑하다면, 아동은 단추 끼우기와 같은 특정 과제를 뇌가 특정한 운동 메세지(motor message)를 형성할 수 있을 때까지 오랜 시간 연습하여 배울 수 있다. 그러나 아동은 여전히 운동 계획을 보편화하는 능력은 부족하고, 다른 과제들은 어렵다. 단편적 기술들은 가지고 있기에 유용하지만, 뇌가 그 밖의 무엇인가를 배우는 것을 돕지는 못한다.

발달적 실행장애 아동이 똑똑하다면, 여전히 운동 계획은 부족하지만 오랫동안 연습함으로써 타인의 기술과 유사하게 단추끼우기와 같은 특정과제를 배울 수 있을 것이다.

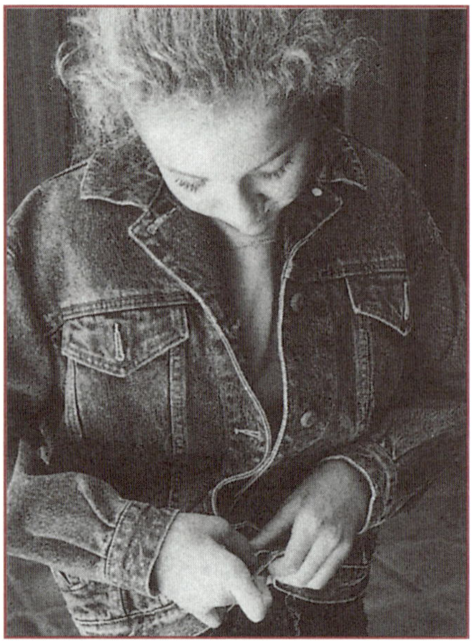

아동이 한번은 “나는 동시에 수행하고 생각할 수 없어요; 나는 먼저 생각하고, 그 후에 수행해요.”라고 의견을 말했다. 모든 익숙하지 않은 움직임을 생각하는 것은 많은 에너지를 낭비하는 것이다. 좋은 감각통합으로부터 오는 자발적인 계획 능력 없이, 일을 해결하기 위해서는 엄청난 정신적 노력이 요구된다. 실행장애가 있는 몇몇 아동

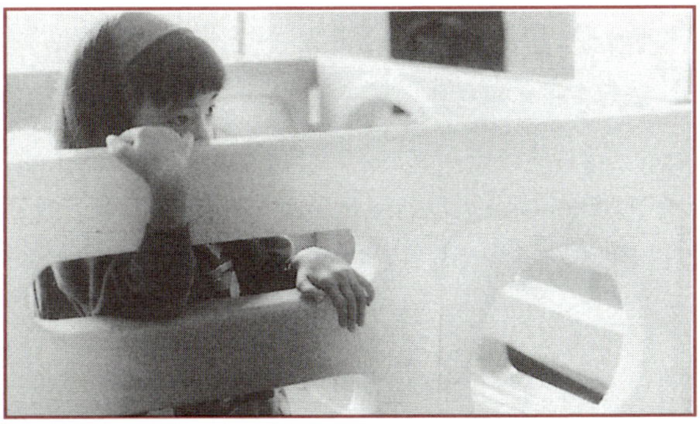

조직화되지 않은 촉각, 움직임, 자세감각을 가진 아동은 서툴고 혼란하게 느낄 것이다.

들에게는 자신들의 모든 에너지를 모든 사람들이 쉽게 할 수 있는 무엇인가를 수행하는데 낭비하는 것이 가치 있어 보이지 않는다.

학업 성취에 대한 실행장애의 영향

뇌가 한 일을 잘 수행하지 못한다는 사실은 다른 일들도 잘 수행할 수 없을 것이라는 것을 제시한다. 실행장애를 가진 많은 아동들은 학습하는데 문제가 있을 수 있지만 모두가 그런 것은 아니다. 실행장애가 될 수도 있고 적절하게 배울 수도 있지만, 배우기 위해서는 더 많은 어려움이 있다. 영리하면 그 문제를 보상하겠지만, 더 나은 감정을 만들 정도까지는 아니다.

초기 학업은 특히 눈과 귀로부터의 감각 입력 뿐만 아니라 전정, 촉각, 고유수용감각 반응기로부터의 다양한 감각 입력을 조직화하는데 달려있다. Chapter 8에서 보는 바와 같이, 시각적 지각(visual perception)은 어느 정도 신체와 중력으로부터의 감각들에 의존적이다. 만일 이러한 감각계들이 제대로 작동하지 않는다면, 시각적 처리와 읽기는 보다 더 어려워질 것이다.

서투르게 조직화된 신체 지각은 글쓰기, 색칠하기, 그리기를 방해한다. 그것은 또한 아동을 어눌하게 하고 놀이터에서 혼란스럽게 한다. 다른 아동들이 그를 비웃고 그와 같이 노는 것을 거부할지도 모른다. 이것은 종종 교실에서 학습하는데도 연장되어 무능력과 무기력함의 감정으로 나타난다.

운동계획 기술의 발달적 진행

다음은 몇 가지 과제와 모든 아동들이 이러한 과제들을 성공적으로 운동 계획할 수 있는 연령을 열거한 것이다.

연령	과제
6개월	딸랑이, 블록, 끈 등을 단순히 쥐고 있거나, 잡고 있거나, 씹는 것이 아니라, 가지고 논다.
1 세	단지 사물 주위에서 밀거나 당기는 것이 아니라 사물을 조작하고, 그것들을 분해하고 하나를 다른 것 안에 집어넣고, 그것들을 함께 두드려서 소리를 만든다.
2 세	스스로 숟가락으로 먹는다, 컵을 잡고 마실 수 있다, 크레용으로 낙서를 한다.
3 세	외투 또는 드레스를 입고 벗는다, 포크를 사용한다, 껌 포장을 벗긴다, 수건으로 손을 닦는다.
4 세	단추를 쉽게 채운다, 물병으로 컵에 따른다, 손을 씻는다, 가위로 자른다. 의자와 탁자 아래와 위에 오르고, 박스에 들어가고, 세발자전거를 탄다.
5 세	대부분의 옷들(신발 끈 묶기 제외)을 입는다, 크레용으로 십자가를 그린다, 화장실에서 스스로 씻는다. 가구와 담요를 펼쳐 텐트나 집으로 만든다, 창조적으로 종이 디자인을 자르고 풀칠한다.
6 세	한 발로 뛴다, 자신의 이름을 쓴다, 색칠 책에 선들 사이를 색칠한다, 연필 지우개를 사용한다, 공을 받고 논다.
7 세	보조를 받고 스스로 목욕한다, 잘 하지 못할지라도 망치, 드라이버, 집게를 사용한다. 식탁용 칼로 버터를 펴 바른다, 신발 끈을 묶는다.
8 세	보통의 쓰기로 이름을 쓴다, 두 물체를 안전핀으로 꽂는다, 핀, 바늘, 종이 집게 등을 사용한다, 줄넘기를 한다.
9 세	자르기 위해 식탁용 칼을 사용한다, 보조 없이 스스로 목욕한다, 효율적으로 망치, 드라이버, 집게를 사용한다. 줄넘기를 한다(여자아이들은 대부분 일찍 배운다).
10 세	흘리지 않고 숟가락으로 달걀을 휘젓는다, 노른자와 흰자를 분리해서 깨뜨린다, 칼로 사과껍질을 깎는다. 어른이 종이를 접어 모자 만드는 것을 따라한다.

실행장애 아동이 된다는 것은 어떻게 느끼게 되는 것인가?

운동을 계획하는 어려움이 실행장애의 외관상 드러나는 한 가지 증상이 아니다. 실행장애(dyspraxia)를 가진 아동은 항상 그런 것은 아니지만 종종 삶의 많은 상황에 대처하는데 어려움을 갖는다. 신체로부터 감각들을 조직화할 수 없는 뇌는 또한 대체로 많은 사람이나 사물이 있는 곳의 상황에서 발생하는 모든 감각들을 조직화하는데 어려움을 갖는다. 아동은 이러한 모든 감각들을 조정할 수 없고 쉽게 과부하가 된다. 그의 신경계는 타인이 다룰 수 있는 스트레스에 대처하기 어렵다. 또한 그의 반응들은 너무 부적절해서 두 번씩 일을 하게 되고 처음 시도에서 야기된 혼란을 처리해야한다.

아동의 신체 지각은 너무 부적절하게 발달되어져서 아동은 신체적 존재의 명백한 감각을 가지지 못한다. 아동은 실제 정체성 위기를 갖는다. 아동은 자신이 누구인지, 무엇을 하는지를 알기 어렵기 때문에 상상하고 가정하는 것을 못한다. 나는 예전에 공주와 같이 보이는 실행장애 아동이 "난 공주가 아니예요! 난 파멜라예요!" 라고 비탄하는 것처럼 보인다고 언급하였던 적이 있었다. 이러한 신체적 정체성에 대한 빈약한 이해력은 감정적 존재의 매우 불안정한 감각을 만든다. 아동은 그 자신의 신체에 속박되어 있다. 그의 신경계에서 장애는 전형적인 성격 발달을 방해한다. 그는 여전히 여분의 사랑(extra love)과 재확신(reassurance)이 필요한 아동임에도, 사랑스럽지 않은 방법으로 행동한다.

> " 우리들의 대부분은 운동적 요구가 그것들을 조정할 수 없는 아동에게 얼마만큼 굉장한 위협이 되는지를 깨닫지 못한다. "

효율적인 방법으로 물리적 사물과 관련시킬 수 있는 우리들의 대부분은 운동적 요구가 그것들을 조정할 수 없거나 그것을 조정하는데 노력해야하는 아동에게 얼마만큼 굉장한 위협이 되는지를 깨닫지 못한다. 일을 할 수 있는 존재가 아니지만 그 일들을 해야 하는 것을 생각하는 것은 매우 불만족스러운 것이다. 그것은 양 손에 전부 석고를 감고 스스로 먹기를 원하는 것과 유사하다. 실행장애 아동은 무언가 문제가 있다고 느낀다. 아동은 자신이 손상된 것에 대한 관계 뿐 아니라, 환경에 대한 전형적인 관계를 갖지 못한다. 아동은 자신의 삶에 매우 적은 통제를 하고 종종 무력하거나 무능력한 감정을 느낀다. 아동은 다른 아동을 통제함으로써 또는 상황을 조정함으로써 보상하도록 시도할 것이다. 아동은 때때로 완고하고 비협력적인 존재로서 자신의 자아의 완전함을 보전하도록 시도한다.

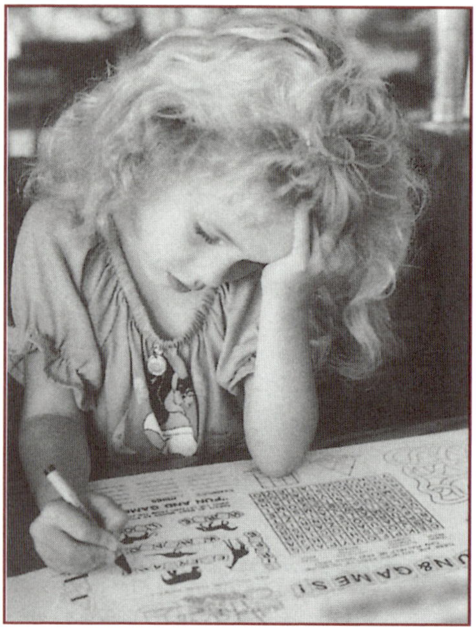

실행장애 아동들은 종종 환경을 조정하는 부족함이 타인이나 환경 자체 때문이라 생각한다. 이런 아동들은 "벽이 나를 쳤어요." 라거나 "네가 의자를 흔들었잖아." 와 같이 말할지 모른다. 항상 실

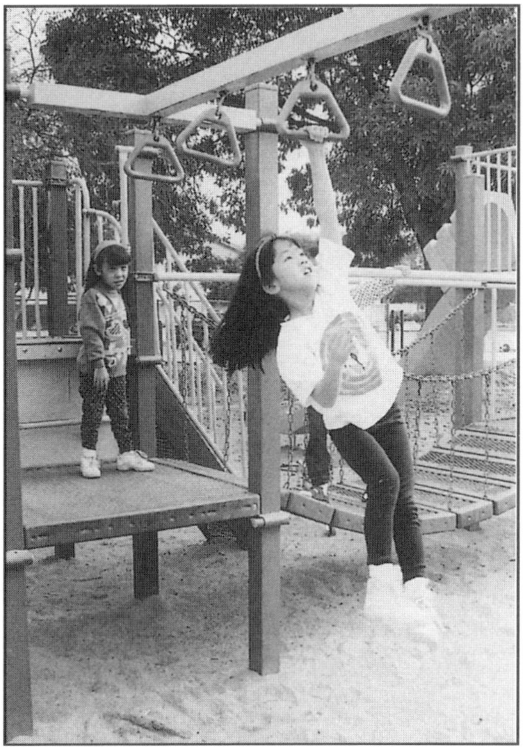

수의 원인을 다른 것에게 돌리기도 한다. "연필이 바르지 않아. 종이가 맞지 않아." 또한 실행장애 아동은 땅이 나쁘게 보일정도로 중력불안을 경험한다.

이러한 불만족스러운, 불안정한, 혼란스런 아동에 의해 어른들은 대체로 선의의 뜻으로 종종 그들 스스로를 강요한다. 어른들은 그들의 요구를 아동의 운동계획 능력보다는 지능 수준에 맞게 조정한다. 어른들은 아동이 다소 '단편적 기술들' 또는 '프로그램화된' 움직임을 잘 하는 것을 볼 때, 아동이 다른 것들도 마찬가지로 잘 하기를 요구한다. 아동의 감정의 연약함을 무시하고, 어른들은 아동이 신경계를 보다 잘 조정하기보다 스트레스와 혼란을 대처하도록 기대한다.

실행장애 아동은 자아에 대한 위협을 완충하는 신경학적 장치를 갖추지 않았다. 비록 연필이 부러지는 것과 같은 최소한의 문제조차도 극적인 반응을 이끌 수 있다. 만일 아동이 과제를 시도하기 위해 용기를 내었는데 어떤 어려움을 경험한다면, 아동은 절대 그러한 과제를 다시는 시도하지 않을 것이다. 아동의 불안정한 감정은 자신이 실패한 과제를 다른 아동이 성공하는 것을 알아챌 때마다 강하게 된다. 실행장애 아동이 종종 부정적이고, 저항적이고 속이게 되는 것은 당연하다.

> **"종종 실행장애 아동에 대한 최상의 접근은 그 자신의 속도에 따라 발달하게 내버려 두는 것이다."**

아동은 감정적으로 변하기 쉽다. 순간 행복하다가 다음엔 운다. 실행장애 아동은 아기로 남고 싶어하고 단지 아기와 같은 방식으로 상황을 다룰지도 모른다. 아동은 일을 다루는데 있어 '자신의 나이에 맞게 행동하기(act his age)' 에 대한 신경학적인 능력을 가지고 있지 않다. 이러한 아동은 대부분의 아동들보다 몇 년 간은 더 부모의 지지와 재확신이 필요하다. 아동은 그 주변 환경을 자신과 보는 것과 같은 방법으로 보는 어른이 필요하다.

실행장애 아동에 대한 최상의 접근은 외부적 압박과 실패에 아동을 노출하는 것을 피하는 것이다. 아동 자신의 내적 추진력이 어떤 방향을 구성하는 동안 아동 자신의 내적 동기에 의하여 하도록 내버려두는 것이 좋다. 아동은 다른 아동의 속도를 따라가지 못하므로 자신의 속도에 따라 발달하도록 해주어라. 아동을 위협하는 과제들을 피하도록 내버려두어라. 아동 자신의 수준에서 이해하고, 보호하고, 기회를 주어라. 그러나 무엇보다도 당신이 아동을 돕기 위해 적합한 방법을 계획할 수 있도록 감각통합치료 이론과 중재로 훈련을 받은 전문가로부터 도움을 구하는 것이 중요하다.

부모님을 위한 조언

다음 사항들은 아동에게 실행(운동계획)능력을 발달시키기 위해 도움이 되는 방법들이다.

- 당신은 아동이 새로운 활동에 성공하기 위해 더 많이 시도하고, 더 많이 서투르게 다루고 비협응을 나타내며 더 많이 욕구불만이 되는 것에 주의해야 한다. 이러한 상황들을 예상하고, 구두적 재확신을 주고, 처음 몇 번 동안은 아동을 신체적으로 도와주어라.
- 촉각, 자세, 움직임의 감각들은 모두 아동이 자신의 신체가 어디에 있는지 공간에서 어떻게 움직여야 하는지를 알도록 돕는데 중요한 것이다. 이러한 감각을 활성화하는 활동들은 아동이 보다 효과적으로 행동을 계획하도록 또한 도와줄 것이다.
- 활동을 보다 작게, 보다 관리하기 쉽고 달성할 수 있는 단계로 분석하는 것은 아동이 더 많은 능력을 경험하고 자존감을 갖도록 도울 수 있다.
- 놀이터의 등반 구조물 또는 건축 장애물 코스와 같이 위로, 아래로, 통과하여 오르기 등과 통합된 활동들은 아동이 공간에서 자신의 신체를 어떻게 움직일지에 대한 기초적 이해를 획득하도록 도와준다.
- '지시자 따라하기' 또는 '거미가 줄을 타고 올라갑니다' 노래를 사용한 손과 손가락 움직임 따라하기와 같은 모방이 포함된 활동들은 아동이 다른 또래 아동들을 보고 흉내 내기에 기초하여 행동을 계획할 수 있게 도와준다.
- 행동계획을 위한 간단한 구어적 지시를 포함한 '시몬 가라사대' 게임을 하는 것은 시각적 단서(cues)없이 행동을 계획하도록 돕는다.
- 샌드위치 만들기, 선물포장하기, 수공예 만들기에 대한 단계를 인지하고 계획하는 것과 같이 행동을 연속적으로 계획할 수 있는 능력을 발달시키기 위해 아동을 도와주어라.
- 신체 움직임의 타이밍(timing)은 어려울 수 있다. 굴러가는 공차기, 줄넘기, 방망이로 공 치기와 같이 신체 움직임의 특정한 타이밍이 요구되며, 어디로 어떻게 움직여야 하는지를 예상할 수 있는 활동에 아동이 참가하도록 도와주어라.
- 몇몇 아동들은 새로운 활동을 어떻게 해야 할 지에 대한 생각을 하기가 특히 어려울 수 있다. 장난감이나 놀이감으로 새로운 방법으로 놀도록, 오르기와 그네타기 활동에서 다른 자세와 방향을 시도하도록 아동을 격려하라.
- 운동계획(모방하기, 행동에 대한 구두적 지시 따르기, 순서화, 타이밍, 해답 찾기 등)의 특정한 면이 다른 면보다 더 쉽거나 더 어렵다면 결정하게 하라. 당신의 아동이 잘하는 영역을 사용하고 보다 더 도전이 되는 영역에 대해 보충하도록 도와주어라.
- "난 못해"는 되풀이되는 주제가 될 것이다. 때때로 단순히 피하는 것은 덜 긴장되고 덜 당혹하게 한다. 운동계획에 어려움을 갖고 있는 다른 아동들은 상황을 지시할 수 있고 도전 상황을 피할 수 있어서 항상 '두목'이 되고 싶어한다. 이러한 모든 경우에, 아동에게 대처하는 방법을 가르치고 친구를 사귀고 유지하는 것을 돕는 것은 중요하다.

치료사들은 아동을 위해 적합한 더 많은 특정한 활동들을 제시할 수 있다.

실행(운동계획) 문제 점검표

다음의 질문들은 실행 또는 아동이 익숙하지 않은 것을 시도하거나 익숙한 과제를 새로운 방법으로 할 때 종종 나타나는 운동 계획에서 문제가 되는 징후와 증상이 포함되어 있다. 발달적 실행장애의 대부분의 징후와 증상들은 그가 무언가를 실행하기보다 실행하지 않는 것이다. 모든 징후와 증상이 특정한 아동에게서 보여 지는 것은 아니고, 몇몇 증상은 감각통합장애가 없는 아동에게서도 나타난다.

아동은 다음과 같은 증상이 있다.

☐ 어눌하거나 서툴러 보이는가?

☐ 스포츠나 다른 신체적 활동에 참여하는 것을 싫어하거나 꺼리는가?

☐ 새로운 놀이에 대한 아이디어를 찾아내거나 장난감을 가지고 어떻게 놀아야할 지에 대해 아는 것에 어려움이 있는가?

☐ 항상 같은 구조 또는 활동으로 놀이를 선택하는 경향이 있는가?

☐ 예를 들면, 활동에서 단계를 더하거나 빠뜨리는 것과 같이 비효율적인 방법으로 일을 하는 것으로 여겨지는가?

☐ 활동을 시작하거나 끝마칠 때 어려움을 보이는가?

☐ 한 활동에서 다른 활동으로 전이할 때 어려움을 보이는가?

☐ 책상이나 방을 정리하는데 어려움을 보이는가?

☐ 사물과 부딪히거나 걸려 넘어지는 경향이 있는가?

☐ 운동화 끈 묶기, 옷 입기, 글자와 숫자 쓰기, 공 잡기와 같은 기술을 배우기 위해 다른 아동보다 더 많은 시간이 필요한가?

☐ 때때로 상황을 조절하기 위해 활동을 지시하여 친구들에게 '두목행세'를 하는가?

니키 이야기 :

촉각 방어 증상을 가지고 생활하기

니키 어머니는 더 이상 어찌 해야 할 바를 몰랐다. 그녀도 엄마로서의 어떤 부분은 참으로 어려울 수 있다는 것에 대해 알고는 있지만, 딸에게 아침에 옷을 입히거나 잘 시간 전에 목욕을 시키는 것 같은 사소한 일들이 그렇게 스트레스가 될 수도 있을 것이라고는 결코 생각하지 못했다.

니키는 귀엽고 나이에 걸맞게 밝고 말 많은 4살짜리 여자아이이다. 니키의 초기 발달과정은 아주 손이 많이 가는 아기였다는 점 말고는 대부분의 전형적인 양상과 같았다. 니키의 어머니는 첫 아기와 함께 하는 더없이 행복한 나날을 상상해왔었지만, 이것은 아기의 계속되는 울음과 어떤 규칙성도 없는 수면패턴 탓에 산산조각이 나는 환상에 불과했다. 니키는 안아주거나 흔들어줘야만 만족스러워 하는 것 같았는데, 그러한 안락함도 때로는 오래가지 못하곤 했다. 어릴 때부터 아동은 목욕 시간에 몹시 부정적인 반응을 보였고, 옷이나 담요, 인형의 느낌에도, 여러 가지 음식의 질감이나 맛 그리고 냄새에 대해서도, 크거나 독특한 소리에 대해서도, 누군가 만지거나 어떤 식으로 안는지 등에 대해서도 그랬다. 니키 어머니는 아동이 가장 귀찮아하는 것 같은 여러 상황들을 피할 수 있도록 아동의 일과 활동을 조직화 하는 것을 배웠다.

유치원에 다니기 시작했을 때, 외출 준비를 시키는 것은 아주 큰 일이었다. 니키는 새로 산 귀여운 드레스나 주름장식 양말을 원하면서도 정작 입혀주려면 회피했고, 나중에는 옷입기 자체를 거부하기도 했다. 씻고 이닦고 머리카락을 자르는 것은 악몽이었다. 선생님, 이웃, 놀이친구 그룹의 다른 엄마들, 친척들, 니키의 아버지 까지도 니키 어머니가 아동을 '망친다' 거나 너무 '휘둘린다' 고 생각했다. 니키 어머니는 세상의 사소한 그 많은 것들이 딸아이를 불편하게 한다는 것에 슬퍼졌다. 니키 어머니는 촉각방어라는 말을 접했을 때, 그녀가 어린 딸에게서 분명히 보아왔던 그런 문제에도 이름이 붙여져 있었다는데 안도하며 울었다.

촉각방어

촉각, 왜 어떤 아동들은 다른 아동들에 비해 더 민감한가?

이 chapter는 촉각에 대한 민감도가 비일상적으로 고조되어 있는 것과 관련된 문제에 초점을 두고 있다. 감각통합이 부진한 아동들은 만져지는 것에 대해서나 '촉각(tactile sensation)' 에 대해 종종 부정적인 반응을 보이는데, 유사한 행동반응들이 냄새나 맛, 소리, 빛 등의 시각적 감각, 동작이나 자세의 변화 같은 것에 대해서도 일어날 수가 있다. 감각에 대해 비일상적으로 저하되거나 과잉된 반응성을 대개 '감각조절장애(sensory modulation disorder)' 라고 한다. 촉각방어(tactile defensiveness)는 감각조절장애의 한 형태이다. chapter 5에 기술된 중력불안정성도 일반적으로 감각조절장애로 여겨진다. 어떤 아동들은 한 가지 유형의 감각에 대해서만 특히 구별되는 비전형적인 반응을 보이는데 반해 다른 어떤 아동들은 몇 가지 내지는 여러 유형의 감각에 대해 둔하거나 과민성을 나타낸다. 뇌가 해당 감각계로부터 감각입력을 제어하지 못한다면 이들 감각들은 아동을 방해하여 산만한 행동을 일으키게 된다. 음식이나 향수, 가구 광택제, 기타 화학제품들의 냄새는 지나치게 강한 냄새로 느껴질 수 있다. 소방차 소리나 음악, 다른 아동들의 말소리도 너무 시끄럽다고 여길 수 있다. 아동이 같은 시간에 일어난 다른 일들보다 이러한 감각들에 더 반응할 경우에는 주의 깊게 관찰해 볼 필요가 있다.

촉각방어는 미묘하면서도 심각한 신경학적 장애이다. 이것은 학습장애와 발달지연 등 더 심각한 상태의 아동들에게서 빈번히 나타단다. 촉각방어가 있는 아동들은 종종 매우 활동적이고 주의산만하며 이 부분이 주로 부모와 선생님을 가장 힘들게 한다. 그러나 모든 과잉행동 및 주의산만한 아동들이 이러한 촉각 정보처리 과정의 문제로 인한 것은 아니다.

아동이 촉각적으로 방어적이 되게 하는 신경학적 장애가 반드시 학습을 방해하는 것은 아니지만, 이 장애로 인한 불편감과 행동적 반응들이 학습과정을 방해한다. 아동은 매우 자주 정서적 불안정감을 느낀다. 촉각계의 이러한 장애가 정서적으로도 쉽게 혼란을 야기하는 것으로 보인다. 촉각방어는 아동이 만져지는 느낌에 대해 경험하고 반응하는 방식이다. 그러나 이러한 경험이나 반응들은 아동의 신경계가 보다 심각한 상태임을 나타낸다.

증상

촉각방어는 만져지는 느낌에 대한 부정적이고 정서적인 반응 경향을 말한다. 이러한 반응들은 특정한 상황에 있을 때에만 나타난다. 우리는 보통 피부 위로 벌레가 기어간다거나 누군가 갑자기 건드리는 것 같은 특별히 불쾌한 자극을 받는 경우에 부정적으로 반응한다. 촉각방어를 가진 아동들에게는 더욱 많은 촉각들이 이러한 반응을 일으키게 된다. 이들은 다른 사람들의 경우 전혀 느낄 것 같지도 않은 자극들에 과민하게 반응한다. 촉각은 그의 신경계를 혼란스럽게 하고 부정적인 정서와 행동을 일으키는 원인이 된다. 억제는 신경계의 신경학적 처리 과정 중 한 부분으로, 신경계의 다른 부분이 감각입력에 대해 과잉반응 하는 것을 방지해준다. 옷이 몸에 닿는 촉각적 감각과 피부 자체의 감각들은 지속적으로 사람의 신경계로 들어간다. 그러나 대부분의 사람들은 이들 감각들이 지각되는 것을 억제하며 신경계가 이에 반응하지 않도록 한다.

"촉각방어는 만져진 느낌에 대해 부정적으로 그리고 정서적으로 반응하는 경향을 말한다."

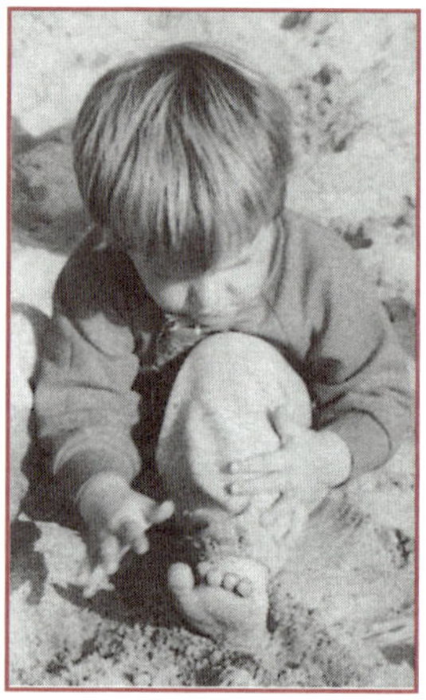

특정한 천의 느낌이나 풀이나 모래 등의 질감을 싫어하거나 회피하는 아동들은 촉각에 대해 보통 이상으로 민감할 수 있다.

촉각방어를 보이는 아동들은 억제 활동이 충분하지 않아 이러한 감각들이(많은 다른 감각들도) 불편하게 느껴져 자주 몸을 움직이게 된다. 피부나 옷이 편안하게 느껴지지 않으면 학교에서 주의를 집중하기가 매우 어렵고, 불편감을 줄이기 위해 안절부절 못하며 만지작거리게 된다.

아동은 팔을 푹 덮는 긴소매 옷을 좋아하거나 따뜻한 곳에서도 스웨터를 입고 있으려고 할 수도 있다. 아동은 손에 풀이나 핑거페인트용 물감이 묻는 것을 피하기도 하고, 풀이나 모래 위로는 맨발로 걸으려고 하지 않을 수도 있다. 아동은 다른 사람이 목욕을 시켜주는 것이나 물놀이 같은 것도 싫어할 수 있는데, 물이 튀어서 신경계를 과잉활성화 시킬 수 있기 때문인 것으로 보인다. 모 종류 등의 특정한 천이나 합성섬유 또는 거친 촉감의 물건들도 불편감을 유발할 수 있다.

아동은 사랑하는 사람과 함께 있어 특별히 안정감을 느끼는 경우에는 바싹 붙어 앉으며 만져주기를 바라기도 한다. 그런가 하면 어느 때에는 엄마가 만지는 것조차 회피하기도 한다.

촉각방어가 있는 아동들은 상당히 곤혹스러운 상황에 빠져있다. 다른 아동들에 비해 더 만져주기를 바라지만, 촉각적 충동을 조절하지 못하고 또 이러한 촉각자극들을 자신의 신경계가 균형을 이루고 있도록 하는 데에 이용하지 못하는 것이다. 촉각방어가 있는 아동의 부모들은 특별히 아동을 이해하고 관찰할 줄 알아야 할 것이다. 애정과 인내 그리고 이해만으로 아동의 문제를 완화시키기에는 충분하지 않지만 도움이 된다. 물론 치료는 더 많은 도움이 될 것이다.

"피부나 옷이 편안하게 느껴지지 않으면 학교에서 집중하는 것이 매우 어렵다."

아동의 문제에 추가하여, 누군가가 만지는데 대한 아동의 반응은 사회적 관계형성을 방해한다. 친척이나 친구들은 자신들이 껴안거나 키스하려 할 때 아동이 뒤로 움츠리는 반응을 보이는데 대해서 불쾌해 할 수도 있고, 아동의 거부 반응이 실제로는 개인적인 것이 아니었다 해도 아동이 자신을 싫어한다고 생각할 수 있다. 머리카락 사이에 손을 넣어 앞뒤로 뒤헝클며 친근감을 표현하고자 하는 친척이라면 아동의 촉각계에 불편감을 줄 수도 있다.

> **“친척, 친구들은 아동이 자신들의 포옹이나 키스에 뒤로 움츠리는 반응을 보이는데 대해 불쾌하여 아동이 자신을 싫어한다고 추측할 수도 있다. 하지만 아동의 거부반응은 실제로 상대방에 대한 개인적인 것이 아니다.”**

어깨에 팔을 두르는 친근한 동작조차도 불편해 할 수 있다. 간지럼은 촉각방어가 있는 아동에게는 가장 불편한 일이 될지도 모른다. 아동이 깔깔 웃는 것으로 보이더라도, 아마 아동은 불쾌해하며 간지럼 태우는 사람을 때리고 싶어할 수도 있다.

아동은 다른 아동들과의 놀이에서도 문제를 가진다. 다른 아동들은 자신이 아동을 불편하게 했다는 사실을 알 수 없기 때문이다. 잡기 놀이 같은 게임은 아동에겐 극심한 고통이 될 수 있다. 아동은 실제로 닿는 것 뿐만 아니라 누군가 자신을 만질 수도 있다는 사실에 대해서도 두려워한다. 뒤에서 건드리거나 또는 건드리는데 대해 예상하지 못한 경우는 특히 위협적으로 느낀다. 따라서 촉각방어가 있는 아동에게 다른 아동들과 함께 줄서서 기다리게 하는 것은 정말 사건을 불러일으키는 셈이다. 아동의 선생님은 이 문제를 '안 좋은 행동' 이라고만 여기고, 아동이 그렇게 행동하게 되는 신체적인 이유에 대해서는 알아차리지 못할 수도 있다.

촉각장애를 가진 아동들은 봉제 털인형 등 보통 다른 아동들이 좋아하는 많은 물건들을 피하는 수도 있지만, 또 다른 아동들은 이런 편안한 촉각자극을 더 많이 추구하기도 한다. 좋게 느껴지는 촉각 입력들은 신경계에 잘 조직화되어 부정적인 반응을 줄이는 것을 돕는다. 그러므로 일부 촉각장애를 가진 아동들은 '방어막 놀이 담요(security blanket)' 나 곰인형을 특별히 원하기도 한다. 아동은 텔레비전을 보면서 담요를 둘둘감고 있기도 하고, 카펫을 두툼하게 쌓아올려 그 위에 누워 있기도 한다.

촉각방어가 있는 아동에게 그런 식으로 행동할 필요가 없다고 말로 설명함으로써 아동이 부정적 반응을 극복하게 하려고 애쓰지 말기를 바란다. 아동이 실제적인 문제를 가지고 있다는 것을 부정하는 것은 이를 해결할 수도 없을 뿐더러 아동에게 죄책감만을 일으킬 뿐이다. 불편감은 실제적인 것이며 이에 대한 반응은 아동이 스스로 예방할 수 없는 것이다.

감각통합의 이해

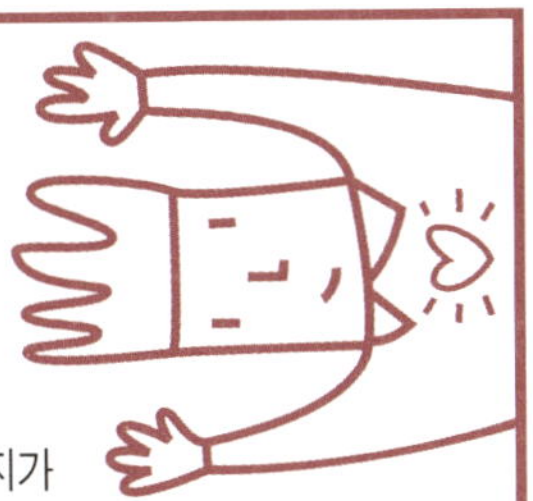

- 상상해보자. 당신이 어두운 골목길을 걸어가고 있는데 누군가 당신을 따라오는 것 같은 소리를 들었고, 당신은 아무도 보지 못했다. 이 때 무언가 당신의 목 뒷부분이나 팔을 가볍게 스치고 지나가는 것을 느낀다면, 당신은 이것이 어떤 느낌일 것이라 생각하는가? 당신은 누군가 당신을 건드리는 것과 나뭇가지가 닿은 것의 차이를 간단하게 말할 수 있겠는가? 즉각적이고 부정적인 방식과 차분하고 이성적인 방식 중 어느 쪽의 반응을 보이게 되겠는가?
- 벌레에 물린 자리가 많거나 껄끄러운 스웨터를 입었을 때, 또는 비에 젖은 양말을 갈아 신을 수 없는 경우였을 때 당신은 어떻게 느낄지 생각해보자. 당신은 전문적 강의를 경청하고, 중요한 프로젝트 수행에 집중하고, 어린 꼬마의 질문에 인내심을 가지고 답변해 줄 수 있겠는가?

아동의 경험

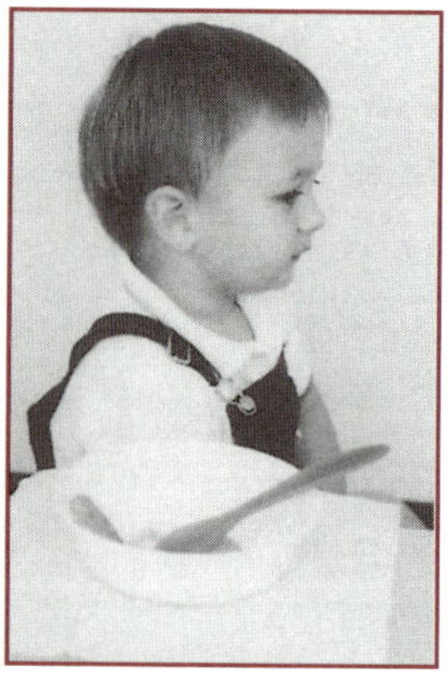

음식을 골고루 먹지 않으려고 하는 아동들의 경우, 입안이나 입 주위의 색다른 느낌들에 대해 예민하게 느끼는 수도 있다.

햇빛이 비치는 해변에 누워있다고 상상해보자. 눈을 감고 맨발을 비추는 따뜻한 햇볕을 느끼고 있다. 이때 누군가 막대기로 당신의 발바닥을 빠르고도 가볍게 건드렸다. 당신의 신경계가 아주 편안히 이완된 상태에 있었고 그러한 촉각적 자극이 아프지는 않았더라도 당신은 화가 나거나 놀라게 될 것이다. 만일 그 사람이 단단한 물건으로 천천히 지그시 눌렀었다면 당신의 반응은 아마 덜했을 것이다. 이것은 빠르고 가벼운 촉각이 단단하고 움직임이 없는 압각보다 신경계를 더 각성시키는 경향이 있기 때문이다. 부정적인 반응을 일으키는 데에 반드시 강렬한 감각이 쓰이는 것이 아니다. 이것은 촉각방어 아동에게도 특히 적용되는 사항이다.

신경계 장애가 있는 아동들은 실제로 촉각자극을 다른 사람에 비해 다르게 경험한다. 다른 아동들에겐 무난하게 느껴지는 것들이 이들에게는 자극적인 것이 될 수 있다. 때때로 아동들은 자신이 느끼는 것을 우리에게 말해주기도 한다. 어떤 아동들은 연필 끝이 마치 바늘이나 전기쇼크로 느껴지거나 벌레가 무는 것 같다고도 한다. 가끔은 촉각을 간지럼으로 느끼는데, 비록 아동이 반사적으로 킬킬 웃어댄다 해도 이것은 즐거운 자극으로 받아들여지는 것이 아니다. 흔히 촉각방어의 아동은 다른 사람들이 자신을 화나게 하거나 불편하게 한 것에 대한 느낌을 충분히 의식하지 못한다. 촉각처리의 어려움은 보통 뇌간이나 대뇌반구의 전의식(subconscious) 부분에서 일어나며, 따라서 아동들은 자신이 촉각에 대해 반응하는 것을 깨닫지 못한다. 자기조절이 잘 되는 아동들은 자신의 피하는 행동에 대해 사회적으로 받아들여질 만하게 양해를 구하는 방법을 찾아내기도 한다. 아동의 뇌가 촉각에 대해 도망가라고 요구할 경우, 아동은 "물 마시러 가고 싶어요"라고 하거나 "화장실에 가야 해요" 또는 "우리 엄마는 내가 그런 것 하는 걸 싫어해요"라고 말할 수도 있다. 그러는 사이 아동은 흔히 처량해지고 , 그 처량함은 다른 사람들을 섭섭하게 하는 행동들로 이어진다.

> **"촉각방어의 아동은 종종 다른 사람들이 자신을 화나게 하거나 불편하게 한 것에 대한 느낌을 충분히 의식하지 못한다."**

신경계에는 무슨 일이 일어나고 있는가?

촉각방어를 가진 아동에게는 팔을 단순히 건드리는 것이 마치 사나운 동물에게 그렇게 당하는 것처럼 원초적인 위협이 될 수도 있다. 원초적인 위협에 대한 자연스런 대응은 화, 싸움, 도망가기 같은 원초적인 반응들일 것이다.

촉각, 후각, 청각은 동물이 환경적인 위험을 감지하는데 주로 사용하는 감각들이다. 뇌는 자연 속에 생존하도록 진화되어 왔으므로, 주변의 위험을 가리키는 감각에 대해서 일련의 신경학적 반응을 형성한다. 이러한 신경학적 반응들이 주의를 각성시켜 신경계와 근육이 위험에 대항할지 도망칠지를 준비하도록 한다. 사회를 이루고 살아온 수천 년의 생활은 수백 년에 걸쳐 발달한 기본적인 신경학적 패턴을 변화시키지 않았다. 그래서 인간은 자동적으로 위험에 대해 도망쳐버리거나 마주 싸우는 반응을 보인다.

그러나 인간의 뇌가 진화함에 따라 피부에 닿은 물체의 형태와 질감을 받아들이는데 있어서 보다 새로운 정보처리과정을 발달시키기 위해, 싸우느냐 피하느냐의 반응을 억제하는 기전이 형성되었다. 뇌의 일각에서는 보호반응을 억제하고 차분히 촉각 자극의 의미에 대해 주의를 기울일 수 있도록 해준다.

그러므로 촉각에 대한 반응은 두 가지 유형 또는 모드(mode)로 나눠 생각하는 것이 도움이 될 수 있다. 하나는 방어적(defensive)또는 보호적(protective) 유형이라 불린다. 왜냐하면 이것은 동물들이 위험으로부터 스스로를 보호하기 위해 발달된 것이기때문이다. 다른 하나는 변별적(discriminative) 유형이다. 방어적 처리는 단순한 자동적 반응이고, 변별적 처리는 대뇌반구의 복합적인 정제과정을 거치는 것이다. 사람들은 매순간 자신에게 필요한 유형의 반응을 자동적으로 활용한다. 뜨거운 가열기구에 데이거나 곤충에 물리면, 방어 모드로 인계될 것이다. 주머니 안의 100원 짜리와 50원 짜리 동전을 구분해야 하거나, 면과 모의 차이를 느끼는 경우, 우리는 변별 모드에 의존하는 것이다.

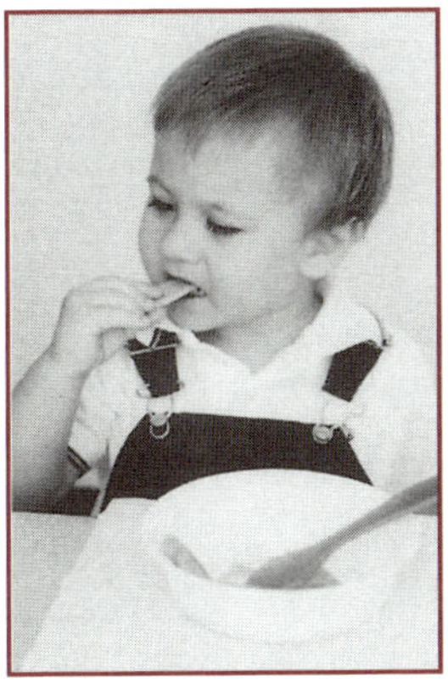

입에는 음식의 질감, 형태, 온도, 맛 등을 규명할 수 있도록 도와주고 먹기, 씹기, 삼키기 과정을 유도하는 많은 감각수용기가 있다.

피부에 느껴지는 촉각의 유형은 반응을 조절하는데 있어서, 방어(보호) 또는 변별 모드 중 어느 것을 선택할지 결정하는데 영향을 미친다. 통증은 방어적 체계를 활성화시키는데 반해 심부압박은 그 체계를 조절(modulate) 또는 억제하는 경향이 있다. 그래서 당신이 정강이를 어딘가에 부딪혔을 때 통증을 가라앉히려 정강이 피부를 문지르는 것이다. 문지르기는 통증 자극의 흐름을 억제하거나 차단하는 촉각 자극을 일으킨다. 압각(pressure sensation)은 보호체계가 과도한 활동을 하지 않도록 균형을 잡는데 도움이 된다. 우리는 모기에 물린 부분을 긁게 되는데, 이것은 심부압박 자극이 촉각계가 가려움을 느끼지 않도록 보호하기 때문으로, 긁는 동안은 가려움이 없어지지만, 멈추면 다시 나타난다. 촉각방어에 대한 치료도 같은 원리에 근거를 두고 있다. 즉, 확실하고 안정된(firm) 심부압박은 괴로움을 유발했던 촉각처리 과정을 조절하는데 도움이 될 것이다.

뇌는 다른 감각, 특히 전정감각과 고유수용 감각을 사용하여 보호모드와 방어모드 사이에서 촉각의 흐름에 균형을 유지한다. 이에 추가적으로 몸 전체로부터 유입되는 촉각들도 어느 특정 촉각 입력의 흐름에 균형을 잡아주는데에 도움이 된다. 그러므로 전정감각과 전체적인 신체의 촉각 및 고유수용 감각이 통합되지 않을 경우 촉각 자극에 대한 두 가지 모드의 반응은 적절히 균형을 이루지 못하게 된다. 촉각방어가 있는 아동들은 보호적인 활동들이 지나치게 많고 변별적인 활동은 충분치 않다. 감각의 의미를 파악하는 대신 싸움 아니면 도피 방식(fight-or-flight)의 반응 중 어느 한 가지로 반응하기 쉽다.

얼굴은 생존하는데 매우 중요한 촉각수용기를 아주 많이 가지고 있다. 동물들은 얼굴 주변에 특별히 보호적인 경향을 가지도록 발달하였기 때문에 촉각방어를 가진 아동들은 얼굴 특히 입 주변에 대해 두드러지게 방어적이다. 이것은 아동이 치과에 갈 일이 있을 때 적잖은 문제를 일으키게 된다. 세수하는 일마저 아동과 부모 모두에게 아주 힘겨운 일이 될 수도 있다. 아동이 3세 이전에는 어느 정도의 회피반응을 보이는 것도 자연스러운 일일 것이나 나이가 많은 아동이 세수수건으로부터 얼굴을 피하거나 한다면, 아동의 신경계는 아마도 방어적 모드 쪽으로 치우쳐 불균형한 상태에 있을지도 모른다.

"촉각방어를 가진 많은 아이들은 머리를 감거나 자르는 것을 잘 견뎌내지 못한다."

촉각방어를 가진 많은 아동들이 머리를 감거나 자르는 것을 잘 견뎌내지 못한다. 촉각계는 머리와 얼굴을 나머지 다른 신체 부위의 체계와 해부학적으로 달리 취급하기 때문에 머리 주변의 방어반응은 신체의 다른 부분들에 비해 더 심각할 수 있다. 이발사가 머리카락이나 두피를 가볍게 건드린다면 방어체계를 과잉각성시키는데 가장 큰 영향을 주는 바로 그 유형의 감각 형태로써 아동을 자극한 셈이 되는 것이다. 이것은 아동을 많이 움직이게끔 할 것이고, 이발사는 일을 계속 하며 인내를 유지하기가 매우 어려울 것이다. 하지만 이발사가 아니라 아동에 대해 애석해 할 일이다. 아동은 더 많이 고통 받고 있으며, 자리를 떠날 때까지 그 문제는 끝나지 않을 것이기 때문이다. 머리감기나 손질하기 이전에 부모가 아동의 두피를 맛사지 해준다면 아동의 불편감을 덜어줄 수 있을 것이다. 압각은 어쩌면 머리카락을 자르고 감는 동안 조절 효과를 계속 지니고 있을 수도 있다.

뇌는 사람이 자기 스스로 시작한 촉각과 다른 사람이 만져서 생긴 촉각을 다른 방식으로 분석한다. 우리가 자신을 스스로 건드리는 경우에 대한 보호반응이라는 것은 있을 수 없다. 다른 사람이 당신을 간질이는 것이지, 당신 스스로 간지를 수는 없는 것이다. 촉각방어가 있는 아동들이 스스로를 깃털로 건드리기를 좋아할 수도 있겠지만 다른 누군가가 같은 깃털로 자신을 건드린다면 불편하다고 느낄 것이다. 아동은 보통 엄마가 만지는 것을 가장 편안해 하고, 낯선 사람이 만지는 것을 가장 불편해 한다. 치료가 효과적으로 진행되려면 아동은 치료사가 자신을 만지는 것을 허용할 수 있을 정도로 신뢰할 수 있어야만 한다.

뇌는 사람이 자기 스스로 시작한 촉각과 다른 사람이 만져서 생긴 촉각을 다른 방식으로 분석한다.

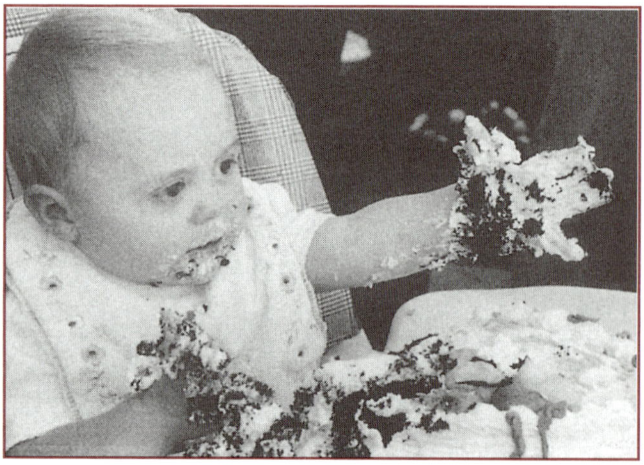

감각통합 접근을 이용한 치료에서 우리는 치료장비들을 카펫이나 다른 질감의 것들로 감싸두어 아동이 여러 장비들을 오가는 동안 자신의 촉각수용기를 자극할 수 있도록 한다. 이러한 촉각들은 바로 자기 자신의 활동에서 비롯한 것이므로, 아동의 신경계는 대개 이들을 통합할 수 있다. 촉각방어가 아동의 내적 욕구를 방해하기는 하지만, 아동에게는 여전히 이러한 욕구들이 존재한다. 우리가 아동에게 내적욕구에 따라서 활동을 선택하도록 한다면 아동은 보통 신경계에 가장 좋은 쪽으로 활동을 할 것이다.

치료사는 또한 다양한 기타 촉각 자극들을 제공하는데, 솔이나 옷, 스폰지, 로션, 쌀/콩/옥수수/모래 상자 등등 여러 질감의 물건들을 활용하여 방어적인 촉각처리반응을 경감시키기 위한 활동들이 이뤄진다. 그러나 이것은 아이가 이러한 자극들을 조절하고 통합할 수 있을 경우에 한한 것이다. 전정감각 자극도 촉각계의 조절에 도움이 될 수 있다. 다양한 형태의 촉각활동들이 때때로 움직임이나 강한 촉·압각 활동과 더불어 활용되는데, 이러한 감각들은 아동이 구조화되도록 돕는데 있어서 함께 작용하는 경향이 있기 때문이다.

무엇이 잘못되었는가?

다른 감각통합장애에서와 마찬가지로, 우리는 아동이 왜 이런 문제를 가지는지에 대해 명확한 답을 알 수는 없다. 우리는 대개 이들 문제의 원인이 무엇이고 언제 시작되는 것인지에 대해서도 추측조차 할 수가 없다. 촉각방어의 몇몇 경우에서 우리는 출생 중 부적절한 산소 상태가 뇌에서 촉각적인 불균형을 유발하는 원인을 제공했을 가능성을 추측할 뿐이다. 촉각을 전달하는 신경핵은 이 때 매우 취약한 상태이다.

우리는 또한 적절한 촉각자극이 부족한 경우에도 촉각방어가 증가된다는 사실을 알고 있다. 동물들이 유아기에 만져주거나 신체적으로 보살펴주지 않으면 그들은 스트레스에 적응하는 능력을 발달시키는데 실패한다. 편안한 촉각 경험이 없이 자라난 Harlow의 원숭이들은 적대적이고 폭력적으로 성장했으며, 사람이나 다른 원숭이들이 자신들과 놀게 두지를 않았다(Harlow, 1958, 1959). 건강한 어른이라도 단 몇 시간만 감각경험이 박탈된 상태로 두면, 다시 일상적인 환경으로 돌아오더라도 한동안 과흥분적이고 산만해지게 된다.

감각통합장애를 가진 아동 중 실제로 촉각 발달에 필요한 촉각이나 신체적인 돌보기(touching and handling)가 박탈되었던 경우는 극히 드물다. 대신 아동은 자신이 받아들인 감각을 통합하지 못하는 것으로 보인다. 그들도 다른 아동들만큼이나 안아주고 사랑스럽게 쓰다듬어 주었지만, 이런 경험만으로는 뇌가 잘 발달되도록 하기에 부족했던 것이다.

비고: *이 Chapter의 주제에 관한 L.Diane Parham 의 전문논평이 부록 A에 수록되어 있다.*

부모님을 위한 조언

다음의 제안들은 촉각방어를 보이는 것 같은 아동을 도울 수 있는 방법들이다. 부모들이 해야 할 일 중 가장 중요한 것은 이들 문제가 실제의 것임을 아는 것이며, 여러 다양한 상황에서 아동의 반응을 존중하는 것이다. 이를 정서적이거나 행동적인 문제로 다루는 것은 상황을 더 악화시키기 쉽다.

- ▶ 가볍고 간지러운 접촉은 대개 안정되고 지속적인 압력보다 더 자극적이다. 아동을 만질 때 손가락 끝 보다는 손바닥을 이용하는 것이 덜 자극적이다.
- ▶ 아동이 학교에서 맨 앞 또는 뒤에 서거나, 원형으로 모여 앉을 경우 다른 아동들 뒤에 있을 수 있다면 중앙에 서 있어야 하는 경우보다 편안하게 느낄 수도 있다. 아동이 사람들 속에서 스치며 가벼운 접촉을 하는 것이 아동에게 자극적일 수 있고, 이것이 분노 등의 정서적 폭발을 유도할 수 있다는 사실에 대해 선생님이 이해하도록 도와야 한다.
- ▶ 안정되고 지속적인 압박은 자극적인 촉각들을 압도하는 경향이 있다. 이것이 바로 우리가 다쳤을 때 자연스럽게 문지르게 되는 이유이다. 안정된 형태의(firm) 마사지나 아동을 쿠션 사이에 두고 서서히 눌러주는(sandwiching) 활동은 촉각에 대한 과민성을 진정시키는 데 동움이 될 수 있다.
- ▶ 아동에게 부정적인 반응을 일으키는 것으로 보이는 천, 옷, 놀이재료, 사회적 상황(예. 붐비는 시장 골목 걷기) 들의 유형에 대해 주의를 기울여야 한다. 문제가 가중되기 전에 이러한 자극적인 상황을 피하도록 노력해야 한다.(예. 아이가 좋아하는 천으로 된 옷을 입히기, 붐비는 곳에는 가지 않기)
- ▶ 점차적으로 다양한 촉각 경험들을 놀이, 식사, 목욕시간 등에 섞어 보아라. 아동은 보통 새롭고 어쩌면 위협적일지도 모를 감각들이 자신에게 부과되듯이 주어지는 것보다, 자기 스스로 이런 활동을 시도하는 것을 훨씬 쉬워 할 것이다. 당신 자신에게 먼저 해보이면서 재미있게 만들고 상상놀이를 동원하라. 참여하도록 강요하지 말아라.
- ▶ 능동적이고 아동 중심적으로 촉각경험들을 하도록 적극 북돋워 주어야 한다. 아동들은 수동적으로 적용된 감각보다 능동적인 참여를 통해 얻는 촉각적 감각으로부터 많은 것을 얻는다.
- ▶ '근육을 많이 쓰고 힘도 많이 드는 일(heavy work)'을 활동으로 제시한다. 시장가방이나 빨래바구니 옮기기, 무거운 짐가방 메기, 밀고 당기기 놀이, 뛰어오르기 활동 등은 모두 진정작용이나 촉각적 감각을 조직화하는 감각 유형들이다.
- ▶ 아동이 당신을 조절하려고 한다거나 당신 인생을 곤란하게 만들 작정을 했다고 생각하게 되기 쉽다. 아동이 당신에게 무언가가 자신을 '짜증나게 한다(hurt)'고 말하는 경우, 아동을 믿어주어라. 아동을 믿어줄 기회로 이용해라. 또한, 친척들과 선생님께 아동이 그들의 관심과 애정에 대해 거부적으로 반응하는 것이 아니라 만져지는 느낌 때문에 그러는 것임을 잘 설명 드리는 것도 도움이 될 수 있다.

이 외에도 담당치료사가 특별히 아동에게 적합한 촉각적 활동들을 많이 제안해줄 수 있을 것입니다. 치료사에게 아이디어들을 문의하시고, 다양한 경험들에 대한 아동의 반응에 대해 반드시 상의한다. 과잉자극(overstimulation)과 흥분성(excitability) 반응의 징후에 대해서는 별도로 항상 유의하여야 한다.

촉각방어 점검표

아래 질문들은 촉각방어의 징후와 증상에 대한 것이다. 촉각방어는 같은 연령대의 아동들이 그다지 성가시다고 여기지 않는 촉각이나 질감에 대해 회피하거나 혐오스러워 하는 특징을 보이는 것이다. 모든 징후와 증상이 한 아동에게 나타나는 것은 아니며, 어떤 것은 감각통합 장애가 없는 아이들에게도 나타날 수 있다. 아동들은 움직임이나 소리 같은 다른 감각에 대해서도 과도한 반응을 보일 수 있다. 어떤 상황이나 활동의 감각적 측면에 대해 매우 민감하고 불편해하는 특이한 반응을 보일 수 있는데, 이런 반응들을 보이는 아이들은 행동이나 정서 문제를 가진 것으로 쉽게 오인 될 수 있다.

아동은 다음과 같은 증상이 있다.

- ☐ 얼굴 만지는 것을 피하거나 얼굴 가까이로 뭔가 다가오면 고개를 돌립니까?
- ☐ 얼굴을 씻겨주거나 머리 감기는 것을 싫어합니까?
- ☐ 치과에서 치아를 검사하거나 세정하는 것을 보통의 경우보다 더 괴로워합니까?
- ☐ 머리카락이나 손, 발톱 깎을 때 지나치게 괴로워합니까?
- ☐ 친근하고 애정 어린 태도인 경우에도 사람들이 자신을 만지는 것을 싫어합니까(껴안을 때나 어깨를 토닥일 때 빠져나오려 하거나, 친구와의 신체 접촉을 피하는 경향을 있어 친구들과 이야기 하거나 어울리고자 하더라도 신체 접촉은 꺼리고 있습니까)?
- ☐ 신기하게도 접촉에 대한 반응이 때때로 차이를 보입니까?
- ☐ 옷 입기 또는 특정한 옷이나 옷의 일부분에 대해 부정적인 반응을 나타냅니까(예. 신축성 허리밴드, 특정한 소매길이, 솔기부분 등)?
- ☐ 뒤에서 또는 쉽게 볼 수 없을 때 다가서면 더욱 놀라는 것 같습니까?
- ☐ 사람들이 가까이 있으면 힘들어합니까(예. 줄을 선다거나 무리지어 있을때)?
- ☐ 특정한 표면이나 감촉을 유난히 만지고 싫어하거나 회피합니까(예. 담요, 카페트, 봉제완구 등)?
- ☐ 모래나 핑거페인트, 풀 등의 재료는 손대기를 싫어합니까?
- ☐ 맨발로 있는 것을 회피합니까(특히 모래나 잔디)?
- ☐ 음식의 질감이나 온도에 유난히 까다롭습니까?

애슐리 이야기:
시지각 문제를 가지고 산다는 것

애슐리는 매우 창의적인 미취학 아동이다. 애슐리는 이젤에 그림 그리는 것을 좋아해 기발한 그림을 크게 그렸었고, 노래 부르고 음악에 맞춰 춤추기도 즐겼다. 그러나 자라면서 학교에서 해야 할 활동이 점차 어려워졌고, 애슐리는 더 많은 문제를 가진 것으로 보였다. 7살이 되어서도 애슐리는 여전히 알파벳 쓰는 방법을 기억하는데 문제를 가지고 있었다. 특히 칠판의 글을 받아 적기가 어려웠다. 또 글씨를 쓸 때 너무 눌러 써서 계속하여 연필심이 부러졌다. 오래지 나지 않아 선생님은 애슐리가 읽기에서도 종종 글자를 거꾸로 읽고, 수학 부호를 바르게 늘어놓는 데에도 어려움이 있어 추가적인 도움이 필요하다는 것을 알게되었다. 작업치료 평가에서는 시지각 문제와 관련하여 평가하였고, 애슐리는 신체 인식과 운동감각에 대한 정보처리 과정에 문제가 있는 것으로 나타났다.

이들 모든 감각운동 요소들이 애슐리의 학교에서의 수행 능력에 영향을 주었다. 작업치료에서는 애슐리가 높은 수준의 시지각 활동을 준비할 수 있도록 하기 위해 많은 움직임과 근육을 많이 쓰고 힘도 많이 드는 일(heavy work)들을 경험하도록 함께 제시했다. 치료가 진행되면서 학교생활은 애슐리에게 점점 수월해졌고 선생님과 부모는 아동이 학교나 집에 있는 동안 지원하는 방법들을 배웠다.

> "감각 정보처리의 발달은
> 읽기와 연산(산수, 계산)의 바탕이 된다."

CHAPTER 8

시지각 및 청각-언어 장애

시각과 소리에 대한 지각, 학습과 언어에 대한 연관성

수십 년 전까지는 시지각(visual perception)이나 청각(정보) 처리, 언어 부분들이 학습이나 발달 또는 기타 신경학적 장애를 가진 사람을 연구할 때의 주요 영역들이었다. 이들은 여전히 교육자들의 주요 관심 분야로 남아있다. 시지각 검사들도 아직 사용되고 있는데, 이런 검사들이 항상 학습문제의 많은 유형들을 밝혀내거나 명료화 하지는 못한다. 아동의 시지각 기능이 좋지 않을 경우, 종종 지필과제와 책상에서 하는 퍼즐 같은 종류의 활동을 받아들게 된다. 이런 접근은 아동이 일부 시지각 과제에서 성공할 수 있도록 기술을 증진시켜 주지만 읽기 활동을 할 때 시각계를 효율적으로 사용하는 것 같은 일반적인 능력에는 도움이 되지 못할 수도 있다.

감각처리(능력)의 발달은 읽기와 셈하기의 기본이 된다. 교육프로그램에서는 간혹 아동이 학습이나 시지각 과제 수행에 필요한 감각적 기반이 발달되어 있다고 간주한다. 사회는 학교에 아동들을 더 잘 가르치라는 압박을 가하므로 학교는 때로 더욱더 어린 아동들에게 읽기 교육을 시도하는 것으로 대응한다.

어떤 아동들은 유치원에서의 읽기 활동에 알맞은 뇌를 가지고 있지만 어떤 아동들의 경우 인쇄된 글자를 말하기 언어로 이어가는 시각적 처리능력이 적절히 발달되어 있지 못하다. 이런 아동들을 긴 시간동안 책상 앞에 앉혀두는 것은 그들의 발달을 증진시키는 데 필요한 많은 기본 감각 경험(예. 전정감각, 고유수용 감각, 촉각)들을 박탈하는 것이다. 감각통합 기능이 충분하지 않은 일부 아동들에게는 그들이 시각 처리를 지원할 만한 능력을 증진시킨 이후로 읽기 교육을 연기해 준다면 장기적으로 볼 때 더 빠르고 우수하게 읽기를 학습하는데 도움이 될 것이다. 또한 이 전략은 건강한 자아 개념을 유지하도록 하는 데에도 도움이 된다.

책의 내용을 시각적으로 훑어보고 모양과 글자, 숫자를 서로 구분해 내는 것은 읽기 등의 기능에 중요한 기반이 된다.

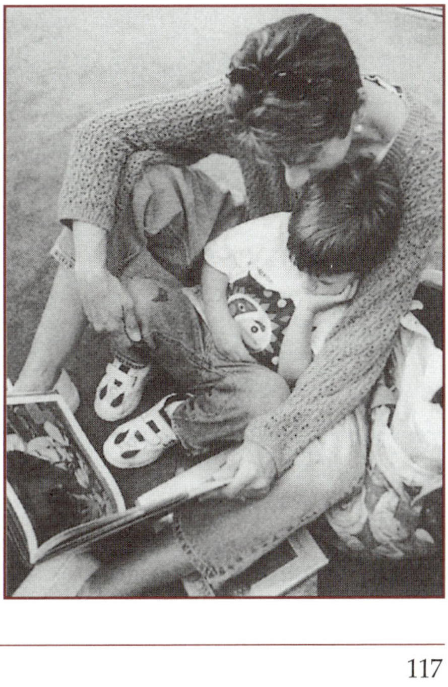

시각 및 청각 처리들은 중요하며, 좋은 언어 능력의 발달은 교육 프로그램이나 감각통합 접근을 이용한 치료에서나 주요한 목표이다. 보기, 듣기, 말하기는 능력 있는 사회의 일원으로 존재하는데 중추적인 것이다. 그렇다면 왜 감각통합에서 훈련받은 치료사들이 이들 기능에 대해 직접적으로 주의를 기울이는 비중이 작아보이는가? 왜냐하면 치료사들은 이러한 능력들이 보다 기본적인 많은 뇌기능의 최종 산물이라고 생각하기 때문이다. 감각통합장애를 가진 대부분의 아동들은 뇌의 전정, 고유수용, 촉각 감각처리 기능들을 발달시킬 필요가 있다. 치료사가 시각이나 청각 처리에 거의 주의를 기울이지 않는 것으로 보이더라도 그는 평소 이들 처리과정이 궁극적으로 발달해가는데 필요한 감각운동적 기반을 마련하느라 노력하고 있는 것이다.

"감각통합장애를 가지고 있는 대부분의 아동들은 뇌의 전정감각, 고유수용 감각, 촉각처리기능을 발달시킬 필요가 있다."

시지각 문제

공간 및 형태 지각

우리들은 아기였을 때 사물이 어떻게 보였었는지에 대해 이미 잊어버렸다. 출생 직후 우리는 지금처럼 사물을 의미 있는 이미지로 보는 것이 아니다. 우리는 매우 빠르게 엄마의 얼굴을 인식하는 법을 배운다. 엄마의 등장은 즉 음식과 안락함이 가까이 있다는 것을 의미하기 때문이다. 이후 주변환경으로 이동해 공간과 사물의 물리적 성질을 배운다. 이러한 신체적인 감각운동 지식은 점차 시각 정보와 통합되어 시공간(visual space) 및 형태 지각(form perception)을 형성하는 것이다.

우리가 전혀 앞을 볼 수 없다 해도, 중력으로 설명되는 어느 정도의 공간감각은 가지고 있다. 태내에 있을 때에도 우리의 중력수용기에 자극이 들어와 어느 쪽이 위이고 아래인지를 알려주는 것이다. 엄마의 움직임은 우리의 운동수용기를 자극하여 방향과 속도에 대한 감각을 제공한다. 그러므로써 태아의 뇌는 자궁 바깥세상으로 나가는 계획을 시작하는 것이다. 근육과 관절의 수용기들은 뇌에 정보를 보낼 준비를 하고 자궁의 아직 닫혀있는 부분들이 근육과 관절감각을 일으킬 만한 대부분의 움직임을 막고 있다. 출생과 함께 우리는 주변의 더 풍부한 공간에서 많은 것들을 움직이고, 보고, 들을 수 있게 된다.

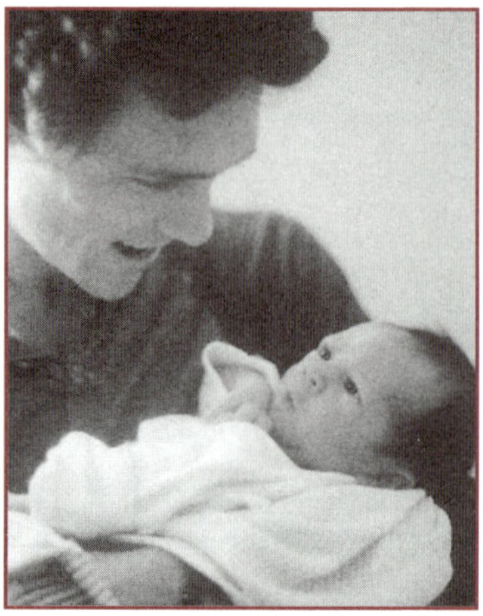

아동이 양쪽 눈을 조절하여 목표물에 초점을 맞출 수 있는 능력은 사람과 주변 세상에 대한 명료한 이미지를 얻는데 도움이 된다.

우리의 모든 신체적 움직임은 우리가 자리잡고 있는 공간과 관련하여 일어난다. 공간의 규모와 이에 대한 우리 신체의 관계를 이해하는 능력은 우리가 꼭 학습해야 하는 과정이다. 자기 주변에 얼마나 많은 공간이 있는지 인식하고 그 공간에 대해 자신을 어떻게 적응시켜야 할지를 배우지 못하는 아동이라면, 아동은 자신의 물리적인 환경과 상호작용하는 데에 매우 힘든 시간을 보내게 될 것이다. 아동이 겪는 어려움들은 크레파스로 색칠하기나 연필로 쓰기, 글의 줄을 따라가며 읽기, 공 던지기, 자기 방 정리정돈하기 등을 하는 방법에서 가장 두드러지게 나타난다. 다른 아이들과 줄을 서 있거나 게임을 할 때의 문제가 있을 때 그것이 잘못된 공간지각(spatial perception)으로 인한 것이라는 점에 주목하기는 어려울 수도 있다.

만일 우리의 뇌가 땅이 어딘지,

그리고 머리와 몸이 움직이고 있는지 아닌지 대해 알 수 없는 상태라면 우리가 보는 것들은 제대로 그 의미를 지닐 수 없을 것이다. 뇌가 눈과 머리를 지탱해야만 우리는 주변 환경에 대한 명료한 이미지를 얻을 수 있는 것이다. 또한 뇌는 사물이나 사람들의 움직임에 따라 눈을 조절할 수 있어야 한다. 전정감각이나 눈 그리고 목 부분의 감각처리에 장애가 있으면 대체로 시지각 상태가 나빠질 것이다.

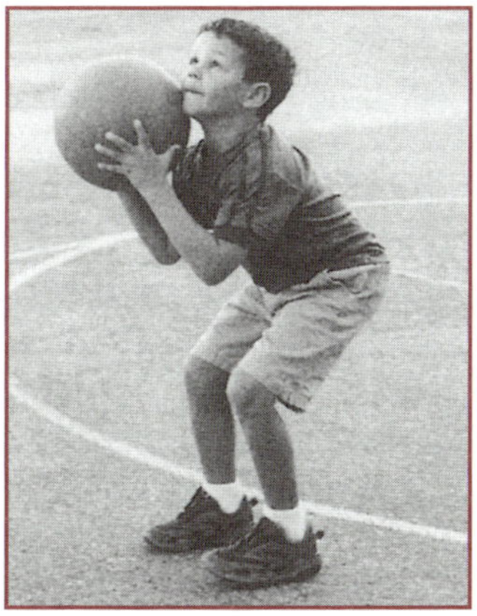
눈, 머리, 손 움직임들의 협응능력은 공 던지고 받기 같은 많은 기능들을 가능하게 한다.

자율적인 움직임

우리는 공간을 받아들이고 적응반응(adaptive response)과 그로 인한 감각입력을 통해 그 공간에 자신을 관련시키는 방법을 배운다. Richard Held와 Alan Hein은 적응반응이 시지각 발달에 얼마나 중요한지를 나타내주는 몇 가지 흥미로운 실험을 하였다. 한 실험은 갓 태어난 고양이에 대한 것으로, 상자 안에 든 기구에서 실시되었다. 몇몇 새끼 고양이들은 걷거나 상자주위로 기구를 끌고 다니게 두었고, 다른 고양이들에게는 수동적으로 태워주기만 하였다. 두 그룹의 고양이들은 모두 상자의 벽을 보게 되는 상황이라 시각적 경험은 같았다. 수동적으로 이동되기만 했던 고양이들의 경우 시력이 발달하기는 했으나 이것을 자신의 움직임을 효과적으로 유도하는데 사용하지 못했다. 그들은 발을 적절한 위치에 올려두지 못했고, 떨어질 수 있는 곳에서도 발을 재빨리 치우질 못했으며 물체에 다가갈 때에는 눈을 깜박이기도 했다. 기구를 당기며 활발하게 움직인 고양이들은 이런 문제 없이 정상적으로 발달했다. 수동적인 움직임과 시각은 그리 충분한 조건이 못된다. 사람은 시각과 운동 정보를 통합하기 위해서는 스스로의 움직임을 미리 예상하고 있어야만 한다. 고양이를 기구에서 놓아주었을 때, 수동적으로만 이동하곤 했던 고양이들은 다시 정상적으로 움직이기 시작하면서 이후 빠르게 자신들에게 필요한 기능들을 발달시켜 나갔다.

Held와 Hein은 모든 사물의 위아래가 뒤바꾸어 거꾸로 보이는 프리즘 안경을 쓰는 사람들을 대상으로 실험하기도 하였다. 거꾸로 보이는 방식의 시각입력에 뇌가 적응하게 되면 사물들은 다시 제대로 있는 것처럼 보였다. 그러나 이 안경을 쓴 사람들은 자신들이 능동적으로 움직여보며 움직임을 통하여 만지고 느낀 것을 본것과 연결할 수 있을 때에만 이러한 적응반응을 보였다.

진화를 통한 적응

수백만 년 전 동물들은 자신을 공간과 자연의 사물에 관련시키며 움직이고 다녔다. 시지각도 그러한 자연환경 속에서 생존하는데 중대한 적응적 반응들을 거치며 진화되었다. 생존은 먹이를 찾고 취득하며 다른 동물의 먹이가 되지 않도록 피하는 것들과 관계되어 있다. 첫 번째 척추동물인 어류와 양서류들의 경우, 시각이란 그저 아주 특정한 방식으로 움직이는 사물을 알아보는 능력에 지나지 않는다. 개구리는 파리같이 움직이거나 개구리를 잡아먹는 동물 같이 움직이는 대상만을 볼 수 있을 뿐이다. 배고픈 개구리라도 움직이지 않는 먹이는 무시할 것이고, 아무것이라도 매달려 흔들리고 있는 작은 것이라면 잡으려고 애쓸 것이다. 이것이 수백만 년 동안 가장 진전된 형태의 시지각이라면, 그것은 고정된 사물에서 작은 상세한 부분을 봐야 할 필요가 없

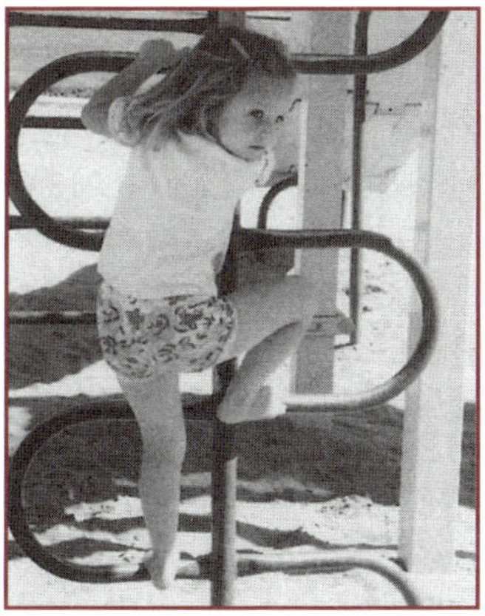
아동들은 주변에서 보는 사물들에 자신의 운동감각, 위치감각, 촉각을 조화롭게 대입시켜서 물리적인 외부세상을 통과해 나간다.

었기 때문이다.

다음으로 공간지각 능력은 진화하여 파충류들이 효과적으로 움직이며 다닐 수 있도록 하였다. 어류, 양서류, 파충류에서는 시각입력이 거의 전적으로 뇌간에서 처리된다. 따라서 이 동물들은 아주 작은 대뇌반구를 지녔다. 도마뱀이 움직일 때 뇌간의 일부분은 도마뱀이 보는 모든 이미지들을 기록한다. 이 정보를 이용해 도마뱀은 길을 아주 잘 찾을 수 있다. 사물에 부딪히지도 않고 약탈자로부터 잘 도망가며 숨을 만한 좋은 장소를 찾아낸다.

초기 포유동물은 모든 방향의 많은 사물들을 볼 수 있는 나무 위에서 살았다. 나무 위에서 사는 것은 뇌의 발달에 있어서 시각계가 주요한 역할을 하도록 하였다. 원숭이나 사람 같은 영장류들은 중심와(fovea: 안구 망막의 중앙부분)와 대뇌피질을 포함하여 높은 수준의 시각처리를 하도록 진화되었다. 중심와는 시야의 작은 단편들을 분리시키고 고정된 사물에서 작은 부분을 구분해낼 수 있게 하는 특수 수용기를 가지고 있다. 대뇌피질은 이러한 뒤얽힌 시각적 세부사항들을 처리한다. 그러나 먼저 뇌간과 대뇌반구의 하위 단계에서 전반적인 감각적 형상들을 구조화해야만 한다.

진화 중 수억만 년 전부터 신경학적 처리과정의 발달로 작은 세부 항목들과 상징적인 의미를 분석할 수 있도록 하기 위해 전체 신체의 움직임과 전정감각, 촉각, 고유수용 감각의 통합들이 그 길을 닦아두었다. 자세한 세부 사항과 상징을 받아들이는 신경학적 기전은, 건물이 기반공사 이후에 지어지는 것처럼, 그보다 더 오래되고 보다 기초적인 과정을 바탕으로 진화된 것이다. 지붕이 흔들리더라도 집은 서 있을 수 있지만, 기반이 안전하지 못하면 무너질 것이다. 감각통합의 틀을 이용하는 치료는 자연적인 접근을 기본으로 한다. 우리는 자연이 척추동물의 진화과정 동안 이뤄 놓은 것을 개략적으로 같은 방식을 취해 따라하는 것이다. 우리는 먼저 감각운동의 기반을 쌓아 놓고 나서, 다음으로 고위 뇌기능을 다룬다. 뇌가 이미 그렇게 발달하도록 디자인되었기 때문이다.

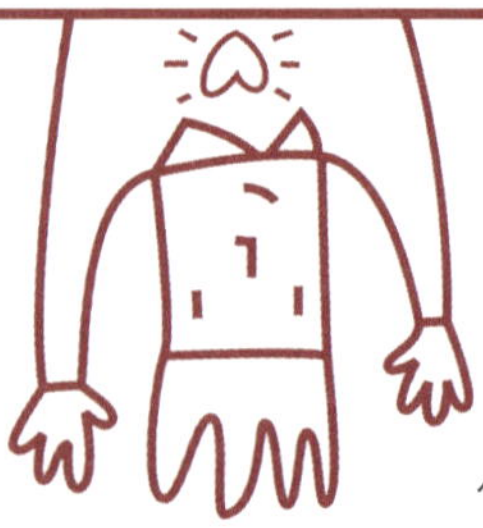

감각통합의 이해

시지각 문제

시지각이 어떻게 아동의 학업능력이나 운동장 활동에 주요하게 영향을 미치는지를 바르게 이해하기 위해서는 초보 촬영기사가 찍은 홈비디오를 볼 때의 느낌을 상상해보라. 촬영기사가 움직이면서 찍었기 때문에 화면은 흔들리고 고르지 않다. 당신은 지금 보고 있는 자료에서 중요한 부분들을 따라 보려면 대단히 집중을 해야만 할 것이다. 이것은 시지각 문제가 있는 아동이 학교에서 느끼는 것과 비슷하다. 그들이 칠판에 시선을 고정하고 있으려면 상당히 어렵게 집중해야만 할 수도 있다. 아동들이 그렇게 힘들게 시선의 초점을 유지하고 있자면 그들은 다른 아동들에 비해 훨씬 빨리 피로를 느낄 수 있고, 가르쳐준 내용의 개념을 전반적으로 이해하는데 필요한 중요 세부사항을 놓칠 수도 있다.

게다가 촬영기사가 너무 빠르게 한 화면에서 다른 화면으로 초점을 돌리기라도 하면, 이를 보던 당신은 순간적으로 지남력을 상실할 수도 있다. 이러한 경험은 아동이 칠판을 바라보다가 다시 책상 위의 과제로 시선을 이동시키는데 갖게 되는 어려움과 비슷한 것이다. 아동들은 칠판에 적힌 것을 보고 적어야 하는 과제를 하는 경우, 칠판과 공책으로 계속 시선을 전환하는데 걸리는 시간이 증가되기 때문에 이를 마치는데에 더 오랜 시간이 걸리게 된다.

이원적 시지각 모드

> “전정감각, 고유수용감각, 그리고 시각 정보가 통합되어 신체를 공간 속에서 성공적으로 ‘운행’하는데 이용될 ‘지도’를 만들어 낸다.”

사람이 시각입력을 처리할 때에는 뇌간과 대뇌반구 두 주요한 차원에서 뇌 활동이 이뤄진다. 뇌간 모드에서는 전정감각 입력, 눈과 목 그리고 신체로부터의 고유수용감각, 시각입력이 하나의 복합적인 감각처리과정으로 일원화된다. 목 근육에서의 감각이 이 과정 동안 머리를 고정하고 있는 것은 매우 중요한 일이다. 전정감각, 고유수용감각, 그리고 시각 정보가 통합되어 신체를 공간 속에서 성공적으로 ‘운행’하는데 이용될 ‘지도’를 만들어 낸다. 이 지도가 없으면 사람은 물건에 부딪히지 않고, 친구에게 공을 던지고, 종이에 바르게 선을 긋는 일들을 하기가 매우 힘겨울 것이다.

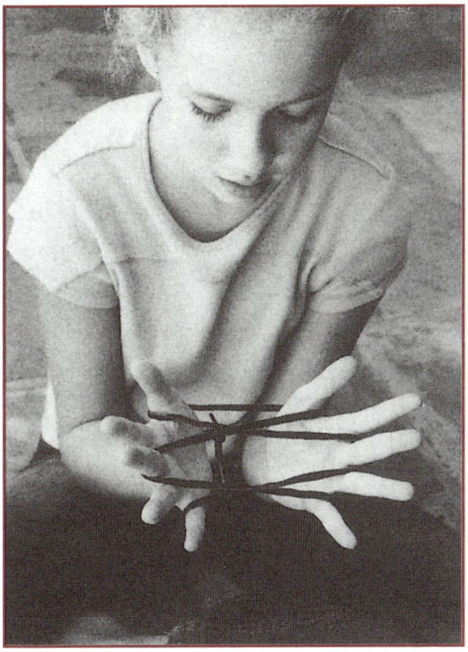

우리가 본 것을 느낀 것과 함께 분석하는 것은 복잡한 활동을 계획하는데 도움이 된다.

전정감각, 고유수용감각, 시각이 뇌간에서 일원화되면 그들은 보다 특화된 처리과정을 밟기 위해 대뇌반구의 여러 부분으로 이동한다. 이러한 대뇌의 처리과정으로 인해 우리는 어느 일부분의 작은 영역을 알아보고 그 배경과 연관해서도 알 수 있다. 이것은 또 우리가 의도적으로 사물을 주시할 때 눈을 조절하는 것을 돕는다. 눈의 근육들은 알파벳 글자의 상세한 특정 부분을 알아보도록 중심와를 향해 정조준(just right)되어 있다. 전정감각과 고유수용감각이 적절히 조직화되어 눈이 계속 유연하게 움직이도록 하지 못한다면, 아동은 책을 읽을 때 심한 불편감으로 고통 받을 수 있다. 이것은 우리가 경미하게 흔들리는 필름의 영화자막을 읽으려 할 때 느끼는 불편감과 유사하다.

만일 대뇌피질의 시각영역이 전정계 및 근육, 관절, 피부와의 정보전달에 있어서 원활하지 않다면, 시각적 변별력(visul discriminarion)도 좋지 않을 것이다. 그러므로 신체로부터 명확한 정보를 받지 못하는 아동은 흔히 시지각 문제를 가진다. 주요 문제가 전정감각 처리에 있는 아이들도 시지각 검사에서 낮은 점수를 받을 수 있다.

시각처리에 두 가지 모드를 가지는 경우 중요한 것은 이들이 함께 작용하고 서로 상호작용하도록 하는 것이다. 아래에 다뤄지는 것은 뇌간과 대뇌 모드가 상호작용하는 형태에 대한 좋은 예이다.

한 아동이 놀이터에서 미끄럼틀 쪽으로 걸어가고 있다. 아동은 뇌의 시각 중추에 미끄럼틀에 대한 이미지를 가지고 있다. 이 이미지의 의미는 뇌간과 대뇌의 처리과정 모두로부터 기인한 것이다. 아동이 미끄럼의 사다리 앞에 이제 기어오를 자세로 서있다면, 아동의 뇌간은 전정감각, 고유수용감각, 그리고 시각 정보를 조직화 해야만 한다. 아동은 이전에 사물을 기어올라가 보았었기 때문에 자신이 사다리를 안전하게 오를 수 있을 거라는 것을 알고 있고, 사다리의 시각적 이미지를 그 물리적인 구조와 자신의 감각운동 능력에 연결시킬 줄도 안다. 뇌간이 아동이 공간 중 어디에 있는지 알 수 있도록 도와주므로, 아동은 실수없이 꼭대기까지 올라간다. 시각, 고유수용감각, 전정감각의 정보들은 아동을 도와 미끄럼틀 꼭대기에서 앉는 자세를 취하도록 조절해준다. 아동은 아래로 미끄러져 내려오며 전정자극에 따른 즐거움을 만끽한다.

> **"신체로부터 명확한 정보를 받지 못하는 아동은 흔히 시지각 문제를 가지고 있다."**

감각통합이 잘 안되는 아동들은 이 과제를 하기에는 신경계 일부나 전체적인 어려움이 있기 때문에 미끄럼틀 타기를 하고 싶어하지 않을 수도 있다. 아동은 미끄럼틀이 얼마나 높은지 알지 못할 수도 있고, 바닥에서 멀리 떨어지는 곳으로 기어오르는데 대해 겁을 먹을 수도 있다. 아동은 고유수용감각이 조직화되어 있지 않아 사다리 위에서 몸을 잘 가누지 못할 수도 있다. 미끄럼틀 꼭대기의 자그마한 바닥은 아동이 자세와 평형조절이 안되기라도 하면 위험한 공간이 될 수도 있다. 중력불안정(gravitational insecurity)이 있는 아동에게는 미끄럼틀에서 더없이 느리게 내려오는 것조차도 마치 바닥으로 미끄러져 떨어지는 것 같은 느낌을 받게 할 수 있다. 전정계가 반응저하 상태인 경우, 아동의 뇌는 충분한 전정자극을 얻을 수 없기 때문에 계속 반복하여 미끄럼틀을 타려고 할 수도 있다.

시지각 문제를 가진 아동에게 감각통합 접근을 하는 치료에서는 뇌간과 대뇌 모드가 함께 작용하여 전정감각, 고유수용감각, 시각 자극들에 반응해야만 한다. 목 근육 부분이 특히 강조되는데, 그 부분의 감각들이 시지각에 중요한 역할을 하기 때문이다. 아동이 엎드린 자세에서 중력에 대항해 고개를 바로 들고 있을 때, (목 부위) 근육의 동시수축은 많은 양의 고유수용 감각입력을 발생시키고, 이것이 뇌간으로 전해져 시각입력의 처리과정를 돕는다. 이 자세를 취하고 있는 동안 중력수용기는 또 다른 자극을 받아들이고, 아동이 움직이면 전정감각이 추가적으로 동원되어 아동이 보는 것이 적절히 받아들여지도록 돕는다

내이, 근육, 관절, 피부에 있는 수용기들을 자극하는 모든 치료적 활동들이 시지각 발달을 도울 것이다. 뇌간의 문제로 인한 장애였다면 보다 쉽게 진전이 있을 것이다. 기초적인 감각계가 고차원적인 뇌기능을 효과적으로 지원해준다면, 이후에는 퍼즐이나 지필과제 등을 시지각 발달을 위해 이용하는 것도 적절하다. 감각통합 접근을 이용하는 치료사는 눈 근육이 더 잘 기능하도록 돕는 것을 전문으로 한 발달 검안사(developmental optometrist)와 공동으로 협의하는 것도 좋을 것이다.

시지각 문제 점검표

아래 질문들은 시지각 문제의 징후와 증상에 대한 것들이다. 모든 항목들이 한 아동에게서 나타나는 것은 아니며, 일부는 감각통합장애를 가지고 있지 않은 아동에게서도 나타날 수 있다.

- ☐ 색을 칠해주거나 선을 그어주었을 때 선 안에 서거나 줄을 맞춰 서는데 문제가 있는가?
- ☐ 퍼즐 맞추기나 블록 쌓기에 어려움을 보이는가?
- ☐ 모퉁이를 돌거나 계단을 오르내리는데 걸음을 잘못 내딛기도 하는가?
- ☐ 장소를 이동할 때 길을 잘 찾지 못하고 쉽게 잃어버리는가?
- ☐ 길을 쉽게 잃어버릴 것을 알기 때문에 낯선 장소에 있기를 싫어하는가?
- ☐ 패턴이나 디자인의 유사성과 차이점을 인식하는데 문제가 있는가?
- ☐ 서랍에서 물건 찾기나 단체사진 중 아는 얼굴 찾기에 어려움이 있는가?
- ☐ 옷 위에 단추나 허리띠를 나란히 배열하거나 신발을 바르게 놓는 데에 어려움이 있는가?
- ☐ 과제물의 일부만 수행하고 전체를 다 보는 데에 문제가 있는 것으로 보이는가?
- ☐ 교실 내의 표시들을 찾는데 어려움이 있는가
(예. 숙제 제출하는 곳이며 연필깎이 위치, 칠판에 숙제 적힌 곳 알아보기 등)?
- ☐ 공작 과제에서 선 따라 자르기, 풀칠하기, 자르는 부분 파악하기 등에 어려움이 있는가?

부모님을 위한 조언

아래의 내용들은 아동이 보다 나은 시지각 능력을 발달시킬 수 있도록 돕는 방법들이다.

▶ 블록 쌓기를 해보도록 북돋워 주십시오. 아동이 보고 할 수 있도록 모델을 만들어주거나 아동이 만들 것에 이름을 붙여 주십시오(예. 다리, 터널, 교회, 주차장 등).

▶ 아동 능력 수준에 맞는 퍼즐을 만들어 준다. 아주 단순한 것에서부터 시작해야 할 수도 있습니다.(예. 도형퍼즐).

▶ '아가야 어딨니?', '나 찾아봐라!' 같은 책들이나 숨은 그림 찾기는 아동에게 어느 한 가지와 다른 것을 시각적으로 구별해보도록 하는 데에 도움이 됩니다.

▶ 모양과 글자를 푸딩, 찰흙, 거품, 모래 등 여러 다양한 소재로 그리는 연습을 하도록 합니다.

▶ 던지기, 받기, 치기 등의 눈-손 협응활동과 실뜨기, 바느질, 풀칠하기 같은 수공예 활동에 참여시키십시오.

▶ 두꺼운 서류철 같은 경사진 면이나, 칠판 같은 수직면 등에 칠하기, 그리기, 쓰기 등을 하도록 하여, 근육과 관절에 부가적인 피드백을 주십시오.

▶ 종이에 크레파스로 따라 그릴 수 있는 미로를 그려주거나, 칠판에 장난감 차를 굴리며 따라 다닐 수 있는 길을 그려 준다. 아동 스스로도 미로나 길을 만들어보도록 한다.

▶ 과도한 시각 자극에 대해 유의한다. 시각적으로 지나치게 산만한 환경은 시각자극에 민감한 아동에게는 통합이 되지 않을 수 있다.

이 외에도 담당치료사가 특별히 아이에게 적합한 촉각적 활동들을 많이 제안해줄 수 있을 것이다. 치료사에게 아이디어들을 문의하고, 다양한 경험들에 대한 아이의 반응에 대해 반드시 상의한다. 과잉자극(overstimulation) 과 흥분성(excitability) 반응의 징후에 대해서는 별도로 항상 유의한다.

청각 및 언어 문제

감각계는 상호의존적으로 발달한다. 청각계는 전정계와 밀접하게 작용한다. Chapter 5에서 우리는 말하기와 언어 문제를 가진 많은 아동들이 전정감각처리, 특히 회전후 안구진탕 반응에서 전정안구반사의 간격이 짧게 나타나는 등 비효율적인 징후를 나타내는데 대해 논의했다. 촉각계와 고유수용계의 연결은 덜 명백하지만 중요하기는 마찬가지이다. 몇 가지 감각체계가 어떤 문제에 관련이 될 경우, 장애가 보다 분명하게 드러나는 것은 보통 청각계가 관련된 경우이다. 그러므로 이 분야에 특성화된 언어병리 및 청각학자가 있는데도 불구하고, 감각통합 접근을 하는 치료사가 일부 청각 및 언어 문제에 마찬가지의 관심을 기울일 수 밖에 없는 것이다.

뇌는 각 부분이 서로 다른 많은 부분들과 상호작용하며 전체적으로 움직이는 경향이 있다. 언어와 말하기를 담당하는 뇌 부분이 제대로 기능하기 위해서는 효율적으로 기능을 발휘하고 있는 나머지 뇌 부분, 특히 감각 및 운동 부분과의 양호한 연계관계가 특히 중요하다. 뇌의 전반적인 정보처리과정이 좋으면 아동은 쉽고 효율적으로 운동계획을 할 수 있게 된다. 말하기, 특히 말하는 것을 배우는 것은 대단히 복잡한 운동계획을 요구한다. 이것은 사람이 자신의 내적 지시에 의거해 동작을 시작하는 능력을 필요로 한다. 그리고 나서 소리를 단어로 만들기 위해 연쇄적인 움직임들을 조율해야만 한다. 뇌에서는 이것 다음으로 어떤 말이 따라 나갈지를 결정해야만 한다. 좋은 발음을 위해서는 입과 혀, 입술의 특별한 움직임도 필요하다.

위의 사항들은 신체 전체의 동작을 계획할 때 포함되는 내용들과 기본적으로 같은 것들이다. 말하기 또는

감각통합의 이해

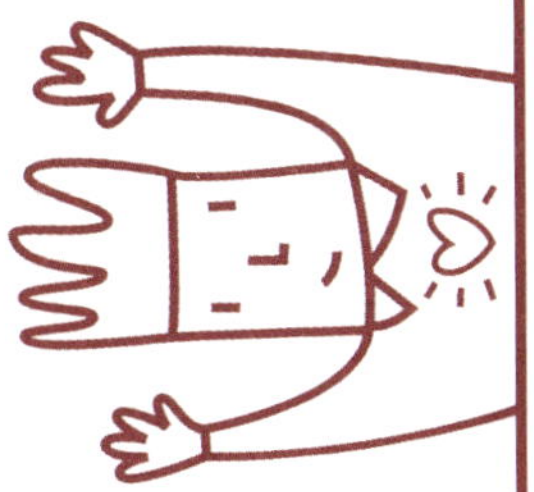

청각-언어 문제

청각처리의 문제가 아동에게 미칠 수 있는 영향을 더 잘 이해하고자 한다면 시끄러운 음식점을 생각해보라. 당신이 누군가의 생일을 축하하기 위해 동료나 친구들 모임에 함께 있다고 상상해보자. 당신이 긴 식탁의 맨 끝자리에 앉았다면, 아마도 다른 사람들의 대화 소리와 근처 주방에서 나는 식기 소리 등 많은 배경 소음이 있을 것이다. 식탁 중앙에 앉은 누군가가 아주 재미있는 이야기를 할 수도 있을텐데, 아마 당신은 이야기의 한 부분씩만 들을 수도 있을 것이다. 이야기가 끝나는 부분에서 사람들은 갑작스럽게 넘어갈 듯 웃어제낄 수도 있는데, 당신이 그것을 놓쳤다고 해보자. 따돌려진 느낌에 기분이 안좋을 수도 있고, 무슨 일이 있었는지 다른 사람들 모두가 알고 있는 것 같은 상황에서는 끼어들기조차 힘들기도 하다.

이것은 청각처리문제를 가진 아동이 교실 상황에서 경험하는 것과 비슷하다. 아동은 선생님에게 귀기울이려고 노력할 수도 있겠지만, 운동장에서 들려오는 소리, 머리 위 전등의 윙윙거리는 소리, 바깥의 차 소리, 뒤에서 소근대는 급우들 소리 등으로 인해 실제로 수업내용을 경청하기는 매우 어려워진다. 이 아동은 흔히 다른 아동들로부터 어떤 시각적인 힌트를 얻기 위해 주위를 둘러보아야 할텐데, 이러한 것들은 아동이 스스로 해야만 하는 일들이 정확히 무엇인지 이해할 수 없게 하기 때문에 동요를 일으키기 쉽다.

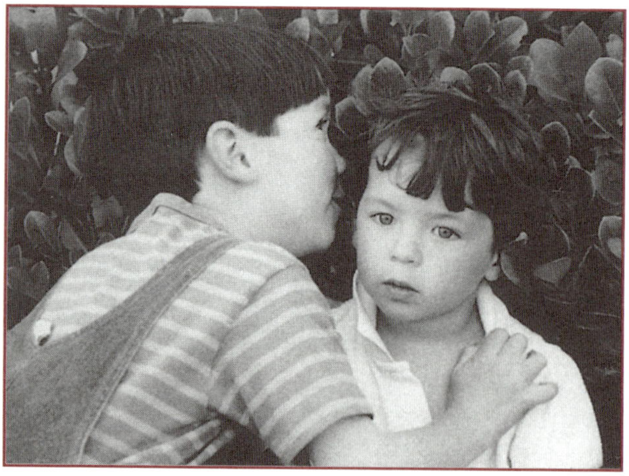

말하기와 언어를 통한 의사소통은 청각 뿐만 아니라 촉각, 시각, 그리고 많은 다른 감각, 운동, 학습, 행동적 기능들의 상호작용에 의해 일어난다.

언어 문제가 있는 아동들이 매우 흔하게 발달적 실행증(developmental dyspraxia)을 가지고 있는 것은 이해할만한 사실이다. 만일 특정한 발음에 문제가 있다면, 구강 실행증일 수도 있다. 또한 실행증 아동의 감각통합과 운동계획능력이 나아지도록 하는 치료는 대개 말하기도 발달하게 한다는 사실 역시 당연한 논리이다. 이것은 전반적인 뇌 기능이 호전되도록 하기 때문에 청각정보의 처리를 돕고, 말하기의 계획 단계를 돕는다. 언어나 말하기에 특별한 훈련이 필요한 경우에는 별도로 언어치료사의 도움을 받아야 할 것이다.

말하기와 언어는 감각통합의 최종결과물 중 하나이므로, 흔히 감각통합 이론의 틀을 이용한 치료의 효과성을 판단하는 측정치로 이용된다. 또한 언어이해능력은 말하기와 언어만큼이나 중요한 정서관련 행동이라든가 자신감을 측정하는 것 보다는 훨씬 쉬운, 행동 측정의 한 수단이 되기도 한다.

청각 처리의 수준/차원

시각 처리에 여러 차원이 있었던 것과 마찬가지로 청각처리에도 여러 차원이 있다. 뇌간에서는 신경핵이 청각입력에 대한 주요한 정보처리 중추이고, 입력된 내용들은 전정감각, 고유수용감각, 촉각, 진동감각 입력들과 연합한다. 더욱이 전정신경핵은 청각입력을 받아들이고 두 종류의 입력된 내용들을 정리한다. 뇌간의 정보처리는 시각정보 처리의 경우에서와 마찬가지로 듣기를 잘 발달시키고 구분하게 하는데 중요하다. 시각기능에서처럼, 뇌간 차원의 처리과정은 언어에 필요한 보다 복합적이고 고차원적인 기능의 기반을 제공한다. 감각통합 접근을 하는 치료는 낮은 차원의 처리과정상의 효율성을 촉진시킴으로써 말하기와 언어발달을 돕는다. 말하기 장애를 가진 아동이 움직임을 동반한 다양한 활동에 참여하면서 발성이 증가하는 것은 흔히 관찰되는 일이다.

청각-언어 문제로 인한 학습장애를 가진 아동들에 대한 연구들에서는 전정감각, 촉각, 고유수용감각을 강조한 치료적 활동과 운동계획에 초점을 두되 직접적인 언어적 훈련은 제외했던 치료를 통해 읽기 점수가 증진되는 것으로 나타났다. 뇌간의 기능을 강화하는 것은 대뇌반구를 도와 읽기에 필요한 언어적인 요구들에 적응할 수 있도록 해주는 것으로 보인다. 운동계획능력과 적응반응의 증진도 고차적인 인지기능을 돕는다.

아동이 2세 6개월 내지 3세 경 말하기 발달에 실패하는 경우, 감각통합 과정을 훈련받은 치료사에게 점검을 받아야 할 것이다. 아동의 문제가 특별히 뇌간의 감각처리과정에 연관된 것이라면 이 부분을 돕는 치료가 바로 아동의 언어발달을 돕는 출발점이 된다. 만일 감각통합치료를 의뢰받은 치료사가 언어치료사(speech and language pathologist)가 아니었다면 언어치료사에게도 평가를 받을 것을 권한다.

청각적 정보처리 장애 점검표

아래 질문들은 청각정보처리 문제의 징후와 증상에 대한 것들이다. 모든 항목들이 한 아동에게서 나타나는 것은 아니며, 일부는 감각통합장애를 가지고 있지 않은 아동에게서도 나타날 수 있다.

- ☐ 말을 걸었을 때 지속적으로 반응하지 못하는가?
- ☐ 말해준 것에 대해 잘못 이해하는 것 같은가?
- ☐ 비슷한 소리의 다른 말로 잘못 이해하는가?(예: "빵 먹을래"를 "깡 먹을래"로 알아들음)
- ☐ 말해준 단어나 문장을 정확하게 따라 말하는데 문제가 있는가?
- ☐ 말할 때 단어를 잘못 소리내거나 다음절 단어를 소리내는데 어려움이 있다는 것을 이해하기 어려워하는가?(예: "헬리콥터"를 "헬코피터"로 말하고도 본인은 모름)
- ☐ 설명이나 지시, 이야기를 큰 소리로 말해줄 때 일부분은 이해하지만, 상세한 것은 거의 모르는가?
- ☐ 조용한 곳에서는 잘 듣지만 소음이 있는 곳에서는 혼란스러워하거나 당황하여 잘 듣지 못하는가?
- ☐ 소리가 난 방향을 파악하는 것이 어려운가?
- ☐ 보면서 동시에 듣는 것을 어려워 하는가?
- ☐ 집단 활동이나 토론, 수업 동안 주의를 기울이지 않거나 흥미를 잃기도 하고, 집단의 특별 이벤트를 회피하는가?
- ☐ 질문을 잘못 이해했기 때문에 답변을 이상하게 하는가?
- ☐ 들으려고 애쓰며 고개를 한쪽으로 기울이고 있는가?
- ☐ 단조로운 어조이거나 지나치게 큰 소리로 말하는가?
- ☐ 소음에 대해 지나치게 과민하거나 간혹 다른 사람이 듣지 못하는 소리를 듣는 것 같은가 ?
- ☐ 사람들이 웃거나 환호하거나 아니면 여럿이 동시에 말하는 경우 당황하거나 산만해지는가? (예. 음식점)

매리앤의 이야기:
자폐로 사는 것

매리앤은 예쁜 아이였다. 아동은 맑은 눈을 가진 조용한 아이여서 모든 사람들은 그런 '다루기 쉬운 아이'를 가진 매리앤의 부모를 복 받은 부모라고 생각했다. 매리앤은 같은 연령의 다른 또래와 비슷한 시기에 뒤집고, 기고, 걸었다. 그래서 매리앤은 적절하게 발달하는 아동처럼 보였다. 매리앤은 2세까지 말을 배워서, 엄마는 그녀를 보육원에 입학시키기로 생각했다. 그러나, 몇 달 지나서 매리앤이 또래와 다르다는 느낌이 들기 시작했다.

매리앤의 부모는 아동이 덜 말하기 시작하고, 매리앤이 조카들과 함께 놀 때 그들이 노는 방법으로 장난감을 가지고 놀거나 다른 아이들과 어울리지 않는 것을 보게 되었다. 매리앤의 사촌인 리사가 인형에게 밥을 먹이고 목욕을 시키는 동안, 매리앤은 자신의 모든 인형을 침대 옆에 한 줄로 늘어놓기를 더 많이 좋아했다. 다른 아동들이 새로운 장난감에 관심을 보이고, 끊임없이 여러 가지 방법으로 놀 때, 매리앤은 몇 개의 친숙한 인형과 특정물건, 예를 들어 줄이나 린트 천같이 다양한 놀이의 기회를 제공하지 않는 물건을 더 좋아했다. 매리앤은 엄마와 아빠에게는 애정이 있지만, 다른 가족들에게는 저항을 보였다. 다른 가족들은 매리안이 그들을 좋아하지 않는다고 지적하였다.

3세가 조금 지나서, 매리앤은 몇 개의 구를 사용하였지만, 같은 구를 반복하는 경향이 있었다. 이러한 반복현상은 일어난 사건과 무관하게 반복되었다. 매리앤은 다른 아동들에게 관심이 없었고 혼자있기를 더 좋아했다. 매리앤은 입는 것, 먹는 것, 갈 수 있는 곳, 주변 사람에 대하여 더 많이 까다로와졌다. 매리앤의 엄마는 매리앤이 하루를 정리하고, 집에서 자신을 당황스럽게 하는 것들로부터 보호하는데 상당한 노력을 하고 있다는 것을 깨닫게 되었다. 3세 6개월에 매리앤은 자폐로 진단받았다. 처음에 이 소식은 망연자실감과 혼란스러웠다. 그러나 얼마 후, 매리앤 부모는 진단명이 아이의 많은 부분을 이해하고, 아동에게 필요한 도움을 찾는데 도움이 된다는 것을 알게 되었다.

자폐아동

전문적인 감각통합의 필요에 대한 이해와 관련 질환과의 도전

자폐는 처음에 인가된 이후로 전문가와 부모들을 당혹하게 만든 뇌의 장애이다. 자폐아동은 이 책에서 설명한 감각통합문제를 보이는 다른 아동에서 나타나는 감각통합처리 결핍과 연관된 많은 증상을 보인다. 그리고, 이와 관련지어 아동의 상호작용은 주어진 환경 내에서 저하를 보인다. 그러나, 자폐아동은 감각운동영역과 다른 영역 모두에 부가적인 문제점을 보인다.

자폐는 종종 1명 혹은 2명의 가까운 사람을 제외하고는 다른 사람과 관계맺는 것이 어렵다. 자폐아동은 '자신의 세계에 있는 존재' 로 설명되어져 왔으며, 종종 그 세계에 다른 사람이 방해하는 것을 원하지 않는다. 자폐아동이 말을 배운다면, 단어의 발음은 정확하지만 전형적인 단어의 억양에 결핍을 보이고, 단조로운 소리를 내고 앵무새처럼 소리를 내는 등 사용하는 언어는 제한적이다. 자폐아동은 종종 다른 아이들이 감정을 표현하는 방법으로 감정을 나타내지 않는다. 어떤 때는 사랑이나 공포 같은 감정조차도 전혀 보이지 않는데, 다른 때에는 매우 감성적이어서 짜증을 잘 내고 매우 공격적이고 감정상태가 상당히 유동적일 수도 있다.

수년에 거쳐, 감각통합 훈련을 받은 치료사들은 그들의 임상현장에서 자폐아동을 다루는 경우가 증가되고 있다. 자폐아동의 어떤 경우는 다음과 같은 치료에 효과를 본 경우와 약간 본 경우, 전혀 효과가 없는 경우도 있다. 특히, 생체역학적 접근은 문제를 해결하는데 약간의 도움이 되었다. 그리고 행동수정기술은 단지 문제행동의 원인인 뇌의 상태를 변화시킬수는 없으나 아동의 행동을 조절하는데 도움이 되었다.

상호작용 어려움, 언어발달 문제, 행동문제 이외에 자폐아동은 감각통합장애의 주요 증상을 종종 보인다.

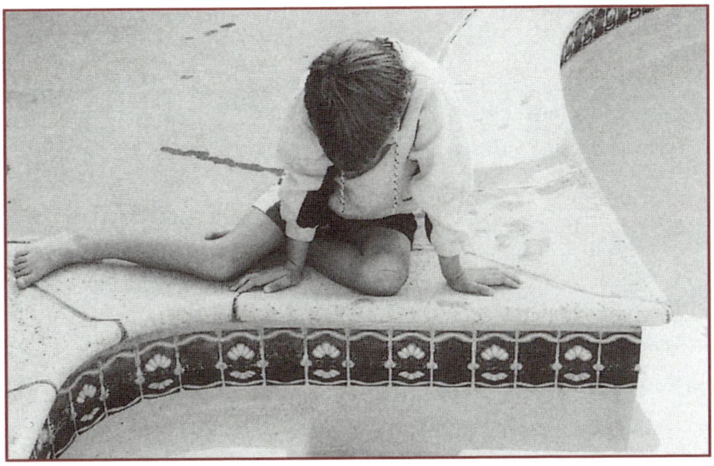

감각처리장애

자폐아동이 표준화된 감각통합기능 검사에 충분히 협조적일 때, 검사결과는 실행장애를 가진 아동의 결과와 유사하다. 자폐아동은 종종 촉각자극의 위치를 알아내는데 문제가 있고, 자신의 손을 보지 않으면 그 손이 어디에 있는지 알지 못한다. 자폐아동은 검사자가 익숙하지 않은 자세를 취하고 그 자세를 아동이 모방하도록 지시하면, 운동계획에 상당한 문제를 보인다. 아동의 자세반응이 잘 발달되지 않았더라도 자폐아동은 감각통합장애를 가진 아동보다 더 잘 수행한다. 이것은 아동의 뇌간은 많은 자세반응을 위하여 필요한 고유수용감각과 전정감각을 처리하고 대뇌피질의 감각영역으로 정보를 전달하는 신경로가 충분한 역할을 하고 있다는 것을 알려준다. 감각처리 측면에서의 다른 문제는 뇌에서 약간의 다른 부위를 작동하지 못하게 하는데 있다.

우리가 자폐아동에서 흔히 볼 수 있는 3가지 감각처리저하의 경우가 있다. 첫 째로, 감각입력이 아동의 뇌에 정확하게 등록되지 않는 경우인데, 전혀 어떤 것에 집중하지 못하다가도 다른 시간에는 과잉반응을 보인다. 둘째, 자폐아동은 잘 입력된 감각을 조절하지 못할 수 있다. 특히, 전정감각과 촉각을 조절하기 어렵다. 그래서, 자폐아동은 중력불안이나 촉각방어가 있을 수 있다. 셋째, 자폐아동은 자신이 하고자 하는 것, 특히 새로운 것이나 다른 것을 하고자 하는 의지를 담당하는 뇌의 부위를 충분히 작동하지 못하게 한다. 그래서, 자폐아동을 우리가 일반적으로 목적적이고, 건설적이라고 생각하는 어떤 것을 하고자 하지도 않고 관심도 없다.

> **“ 뇌의 일부인 변연계는 입력된 감각을 등록할지 결정하고 그 감각에 주의를 일으킨다...... 이 부위는 자폐아동의 뇌에서는 잘 작동되지 않고 있다. ”**

감각정보의 등록

우리들의 대부분은 여러 차례 친숙한 거리를 지나가다가 어느 날, 전에 보지 못했던 어떤 것에 주목한다. 간판 혹은 건물이건 어떤 것이든 간에 새롭고, 놀라운 것이라면 그것이 항상 거기에 있었는지 물어볼 수 있다. 우리의 뇌는 그 대상이 주목할 가치가 있는지를 결정하기 전에는 작동하지 않는다. 우리는 대체로 무언가 일어났을 때, 그것이 왜 주의를 끄는지 좀처럼 알지 못한다. 어떤 것은 우리의 사물에 대한 이미지와 약간 다를 수 있다. 아마도 태양이 현저하게 빛나고 있다면, 그 약간의 광경의 차이는 예전에는 무시되었지만 그 이미지를 뇌에 등록하게 된다.

뇌의 일부인 변연계는 입력된 감각을 등록할지 결정하고 그 감각에 주의를 일으킨다. 또한 그 정보를 어떻게 할 것인지 결정한다. 이 부위는 자폐아동의 뇌에서는 잘 작동되지 않고 있다. 그래서, 자폐아동은 모든 사람들이 주목하는 많은 것을 등록하지 못한다. 이 부위가 더 많이 작동하지 않을수록, 자폐아동이 삶에 참여하기 위하여 필요한 기술을 발달시킬 수 있는 더 많은 도전이 필요할 것이다.

자폐아동은 벨소리나 다른 소음에 주의를 기울이지 않을 수 있다. 심지어 자기에게 말하는 것을 등록하는데 실패할 수도 있다. 어떤 때에는 자신의 뇌에 입력된 감각을 등록하기로 결정하고 반응할 것이다. 때때로, 자폐아동은 다른 사람보다 소음으로 소리를 듣는 것 같다. 대부분의 사람은 오랜 시간 동안 소리가 변화없이 계속되면 그 소리를 등록하는 것을 멈출 것이다. 자폐아동은 계속적이고, 규칙적인 소리에 익숙해지지 않는다. 그래서, 그런 소리에 더 많이 집중하는 경향이

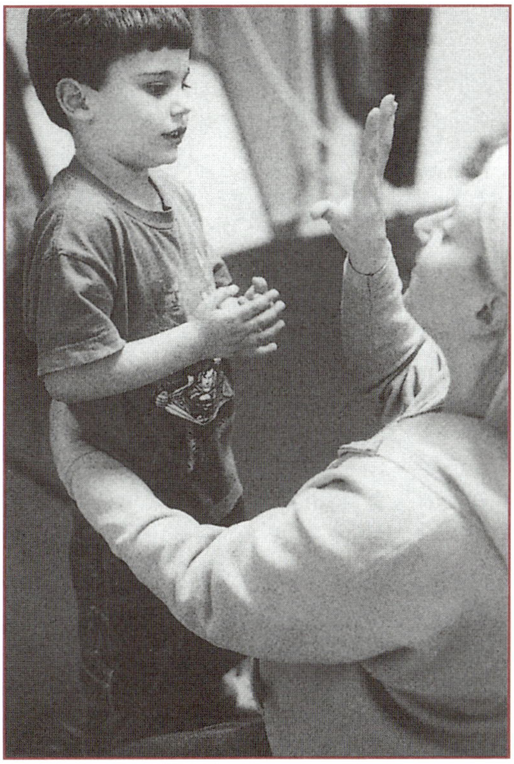

대부분의 자폐아동은 그들의 환경과 상호작용할 수 있는 능력과 관련된 감각정보에 집중하기 위하여 직접적인 도움이 필요하다.

있다. 때때로 자폐아동은 한 소리를 과잉등록하고 다른 소리는 저등록을 한다.

또한 자폐아동은 때때로 시각적 환경을 무시하는 것 같다. 자폐아동은 사람들을 빤히 쳐다보는 것 같기도 하나 다른 사람들이 아동을 보면 시선을 피할지도 모른다. 자폐아동은 종종 놀이에 집중하지 않지만 바닥의 얼룩같은 작고 조그마한 어떤 것에 많은 주의를 보이고, 장시간 집중하기도 한다. 자폐아동의 뇌는 어떤 시각적 정보가 중요하고 어떤 정보가 관계없다는 것을 아는데 많은 시간이 필요하다. 줄무늬가 움직이는 한 종류의 시각적 자극에 대부분의 자폐아동들은 주의를 끌 것이다. 색깔이 교차하고 하얀 줄무늬가 움직이면서 아동의 눈을 지나면 시각-운동성 안구진탕(Ioptokinetic nystagmus)을 유발한다. 그 다음은 전정핵을 자극한다(이것은 이미 회전후 안구진탕을 설명하였다. 이 증상은 전정자극에 의해서 유발되는 안구의 전후 움직임을 말한다). 시각-운동성 안구진탕은 시각입력에 의해 유발되는 움직임과 유사하다. 우리는 전정핵의 활성화는 뇌가 시각정보를 등록하고, 그 정보를 아동에게 의미있게 만드는데 도움을 준다고 알고 있다.

또한 자폐아동은 다른 감각을 등록하는데도 문제를 가질 수 있다. 한 관찰에서, 우리는 목 뒤에 입김을 한 번 불어보았다. 학습장애나 발달지연 아동은 이 자극에 대하여 불쾌함을 표현하면서 어깨를 움츠리거나 우리가 그들에게 무엇을 했는지 알아보기 위해 몸을 돌렸다. 많은 자폐아동은 이 자극에 아무런 반응을 보이지 않았다. 자폐아동의 많은 수가 냄새를 등록하지 않고 미각도 거의 느끼지 못한다. 자폐아동은 종종 심하게 떨어지거나 부딪쳐도 통증을 표현하지 않는 것처럼 보인다. 그러나, 어떤 자폐아동의 경우 사물의 질감에 지나치게 예민하다. 어렸을 때, 자폐아동은 고체 음식의 질감 때문에 싫어할 수도 있다. 자폐아동은 다른 사람의 손이 닿는 것에 부정적인 반응을 보일 수도 있다. 심각한 실행장애를 가진 아동도 때때로 이러한 감각처리 문제를 가진다.

매우 무거운 촉각압박은 자폐아동에게 긍정적 반응을 일으킬 수 있는 촉각자극의 한 종류이다. 자폐아동은 두 개의 매트 사이에 누워있길 좋아하고 큰 볼스터처럼 어떤 무거운 물체로 자신을 눌러주면 좋아한다. 자폐아동은 자기의 손을 매우 무거운 물체 아래에 넣을 수도 있고 보통의 아이들이 아파하는 압박자극을 좋아할 수 있다. 자폐아동은 어떤 것을 느끼고 싶어하지만 매우 강한 감각만이 자폐아동의 뇌에 등록된다. 자폐아동의 어떤 아이들은 오랜시간 불편해하며, 견고한 압박자극에 기분이 더 나빠진다. 실행장애를 가진 아동은 일정한 촉각압박을 좋아한다. 그러나, 실행장애를 가진 아동은 자폐아동들보다는 더 쉽게 입력된 감각을 등록한다.

자폐아동은 눈과 귀보다는 근육과 관절로 감각입력을 느낀다. 팔과 다리를 잡아당

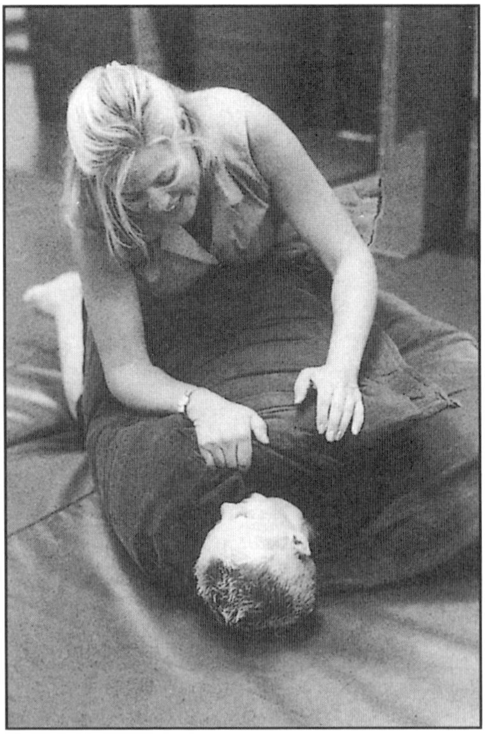

자폐아동은 밀기, 잡아끌기, 제자리 뛰기, 매달리기 같은 활동뿐만 아니라 심부촉각압박에 진정이 된다.

기는 것은 관절과 근육에 있는 감각 수용기를 자극한다. 자폐아동은 종종 치료사가 잡아끌 수 있도록 자신의 팔과 다리를 맡긴다. 우리는 이러한 감각이 자폐아동을 만족시켜주는 자극이라고 해석한다. 다시 말하면, 자폐아동은 다른 사람들이 불편함을 느끼는 매우 강한 감각자극만 등록한다는 것이다.

자폐아동은 움직임이 있는 활동을 찾거나 전체적으로 움직이는 활동을 격렬하게 거부하는 경향이 있다. 두 반응 모두 전형적인 반응은 아니다. 어떤 자폐아동은 상당히 많은 움직임을 원한다. 이 활동으로부터 자폐아동은 많은 즐거움을 끌어내는 것 같다. 다른 아이들의 반응과 달리, 회전과 흔들기 같은 움직임은 자폐아동을 어지럽게 하거나 아프게 하지 않는다. 이것은 자폐아동의 뇌는 전정자극을 등록하지 않는다는 것이다.

거의 대부분의 자폐아동은 낮에 눈을 뜬 채 회전후 안구진탕을 검사하면 안구진탕의 유지기간이 짧다. 전정양측통합장애를 가진 아동과 마찬가지로, 짧은 안구진탕 유지시간은 전정감각 신경로의 중요한 한 부분이 잘 이용되지 못하고 있다는 것이다. 아마도 뇌의 어떤 부위가 전정핵을 너무 많이 억제하고 있는 것이다. 이것은 전정감각의 모든 면에서 감각등록이 되지 않는다는 의미는 아니다. 짧은 안구진탕을 보이는 많은 자폐아동은 중력불안을 나타낸다. 어떤 전정감각은 등록되지 않기도 하지만 조절되지 않아서 아동들을 고통스럽게 한다.

자폐아동의 등록기능은 다른 사람들보다 변하기 쉽다. 어느 날 자폐아동의 뇌에서 감각입력을 등록했다면, 다른 날에 이와 비슷한 감각을 왜 등록하지 못하는 것일까? 이러한 일관성이 없는 아동의 반응은 부모들이 "우리아이는 자기가 듣고 싶다면 들어요" 혹은 "우리아이는 자기 신발에는 관심도 없고, 왜 내 신발만 가지고 놀길 좋아할까요?" "우리아이는 자신을 위해 달걀 후라이를 하면서, 왜 상차림을 하지 않는 걸까요?" 라고 말한다. 이것은 아동이 고의적으로 고집을 부리는 것처럼 여겨지거나 부모를 힘들게하려고 계속 노력하는 것 같아 보인다. 그러나, 이것은 보통 겪는 사례는 아니다. 자폐아동은 전혀 대부분의 사람들이 보이는 오늘과 내일이 반응이 일정하고, 한 과제와 다른 과제에도 반응이 일정할 수 있는 능률적인 뇌를 갖고 있지 않다.

자폐아동은 종종 적당한 자극의 감각입력이 주어지면 입력된 감각을 등록하려고 시도할 것이다. 감각통합 접근을 이용한 치료프로그램은 아동이 감각등록을 할 수 있도록 자극을 제공해주지만 이 자극은 내적이고 자연스럽다. 치료동안 경험하는 운동의 즐거움은 아동에게 동기를 부여시켜주고, 뇌가 다른 입력된 감각, 특히 시각정보를 처리할 수 있도록 도와준다. 자폐아동은 움직이는 활동을 하는 동안이나 하고난 직후에 치료사와 눈맞춤을 더 많이 하게 된다.

입력된 감각의 조절

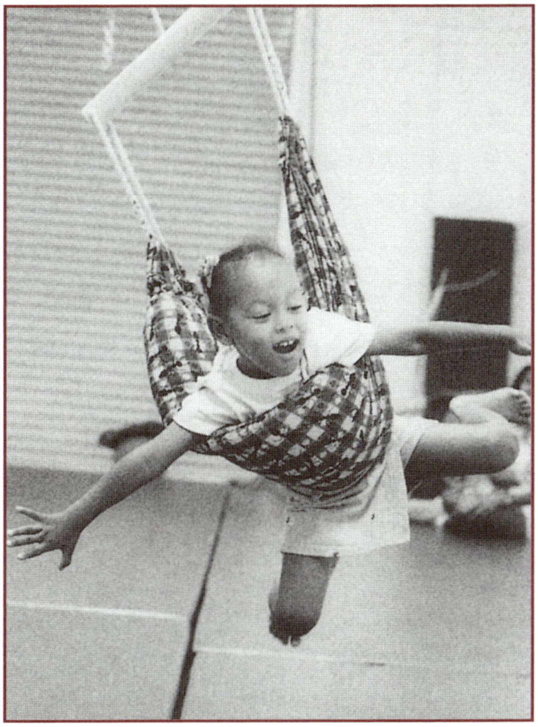

자폐아동의 어떤 경우는 흔들기, 회전하기, 점핑, 오르기 활동을 많이 찾는다. 반면에 다른 경우는 움직이거나 불안정한 놀이기구를 피하거나 공포감을 느낀다.

자폐로 진단받은 아동의 뇌는 감각등록 뿐만 아니라 감각조절에 실패를 보인다. 특히 전정감각과 촉각감각에 대하여 이러한 반응을 보인다. 자폐아동의 상당수는 움직임에 대항하고 중력불안을 보인다. 왜냐하면 자폐아동들은 전정계에 입력된 감각을 조절할 수 없기 때문이다. 때때로 자폐아동들은 부모의 무릎 위에 앉은 상태에서 1회 정도 그네를 타듯 흔들어주는 것에는 편안함을 보일 것이다. 이것은 항상 흔들리는 활동이 아동을 괴롭히는 것이 아니고 견고하게 '땅' 에 자리잡고 있지 않다는 느낌이 아동을 괴롭게 한다는 것을 말해준다. 자폐아동은 중력과 공간과 자신과의 관계에 대하여 극도로 불안해하는 것 같이 보인다. 자폐아동은 다른 사람이 자신을 위로 올렸다가 내려놓거나 높은 곳에 올려놓거나 익숙하지 않은 자세로 움직이면 상당히 불안해한다. 만약 아동이 중력불안이 있고, 적어도 어떤 감각은 등록되고 있다면, 감각통합 접근을 이용한 치료가 성공적일 기회가 늘어날 수 있다.

우리는 이미 자폐아동의 대부분이 다른 감각이 매우 강할지라도 많은 촉각감각을 등록하지 않는다는 것을 언급해왔다. 그러나, 때때로 자폐아동은 촉각감각은 등록하지만 방어적인 반응을 보인다.

감각통합

자폐아동은 환경으로부터 입력되는 많은 감각을 등록할 수 없기 때문에 이러한 감각들을 통합하지 못하고 결국, 공간지각과 공간과 자신과의 관계를 형성할 수 없다. 자폐아동은 시지각 발달에 오랜 시간이 걸릴 수도 있고, 어떤 것을 지각할 수 있어도 그것을 잘 인지하지 못할 수 있다. 그러므로, 자폐아동은 새로 산 스웨터를 입기 싫어할 수 있다. 왜냐하면, 자폐아동은 스웨터와 비슷한 형태지각이 만들어지지 않았기 때문이다. 자폐아동은 자신이 여러 번 보았던 스웨터를 더 많이 받아들일 수 있다. 이것은 스웨터를 입기 전에 잠시 동안 아동의 어깨를 스웨터로 감싸서 유도할 수 있다. 스웨터가 아동의 어깨를 감싼 느낌이 시각만으로 형성될 수 없는 지각을 형성하는데 도움이 될 수 있다. 치료 상황에서 전혀 시도해보지 않은 새로운 상황이 아동에게 조직화되지 않은 감각을 당황스러운 배열로 제시할 것이다. 특히 시각자극이 그러한 자극일 것이다. 자폐아동은 그 환경에서 반복적으로 경험하고 그것을 친숙하고 안전한 존재로 조직화할 수 있을 때까지 그 자극에 대하여 놀라고 저항하기 쉽다. 어떤 아동은 환경에서 제공되는 공간적 요소를 등록하는데 많은 어려움이 있다. 그래서, 집이나 치료실 혹은 중재를 받는 어느 곳이든지 간에 약간에 변화가 있을 때마다 당황스러워한다. 자폐아동들은 사물의 배치가 약간 변해도 불안함을 느낄지 모른다. 때때로 자폐아동은 치료시 엄마가 평상시 앉아 있던 곳이 아닌 다른 장소에 앉아 있다면, 당황스러워 할 것이다. 어른들은 부족한 감각지각을 가진 자폐아동을 돕기 위하여 많은 인내심과 이해가 있어야 한다.

자폐아동은 청각등록이 비능률적이기 때문에, 언어지각을 형성하는데 제한적이다. 마찬가지로, 피부, 근육 관절 전정계로부터 적당한 감각등록이 없다면, 아동은 만족할만 하고, 분명한 신체지각발달을 할 수 없다. 자폐아동은 아동 스스로 뿐만 아니라 세상에 대하여 좋은 신경학적 모델에 결핍이 있다. 그래서, 이것은 아동이 세상과 상호작용할 수 있는 능력을 방해한다. 움직임을 계획하는 것을 배우는 것은 어려울지 모른다. 왜냐하면, 자폐아동은 자신의 신체를 쉽게 느끼지 못하거나 자신이 하고 있는 행동을 모르기 때문이다. 만약 자폐아동의 감각통합 결핍이 신체적 놀이와 사회적 놀이에 참여할 기회의 양과 형태에 상당히 제약을 가져다준다면, 자폐아동의 감성발달에도 쉽게 손상될 것이다.

> **"우리들 중 대부분은 한 번 혹은 또 한번 전혀 움직이고 싶지 않다는 느낌이 든다. 이러한 느낌은 다소 자폐아동들에게는 대부분의 시간동안 느끼는 것과 비슷하다."**

하고자 하는 욕구

우리는 꼼짝도 하고 싶지 않을 때가 가끔 있다. 알람시계가 켜졌을 때 여전히 매우 졸려하기도 하고 매우 피곤한 날은 아이가 불렀을 때 계속 누워 있는다. 우리는 일어나서 행동을 취해야하는 걸 알지만, 우리의 뇌에 있는 어떤 부위가 우리를 거기에 누워있게 만들고 그 상황을 무시하도록 만든다. 대부분의 사람들이 한 번쯤 경험해 본 이러한 느낌은 다소 자폐아동들이 대부분의 시간동안 느끼는 것과 비슷하다.

'하고 싶어' 시스템

행동을 개시하고자 하는 욕망과 연관된 뇌의 부위가 있다. 그 곳은 감각자극에 반응하고 새롭거나 다른 어떤 것을 하고자 한다. 뇌의 이 부위는 에너지를 일으키는 효과가 있다. 그것은 근육에게 신체를 움직이라고 뇌의 부위에 "해봐" 라고 말한다. 이 시스템은 감각등록이나 입력된 감각에 주의를 기울이는 시스템과 밀접하게 일을 한다. 입력된 감각등록의 결과는 감각에 대한 어떤 반응을 할 수 있거나 그 감각들을 무시할 수 있는 기회가 된다.

감각등록을 하는 시스템처럼, 자폐아동은 '하고 싶어' 를 담당한 시스템도 작동이 부족하다. 이것은 자폐아동이 어떤 것도 하지 않는다는 것이 아니다. 오히려, 자폐아동은 자신을 목적적이거나 구성적인 활동에 참여하지 못하는 것이다. 자폐아동의 놀이는 대체로 간단하고 반복적인데 종종 한 곳에 매달리고, 정렬시키고, 오랜 시간 동안 물건을 돌리는 활동이 그것이다. 더 복잡한 활동은 자폐아동에게 일어나지 않는다. 사람들이 자폐아동에게 어떤 행동을 보여주어도 아동은 보통 그 행동을 하려하지 않는다.

아동은 장난감을 가지고 놀 수 있는 능력이 있거나 환경과 상호작용할 수 있는 능력이 있다. 자폐아동에게 '하고 싶어' 시스템을 켤 수 있을 정도로 충분한 동기부여가 되었을 때, 자폐아동은 약간의 복잡한 활동을 할 수 있을지 모른다. 예를 들어, 운동계획 능력이 요구되는 장애물 코스 지나기가 있다. 그러나 이 시스템은 대부분의 시간에 활성화되어있지 않다. 그리고 뇌는 좀처럼 할 수 있는 모든 것을 하려하지 않는다.

감각등록을 위한 시스템처럼, '하고 싶어' 시스템은

오히려 자폐아동에서는 변하기 쉽다. 엄마는 자폐아동이 양말신기처럼 단순한 활동을 할 수 있도록 하는데 많은 노력이 필요할 것이다. 반면에 아동은 결코 배울 수 없다거나 협조하는데 거부하고 있을 것이다. 이것은 아동이 의지적으로 엄마의 노력에 저항하는 것처럼 보일 수 있다. 그러나 그 때에 자폐아동의 뇌는 더 많이 '하고 싶어' 시스템을 전혀 작동시키지 않는다. 나중에 자폐아동은 스스로 양말 신기를 쉽게 다 해낼지도 모른다.

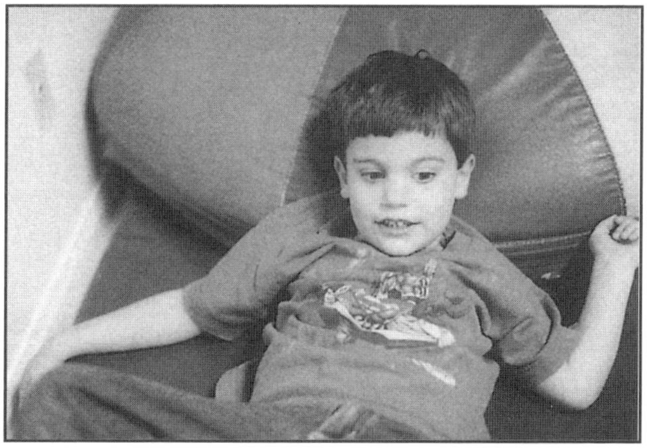

자폐아동이 물리적 환경과 상호작용하지 못하는 이유 중 하나는 상호작용을 어떻게 시작하고 유지하는 것을 알지 못하기 때문이다.

아동이 물리적 환경요소와 상호작용하지 못하는 이유 중 하나는 많은 사물의 의미나 잠재적 용도를 등록하지 않기 때문이다. 세발자전거를 타는 방법을 아는 것은 자신의 신체와 세발자전거 작동방법을 알고, 약간의 추상적 사고능력이 있어야 한다. 세발자전거의 페달에 다리를 올려놓고 앉은 자세에서 페달을 움직일 수 있는지를 추론해야 한다. 자폐아동에게는 그러한 추상적 사고가 어렵다. 자폐아동들이 세발자전거를 보았을 때와 세발자전거에 주의를 기울일 만큼 충분한 시각적 이미지가 등록되었을지라도 자폐아동은 여전히 그것이 즐거움을 줄 수 있는 앉아서 타는 물건인지 알지 못한다. '하고 싶어' 를 담당하는 뇌 부분이 잘 작동하지 않기 때문에, 자폐아동은 자신을 세발자전거에 태우려는 사람에게 저항할 것이다.

당신이 자폐아동에게 어떤 것을 건넬 때에는, 아동이 그것을 이용할 운동능력은 가지고 있지만, '하고 싶어' 시스템은 어떤 새롭거나 다른 것을 하고싶어 하지 않는다는 것을 기억해야 한다. 만일 자폐아동이 세발자전거를 타는 것이 즐겁다는 것을 안다면, 자폐아동은 세발자전거를 타려고 할 것이지만 스쿠터 보드는 타려고 하지 않을 것이다. 자폐아동은 스쿠터를 타고자 하기 전에, 스쿠터를 친숙한 형태로 지각해야 한다. 스쿠터와 친숙해지려면, 자폐아동은 촉각, 고유수용감각, 움직임으로부터 전해지는 감각을 통하여 스쿠터 위에 앉고 타는 것, 스쿠터와 자신의 신체위치, 움직임의 느낌을 알아야 한다. 자폐아동이 스쿠터 보드를 보는 것은 부모나 다른 아이가 이해하는 것과 다르다. 자폐아동은 행동을 통해서 가장 잘 학습한다.

> **"당신이 자폐아동에게 무언가 제시할 때, 자폐아동의 '하고 싶어' 시스템은 새롭거나 다른 어떤 것을 하고 싶어하지 않을 수 있다."**

자폐아동은 아마도 처음 몇 번 어떤 것을 탈 때, 전형적으로 보이는 즐거움의 정도가 나타나지 않는다. 왜냐하면, 자폐아동의 뇌는 익숙하지 않은 신체감각을 즐거운 것으로 등록하지 않기 때문이다. 자폐아동은 그런 것들을 즐기기 이전에 여러 번 이러한 감각들을 경험해야 할 것이다. 종종 자폐아동에게 감각통합 중재를 이용한 치료시간에 새롭거나 다른 활동을 소개

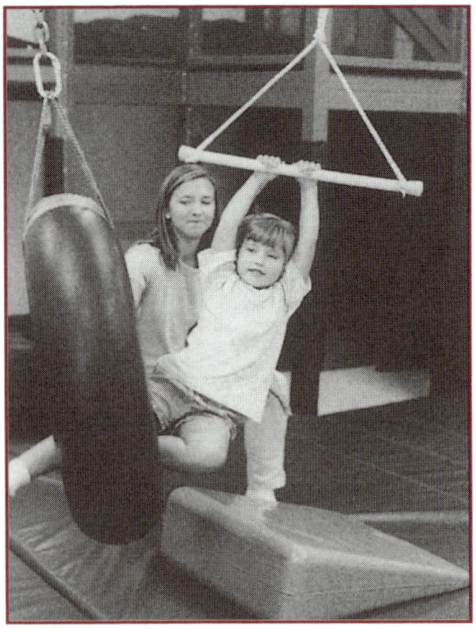

자폐아동에게 연속적인 행동을 시작하고 계획하는 것을 돕는다는 것은 감각통합중재를 이용한 치료에서 중요한 측면이다.

하려하면, 처음엔 그 활동을 거부하지만, 몇 번 치료를 하고나면 미소짓고 심지어는 그 활동을 하는 동안 크게 소리 내어 웃는다. 전혀 어떤 치료효과도 보이지 않았다면 치료사와 부모는 아동이 치료적 활동을 받아들일 때까지 아동의 저항을 참아야 한다. 대부분 치료사는 다른 감각통합장애를 가진 아동에게 하는 것처럼, 자폐아동의 내적 동기에 따라 치료할 수 없다. 왜냐하면, 자폐아동의 내적 동기는 잘 작동하지 않기 때문이다.

아동의 운동 활동은 중력이나 움직임에서 기인한 감각을 잘 조절하지 못하는 것에 영향을 받는다. 중력불안은 치료사나 부모가 조심스럽게 아동을 움직일지라도 확실히 싫은 감각이라 여긴다. 자폐아동이 전정감각을 조절할 수 없다면, 자폐아동은 스스로 움직이지 않을 수 있다. 이러한 부동성은 치료사가 치료시간 동안 다루어야 하는 첫 번째 증상 중 하나이다. 치료시 이러한 전정각감에 아동이 편안함과 즐거움을 느낄 때까지, 많은 움직임이나 신체자세의 변화가 포함된 활동에 참여하도록 노력하는 것에 저항이 있을 수 있다는 것을 유념해야 한다.

감각통합의 이해

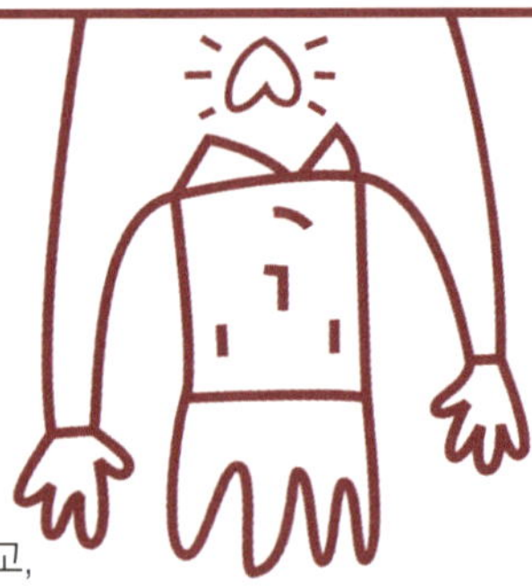

당신이 해야 할 어떤 것을 가지려고 하던 그 때를 상상해 보자. 그러나 여러분은 진정으로 그것을 하고 싶어하지 않는다. 아마도 그것은 나쁜 일기에도 바쁜 일과를 마친 후 먼 거리 떨어져 있는 집에 운전하고 가는 것과 같을 것이다. 세금을 되돌려받기 위해, 많은 영수증을 찾고, 돌려받은 세금과 관련된 기록을 찾아야함을 알고 있어도 하고 싶을까?
지금 당신이 즐거워하는 이벤트를 하러 간다고 생각해 보자. 혹은 당신이 하고 싶어 했던 것이 포함된 휴가를 떠난다고 하자. 당신은 마치 그러한 일들이 일어나는 것을 기다릴수 없을 것 같은 느낌을 받을지 모른다. 당신은 뇌의 '하고 싶어' 시스템을 활동하려 할 때, 그것이 좋다고 느끼는가? 자폐아동은 다른 아동들이 마음에 끌리고 재미있어 하는 다양한 활동에 대한 반응으로 처음의 예처럼 보일 때가 더 많다.

당신은 친숙하지 않은 장소에서 방향감을 잃어버리고 길을 잃게 되었다면 어떤 느낌이 들까 생각해 보자. 그 상황은 당신이 이러저리 살피고, 어떤 사람이나 사물을 인지하지 않을까? 그러고 나서 당신이 지금 인지된 건물 앞에 친한 친구가 서있는 것을 보았다면, 당신은 어떤 느낌이 들까 생각해보자. 당신은 세상의 여러 면이 항상 혼란스럽고 익숙하지 않다면, 자폐아동이 왜 같은 것에 머물러 있길 좋아하는지 짐작할 수 있을까?

운동계획의 발달

> “자폐아동은 하고자 하는 선천적 욕망을 표현하지 않고... 자폐아동은 환경과 상호작용하기 위하여 자신의 잠재성을 개발하지 않는다.”

부족한 감각처리는 여러 각도에서 운동계획 능력의 발달을 방해한다. 자폐아동은 시각적으로 주어진 물건에 의미를 덧붙일 수 없고, 운동계획시 사용하기 위한 자신의 내적인 신체지도를 갖고 있지 않다. 자폐아동은 물건에 대한 가능성 있는 사용방법에 대한 추상능력에 어려움을 보일지 모른다. 자폐아동은 마지못해 목적적인 활동에 참여할지 모르고, 새롭거나 다른 어떤 활동에 저항이 있을 수도 있다. 그리고, 자폐아동은 어떤 것을 행하고도 즐거움을 갖지 못할 수 있다. 뇌가 더 많이 감각을 처리하고 운동을 계획하는 아동과 같이, 자폐아동은 순전한 즐거움을 만들어낼 가능성이 적다.

자폐아동은 하고자 하는 선천적 욕망을 표현하지 않고, 함으로써 얻을 수 있는 즐거움을 얻으려고도 하지 않는다. 자폐아동은 환경과 상호작용하기 위하여 자신의 잠재성을 개발하지 않는다. 그러나, 어떤 자폐아동의 경우 움직이는 활동에 참여함으로 더 많은 만족감과 즐거움을 가진다. 자폐아동은 더 확장된 관심과 적응반응을 발달하기 위한 움직임이 아닌 오랜기간 동안 움직이는 치료도구를 타고 논다. 자폐아동이 운동계획에 노력을 한다고 해도, 더 확장된 관심과 적응반응을 알기가 어렵다. 왜냐하면, 자폐아동은 실행 장애와 비슷한 상태를 가지고 있기 때문이다.

인간행동에서 가장 기본은 자신의 환경과 연관지어 사고를 조직화하는 것이다. 자신의 물리적환경을 잘 일관성있고 정확하게 받아들일 수 없거나 그 환경을 효율적으로 이용하지 못한다면, 그것은 더 복잡한 행동을 조직화하기 위해 필요한 기본적인 요소의 부족함 때문이다. 자폐아동이 걷기나 오르기처럼 움직임을 적당히 사전에 계획할 수 있고, 뇌성마비에서 흔히 보일 수 있는 불수의적 근수축에 의한 제한이 없더라도, 자폐아동은 자신의 신체적 사용을 적절하게 배우는데 매우 제한을 받는다. 자폐아동은 언어, 자조활동, 정서적으로 기본이 되는 행동에 문제가 있다. 자폐아동은 간단한 적응 행동반응을 조직화할 수 없기 때문에, 더 복잡한 행동에 문제가 있기 쉽다.

다른 전문가와 부모와 협력하여, 치료사는 자폐아동의 신경학적 처리과정에 대하여 더 많이 밝혀내야 하고, 치료할 수 있는 새로운 방법을 고안해야 한다.

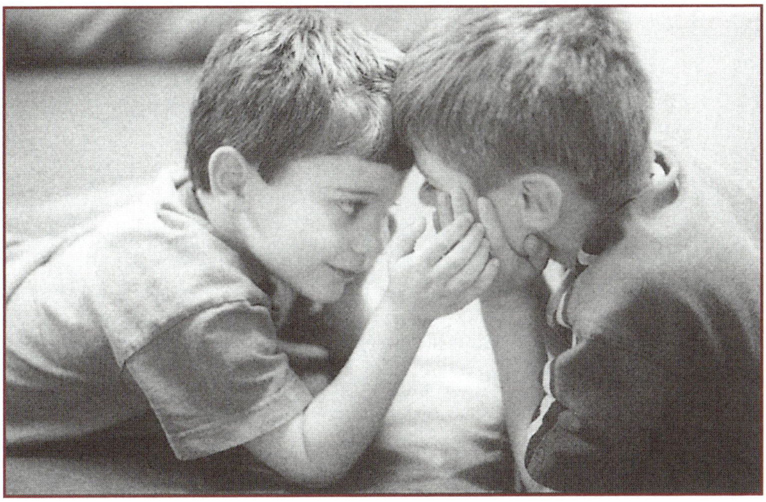

자폐아동을 대상으로 감각통합 중재를 이용한 치료의 목표는 더 많은 감각이 더 효율적으로 등록되고 조절될 수 있도록 감각처리 능력을 향상하는데 있다. 그리고, 자폐아동이 자신의 행동을 조직화하는 것을 배울 수 있도록 간단한 적응반응을 만들도록 촉진하는데 있다. 이러한 형태의 치료가 효과있을 때, 아동의 삶은 상당한 변화가 있으나, 동시에 치료가 자폐를 고칠 수는 없다. 우리는 자폐아동을 치료할 때, 계속적으로 더 많이 자폐아동의 신경학적 처리과정을 밝혀내고, 자폐아동을 치료할 수 있는 부가적인 방법도 고안해야 할 것이다. 아마도 감각경험은 자폐아동의 중재프로그램에서 중요한 부분이 될 것이다.

PART III

감각통합장애 치료

What Can Be Done About the Problem

평가와 중재

감각통합 접근을 이용하여 어떻게 도와줄 수 있을까?

사회의 문제가 되면 이러한 문제를 해결하려는 시도를 하게된다. 학습장애와 발달장애의 발병률이 증가함에 따라 점점 더 전문가들은 이러한 문제들의 본질을 찾고자 노력 중이며, 이러한 문제로 고통 받는 아이들을 도와줄 방법을 찾고 있다. 처음엔 이러한 많은 장애에 대하여, 청지각과 시지각에 결손을 가진 학습장애와 발달장애로 진단내렸다. 더욱이, 연구에서 청지각에 문제가 있는 몇몇과 시지각에 문제를 가진 대부분의 아동에서 실제로 촉각, 자세, 움직임에 대한 부족한 감각통합을 기본적으로 보인다고 보고하고 있다.

작업치료는 운동과 행동에 장애를 가진 사람들의 상태를 향상시킬 수 있는 적응반응을 만들어내기 위하여 고안되었다. 어떤 작업치료사들은 감각통합 문제를 가진 아동에게 적용하기 위하여 이러한 기술을 수정하여 적용하였다. 이러한 과정은 1960년대 이후로 계속 이루어져서, 대중의 인식을 얻고 있다. 지금은 많은 다른 전문분야인 물리치료, 언어치료, 교육학, 심리학, 발달의학에서 더 흔히 그들의 영역 안에 감각통합개념을 적용하고 있다. 연구 논문에서 감각통합 중재는 모든 경우는 아니지만 학습장애, 발달장애, 행동문제를 가진 아동에게 효과적인 방법으로 제시되었다.

"치료적 감각경험이 포함된 치료는 뇌와 신체가 정상적으로 발달하는데 약, 정신분석, 혹은 처벌과 보상법보다 더 효과적이다."

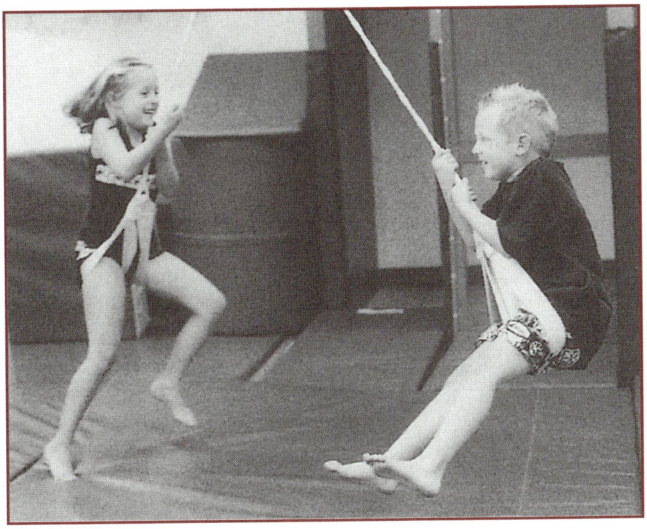

이 Chapter에서는 세심하게 치료적 감각경험을 선택하고, 물리적 환경과 상호작용하고, 학습능력과 행동문제 개선 및 삶의 질을 향상하기 위한 감각통합 중재에 대하여 설명하고자 한다.

우리의 환경은 시각, 소리, 냄새, 향, 중력, 어떤 촉감을 경험할 수 있는 기회를 제공하는데 중요하다. 움직임을 통하여, 신체 내부로부터 근육과 관절감각이 생긴다. 이러한 모든 감각과 반응은 뇌가 발달할 수 있게 한다. 어떤 경우는 치료적 감각경험이 포함된 치료가 뇌와 신체가 정상적으로 발달하는데 약, 정신분석, 혹은 처벌과 보상법보다 더 효과적일 수 있다.

> **" 아동이 감각통합에 문제가 있다면, 특수화된 치료가 아동이 자연스러운 것을 하도록 도울 것이다. "**

감각통합중재를 이용한 치료는 자연스러운 과정이다. 전형적인 환경 안에서 자연스러운 상호작용은 대부분의 아동들이 뇌발달을 위한 감각경험을 제공하고 적응반응을 만들어 낼 수 있는 기회를 제공한다. 뇌가 정상적인 신체적 활동을 통하여 자연스럽게 발달하도록 설계되었다. 아동이 자궁 내에서 혹은 태어나 몇 년동안 자연스러운 발달을 방해받았을 때, 그 장애를 제거하는 것도 역시 자연적 수단을 이용하는 것이 좋다. 어떤 아동은 생애 초기에 부족한 감각통합을 보일 수 있다. 그러나 영아기와 아동기에 보이는 자연적인 적응반응을 통해 문제를 교정한다. 아동이 집에서나 놀이상황에서 고칠 수 없는 감각통합 문제가 있다면, 특수화된 치료를 통해 아동이 자연스러운 것을 하도록 도울 것이다.

환경과의 상호작용을 통한 통합과 능력

2차 세계대전 이후, 많은 철학자와 과학자들은 아동이 환경과 상호작용하는 것이 아동의 지적능력과 학습능력에 효과가 없다고 믿었다. 어떤 사람은 학습능력은 태어나기 전에 미리 결정되어서, 개인은 자신의 잠재능력을 증가시킬 수 없다고 본다. 다른 사람들은 아동은 자신에게 일어난 것에 따라 건강상태가 만들어지고, 자신의 활동은 그러한 상태를 변화시키지 못한다고 보았다.

스위스 심리학자 Piaget는 아동의 환경과 상호작용이 아동의 발달에 중요한 요인임을 알아낸 최초의 학자였다. Piaget는 아동은 이미 결정지어진 발달순서에 따르는데, 학습은 일어난 사건에 대한 반응으로 발생한다고 보았다. 그는 학습이 단순하게 우리에게 일어나지 않는다는 것을 강조했다. 우리는 발생한 사건에 대한 반응으로 학습과정을 창출한다.

> **" 큰 범주에서 보면 지적능력은 환경과의 상호작용의 결과물이다. "**

어떤 특정한 행동은 온전히 신경계가 고안한 방법의 결과이고, 다른 경우는 선행조건에서 온 결과이다. 그러나, 지적능력의 대부분은 미리 결정되어있지도 않고, 선행조건도 아니다. 큰 범주에서 보면 지적능력은 환경과의 상호작용의 결과물이다. Piaget의 설명처럼, 아동은 본인 스스로가 환경에 대한 '조절'이고 '동화'이다. 이러한 '주고 받기'의 결합형태는 효과적이고, 자연스럽고, 만족스러운 적응반응을 만들어낸다. 조절과 동화 모두 지적능력의 한 부분을 발달시킨다.

감각통합장애를 가진 아동은 다양한 환경에서 효율적이고 자연스럽고 만족할 만한 적응반응을 보일 수 없다. 왜냐하면, 이러한 아동의 뇌는 환경으로부터 제공된 감각을 통합하기 위하여 처리할 수 있도록 발달되지 않았기 때문이다. 이러한 아동은 고도로 특별하게 고안된 환경, 신경계를 위해 특별히 제작된 환경이 필요하다. 환경이 적절하게 정해졌다면, 아동은 전에 할 수 없었던 감각통합 반응을 보일 것이다. 뇌에 이러한 기회를 제공해 준다면 뇌는 스스로 잘 조직화 할 것이다.

Piaget는 자극과 반응은 순회한다고 했다. 많은 자극이 있는 환경 안에서, 개인은 더 많이 더 많은 다른 방법으로 적응반응을 보이고, 자신을 위해 더 많은 양과 다양한 자극을 만들어낸다. 감각통합 중재를 이용한 치료동안, 아동은 종종 특정기술 혹은 행동을 배운다. 하지만 이러한 기술은 목적적이지 못하다. 우리는 감각을 생산할 수 있는 신체적 활동 대신에 더 많은 감각과 더 복잡한 적응반응을 이끌어 낼 수 있는 활동을 원한다.

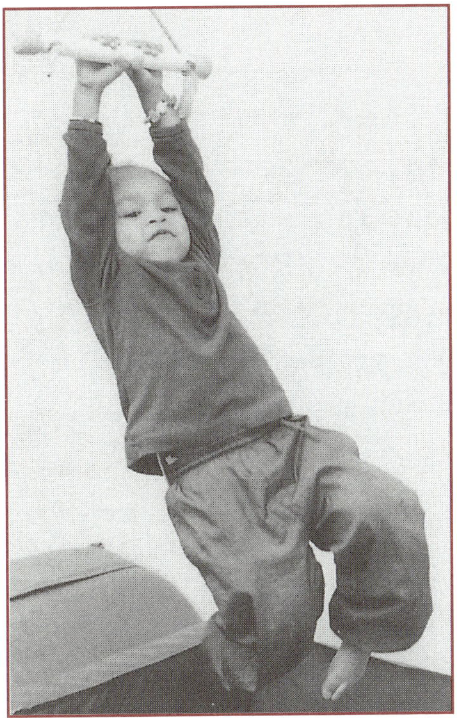

아동이 감각통합 중재에 기초한 치료에 참여시, 활동은 '지금 당장 해낼 수 있는 도전' 으로 너무 쉬워서도 너무 어려워서도 안 된다.

감각통합 접근을 이용한 치료의 특성

환경과의 상호작용이 뇌 발달에 도움이 된다면, 그리고 뇌가 그렇게 할 수 있는 기회로 삼는다면, 왜 아동은 치료가 필요한 걸까? 왜 아동은 집이나 운동장에서는 자신을 '치료' 하지 않는 걸까? 이 Chapter의 마지막 부분에서는 이러한 질문에 대해 설명하고 있다.

정상적인 아동발달은 특수화된 치료가 필요없다. 왜냐하면 놀이가 자연적으로 아동의 뇌에 필요한 감각경험의 기회를 제공하고, 그 자극에 대하여 의미있는 방법으로 반응을 만들어낼 수 있기 때문이다. 감각통합장애를 가진 아동에서 보이는 신경학적 문제는 아동의 놀이에서 감각을 처리할 수 있는 기회를 막는다. 그래서, 아동은 뇌를 조직화할 수 있는 적응반응을 만들 수 없다. 다시 말하면, 아동은 놀고 있지만, 통합하는 방법으로 놀지는 못한다. 아동은 아동의 요구에 맞게 특별히 고안된 환경이 필요하다. 일반적으로 그런 환경은 집이나 학교에서는 손쉽게 이용할 수 없다.

" 사회는 언어발달 , 학습발달, 지적발달을 더 많이 강조하고 있고, 이러한 고위수준의 기능을 위하여 기본이 되는 감각운동발달은 덜 강조하고 있다. "

사회는 언어발달, 학습발달, 지적발달을 더 많이 강조하고 있고, 이러한 고위수준의 기능을 위해서 기본이 되는 감각운동발달은 덜 강조하고 있다. 텔레비전, 비디오, 컴퓨터 게임은 아동들이 그네나 모래상자에서 보내는 시간을 단축시키도록 아동들의 마음을 사로잡았다. 유치원교사는 아동들에게 기본적인 감각기능을 향상시키기 위한 기회를 제공하려할 때, 읽기를 가르치도록 요구받았다. 더 좋은 감각기능이 학교에 입학 후에 읽기와 쓰기를 배우는데 더 쉬울 수 있는데 말이다.

> **"치료사는 아동의 뇌 발달을 도울 수 있도록 선택한 활동에 격려하고, 부추기고, 흥미를 끌어내야 한다."**

치료에 감각통합 중재를 적용할 수 있도록 훈련받은 치료사는 신경과학에 대하여 교육받고 있다; 훈련받은 치료사는 아동의 감각계가 어떻게 작동하고 있는지 평가할 수 있고 아동이 예전보다 더 효과적으로 상호작용할 수 있도록 환경을 조성한다. 감각통합장애를 가진 아동은 종종 자신의 내적동기에 따르는 것을 피한다. 그래서 치료사는 아동의 뇌 발달을 도울 수 있도록 선택한 활동에 격려하고, 부추기고, 흥미를 끌어내야 한다. 치료사는 아동의 뇌를 조직화할 수는 없고; 아동 스스로 조직화해야 한다. 그렇다하더라도 치료사의 도움없이 아동 스스로 그것을 하는 것을 어려울 것이다.

치료의 주요원칙

감각통합 치료의 주요개념은 특히 움직임계(전정계), 근육과 관절, 피부로부터 입력된 감각을 제공하고 조절하는데 있는데, 이것은 이러한 감각들을 통합하여 아동이 자발적으로 적응반응을 만들 수 있다는 것이다. 이 개념을 감각통합장애를 가진 아동에게 적용할 때, 숙련된 치료사와 단순하면서 특성화된 많은 기구가 있는 큰 치료실이 필요하다. 치료사가 효과적으로 자신의 일을 하고 아동은 자신의 신경계를 조직화할 때, 아동은 마치 놀고 있는 것처럼 보인다. 삶은 모순으로 가득하다; 이것은 모순의 한 형태이다.

치료는 치료사가 조심스럽게 환경을 감독하면서, 아동이 자신의 행동과 직접적일 때 매우 효과적이다. 통합은 아동이 감각경험을 원하고, 이러한 감각을 취하기 위하여 활동을 시작하려할 때 나타난다. 만약 아동이 활동을 원하면, 아동의 뇌는 그 활동에서 제공되는 감각을 조직화할 수 있는 능력이 있다. 우리의 뇌는 뇌 발달에 필요한 경험을 제공받도록 되어 있다. 이것은 50억년 동안 진화해 온 뇌의 중심이며, 오늘날 모든 아동의 뇌가 하려고 노력하고 있다.

> **"치료사가 효과적으로 자신의 일을 하고 아동은 자신의 신경계를 조직화할 때, 아동은 단지 놀고 있는 것처럼 보인다."**

특히 자폐와 같이 장애가 심한 아동의 경우, 더 많은 외적인 감독과 구조화가 요구된다. 공포, 적개심 혹은 다른 감정은 자기지시(self direction)를 방해할 것이다. 그러므로 치료사는 아동이 필요한 감각을 취하고, 그 감각을 조직화하여 적응반응을 만드는 동안, 아동에게 생길 수 있는 부정적인 반응과 감정을 관리하도록 돕는다. 마분지 상자를 때리고 발로 차는 것은 감각운동과 정서적 가치를 가질 수 있다.

우리는 아동이 하고 있는 활동, 즉 어떤 특수화된 운동기술을 가르치려하지 않는다.

우리의 목표보다는 아동의 기능이 신체적, 정서적, 학업적으로 잘 수행할 수 있도록 돕는다. 우리는 아동이 더 많은 어떤 운동기술이나 학습능력, 혹은 아동의 삶에서 필요한 좋은 행동의 양식을 배울 수 있길 바란다. 초기 동물의 신체움직임이 뇌가 사고하고 읽을 수 있도록 진화할 수 있었던 것과 마찬가지로, 운동활동은 가치 있고, 그 다음 학습과정을 조직화하도록 돕는 감각입력을 제공한다.

평가절차

아동을 치료하기 전에, 우리는 문제를 전체적으로 평가해야 한다. 4세~9세의 아동을 평가하기 위하여, 감각통합 중재를 훈련받은 대부분의 치료사는 감각통합 및 실행검사(sensory integration and praxis tests: SIPT)를 사용한다. 도구는 아동의 감각처리과정(sensory process)과 운동계획(motor planning) 능력을 효율적으로 측정한다. 이 검사는 아동이 전정감각, 시각, 촉각, 고유수용감각을 어떻게 통합하고 있는지, 운동계획, 눈-손 협응활동, 자세와 눈근육의 반응을 어떻게 잘 만들어낼 수 있는지 보여준다. 또한 치료사는 어느 감각계가 과소반응 혹은 과반응을 보이는지 평가할 수 있다. 만약 다른 전문가들이 평가하지 않았다면, 치료사는 아동의 시지각을 평가하고 때때로 청지각도 평가한다. 또한 치료사는 아동이 전형적인 우세손 사용과 우세측 기술이 확립되었는지도 알아본다.

표준화된 검사와 관찰, 부모와 교사와의 면담자료를 통하여, 치료사는 문제가 어디에 있는지, 아동에게 무엇이 필요한지 결정한다. 어떤 아동들은 우선적으로 움직임 경험(전정감각)이 필요하다. 반면에 다른 아동들은 움직이는 활동과 함께 촉각과 관절 혹은 근육감각(촉각과 고유수용감각)이 상당히 많이 필요하다. 많은 감각이 감각조절을 배우는데 필요하다. 그 감각들은 아동의 뇌에 넘쳐 흘러서 아동을 과활동, 당황, 방어 혹은 불안을 만들 수 있다. 감각통합장애를 가진 모든 아동은 적응반응을 만들 수 있는 감각경험이 필요하지만, 각각의 아동은 다른 형태의 적응반응을 요구한다.

원리의 길잡이

- 활동의 측면에서 감각은 발달과 학습에 중요하다.
- 감각에 대한 양질의 지각과 통합능력은 아동이 새로운 기술에 도전하고 배우기 위한 반응을 보이기 위해 필요하다.
- 새로운 기술에 도전하고 습득하기 위한 성공적 반응은 신경계의 감각통합발달에 기여한다.
- 아동이 감각지각을 조직화하고 도전에 대한 성공적인 반응을 만들었을 때, 일반적으로 아동은 더 잘 자신의 행동을 조직화할 수 있도록 발달된다
- 복잡한 기술과 패턴을 학습하는 것은 더 많은 간단한 반응들의 통합에 달려있다.
- 더 많이 아동이 동기부여를 갖고, 활동에 참여하려 할수록, 아동은 계속 도전하려하고 기능향상을 더 많이 이끌어낼 것이다.
- 치료는 아동이 관심갖고 선택할 수 있는 놀이에 근거를 둔다. 치료사는 치료적 활동을 배열하고 선택할 수 있도록 가이드한다.
- 치료적 활동은 치료사가 아동의 능력에 '딱 맞는' 도전방법으로 등급을 매긴다.
- 치료효과는 이전엔 어렵거나 조직화하지 못했던 도전에 성공적인 반응을 보이는 아동의 능력을 측정한다.

감각경험의 세심한 선택

보통 치료가 아동의 자기지시와 관련되는 것이라도 때때로 치료사는 아동이 적절한 촉각, 움직임이나 관절과 근육감각을 받아들일 수 있도록 가이드 함으로써 감각경험을 소개해준다. 촉각활동과 감각은 뇌의 여러 부위로 전달되는 주요한 정보이다. 촉각자극은 관련된 신체부위에 따라, 가벼운 촉각이나 심부감각이냐에 따라 촉진 혹은 억제의 효과를 가질 수 있다. 촉각의 효과는 예상보다 더 강한 힘을 발휘한다. 이런 이유 때문에, 수동적인 촉각입력은 권하지 않는다.

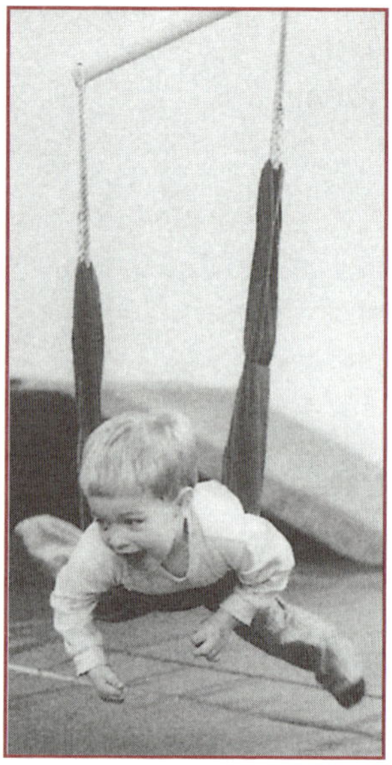

활동에 참여하고자 더 많은 동기부여를 가질수록, 아동은 기술의 수준을 올릴 수 있는 도전의 기회들이 더 많아진다.

심부압박은 촉각에 매우 예민하거나 아동을 흥분시키는 촉각자극을 받는 상황에서 과잉행동이나 당황스러움을 나타내는 아동이 조직화할 수 있게 한다. 우리는 종종 햄버거처럼 아동을 두개의 매트 사이에 넣어 심부압박이 제공되는 활동을 한다. 그리고 나서 치료사는 마치 케첩, 머스타드, 양념 등 햄버거에 모든 조미료를 넣는 척하면서 아동의 위에서 아래로 눌러준다. 아동은 더 차분해져서 햄버거 밖으로 나오고, 전보다 더 잘 조직화할 수 있다. 다른 활동하는 동안, 치료사는 관절부위의 뼈에 압박을 주거나 가끔은 관절이 스트레칭되게 잡아당긴다. 마치 원숭이가 철봉에 매달리거나 암벽을 오름으로써, 관절에 있는 감각 수용기를 자극하는 것처럼 말이다.

진동은 대부분의 신체조직에 있는 감각 수용기, 특히 뼈와 관련된 수용기를 자극할 수 있는 다른 방법이다. 일반형 근육 진동기나 아동이 눕고, 앉고, 설 수 있는 모터형 진동판을 활동시 제시하는 방법이 있다. 뼈에 적용한 진동감각은 전정계로 보내진다. 우리는 Chapter 3에서 전정감각 수용기와 청각 수용기는 초기 동물이 물의 진동과 땅의 진동감각을 느꼈던 감각기관으로부터 진화되었음을 설명한 바 있다. 다른 감각처럼, 진동은 아동 개개인마다 다르게 영향을 미칠 수 있기 때문에 주의 깊게 사용되어야 한다.

일반적으로 움직임감각과 중력 혹은 전정감각은 치료시 많이 제공된다. 아마도 다른 치료에서 진전을 보이지 않았던 아동은 감각통합 중재를 이용한 치료를 받음으로 효과가 있을 것이다. 아동의 감각계를 활성화할 수 있는 기구를 선택함으로 '아동의 자극근원 지지' 를 만들어주는 것이 최선이다. 신경계가 필요하다면, 아동은 쉽게 기구를 선택하고 빠르게 움직일 수 있고 다양한 방향으로 움직이기 쉽다. 만약 아동의 뇌에서 전정활동을 처리하고 반응하는데 도움이 필요하다면, 부가적인 움직임은 피해야할 것이다. 치료사는 전정계의 반응을 조절하는데 고유수용과 촉각경험을 줄 수 있는 기회를 제공해야할 것이다.

거의 변함없이, 감각에 대한 아동의 반응은 아동의 뇌가 감각을 어떻게 잘 통합하고 있는지 알려주는 좋은 가이드가 된다. 치료사는 각자의 아동이 감각경험에 대하여 효과가 있는지 주의 깊게 살펴보아야 한다. 때때로, 효과는 즉각적으로 나타나지 않지만, 나중에 나타난다. 전정감각은 특히 강력하여 조직화 뿐만 아니라 비조직화가 일어날 수 있다. 전정은 호흡과 심박에 영향을 미친다. 만약 아동이 전정감각을 처리하지 못하면, 전정감각은 아동에게 혼란스러움, 혼수상태, 무질서한 느낌을 받게 한다. 심한 경우, 의식상실을 시키거나 발작 경향이 있는 아동에겐 발작을 유발시킬 수 있다. 부모, 선생님, 다른 전문가들은 아이에게 전정감각 사용을 강요하지 않도록 해야한다. 뇌기능에 영향을 주기 위하여 전정감각이 포함된 치료적 움직임 활동은 감각통합 중재 훈련을 받은 전문 치료사에 의해서 이루어져야 한다.

> *"이전에 성공적으로 수행할 수 없었더라도, 하고자하는 욕망은 아동 내면에서부터 시작되어야한다."*

치료 활동

감각통합은 아동이 입력된 감각에 대하여 성공적인 적응반응을 자발적으로 계획하고 실행할 수 있을 때 일어난다. 우리가 이 Chapter의 처음에 설명했듯이, 아동은 자신의 신경계를 조직화하는 능력을 향상시키기 위하여 환경에 적극적으로 참여해야 한다. 이전에 성공적으로 수행할 수 없었더라도, 하고자 하는 욕망은 아동 내면에서부터 시작되어야 한다. 과거 발달에 문제가 있었을지라도, 아동 스스로 각각의 발달단계를 거친다. 감각통합 중재를 이용한 치료에서 사용하는 도구는 어린 아동의 뇌가 조직화할 수 있도록 제공되는 활동에 끌리도록 고안되었다.

감각통합 중재를 이용한 치료는 전체론적이다. 이 치료는 신체의 전부와 모든 감각, 전체적인 뇌가 포함된다. 근육이 신체 움직임의 적응반응을 만들려고 할 때, 이러한 근육과 관절은 잘 조직화한 감각을 뇌로 보낸다. 신체 전부를 이용한 움직임은 많은 전정감각을 제공하여 다른 감각계를 통합한다. 감각을 조직화할 수 있는 능력과 감각에 대하여 적응반응을 만드는 것은 뇌가 다른 기능을 조직화하는데 도움이 된다. 치료를 받던 아동이 더 컸을 때, 아동은 "이 치료가 내 생활을 통합시켜 주었어요", "많은 길을 계획해 놓고도 아무것도 이루지 못했는데, 이제는 잘 할 수 있어요" 라고 말한다.

> *"감각통합중재를 이용한 치료는 전체론적이다. 이 치료는 신체의 전부와 모든 감각, 전체적인 뇌가 포함된다."*

훈련받지 않은 관찰자는 아동이 단지 즐거워하고 있고, 운동활동에 참여하고 있다고 본다. 그 동안 치료사는 어떤 감각계가 활성화되고, 어떤 운동반응이 발생했는지 아닌지 알아본다. 치료사는 아동의 초기평가 결과와 이러한 반응을 비교한다. 치료사는 보고서를 쓰면서 어떻게 아동이 과거치료에서 나아졌는지 기록한다. 치료사가 아동을 보았을 때, 치료사는 이 아동에 대한 모든 정보가 예전에 경험했던 유사한 장애를 가진 다른 아동과 상관이 있고, 전 세계를 걸쳐 활동하고 있는 치료사들이 발행한 보고서, 신경과학자들이 연구한 논문과 연관이 있다. 치료사는 단지 아동과 놀고 있지만, 실제로 놀이가 아동의 신경계를 향상시킬 수 있도록 돕는 데는 많은 노력이 필요하다. 치료사는 많은 훈련, 문제해결 능력, 민감성이 필요하다.

모든 아동은 다른 신경학적 욕구를 가지고 있고, 이러한 욕구는 때때로 변한다. 그래서, 치료는 다양한 범주의 감각과 운동을 경험할 수 있는 기회가 제공되어야 한다. 이러한 이유 때문에 치료사는 흔들기, 회전하기, 구르기, 오르기, 기기, 타기 등 몸 전체를 움직일 수 있는 많은 장비를 가지고 있다. 또한, 아동이 집어들기, 조작하기, 던질 수 있는 많은 물건을 가지고 있다. 그렇다 하더라도 가장 기본이 되는 도구는 아동 자신의 신체이다.

할 수 있다면 아동이 도구를 선택하고 그 도구를 사용할 것이다. 만약 그렇지 않으면 치료사가 아동에게 적절한 기회를 가지도록 안내해 준다. 모든 치료 절차가 재미있지는 않다. 때때로, 해야 할 활동이 지루하고 도전적이고 지겨울 수 있지만, 조심스럽게 조절되어야 한다. 이러한 경우에, 치료사는 어려운 치료활동이 능숙해지도록 도우면서 계속적으로 아동이 활동에 참여할 수 있도록 치료활동을 발전시켜 나가야 한다. 치료사는 감각입력을 하는데 항상 주의를 기울여야 한다. 그리고, 치료사는 아동들이 감각에 대하여 과부하가 되었을 때 알 수 있는 방법을 숙지하고 있어야 한다. 감각의 과부하는 신경계에 좋지 않은 영향을 준다. 그리고, 과부하는 장애가 있는 신경계에서 더 쉽고 빠르게 발생된다. 이러한 이유로, 부모와 선생님은 감각입력을 하지 않고, 감각통합 이론과 중재에 전문교육을 받은 치료사의 주의있는 지시에 따라서만 강한 감각요소가 포함된 새로운 활동을 소개해 준다.

치료분위기

치료목표 중 하나가 아동의 내적방향(inner direction)를 강화하는 것이다. 그래야 아동은 스스로 삶에 직접적으로 더 많이 개입할 수 있을 것이다. 대부분의 교육은 외적방향이고, 아마도 대부분의 시간을 그 방법을 얻는데 사용한다. 그러나, 아동은 물리적 환경과 다른 사람과의 관계에 대하여 내적방향의 발달이 필요하다. 자신감은 자신으로부터 향하는 것에서 부터 시작된다.

자기조절의 핵심은 2~3세의 아동, 즉 아동이 엄마와 자신이 별개의 존재라는 걸 알았을 때와 스스로 어떤 것을 숙달되었을 때 형성되기 시작된다. 우리가 Chapter 2에서 보았듯이, 2~3세 아동이 숙달해야할 기술은 걷기, 약간 오르기, 물건 쌓기, 물리적 사회적 환경 안에서 물건을 바꾸기가 포함된다. 아동은 엄마에게서 도망치면서 "싫어" 라고 말한다. 아동의 감각계가 더 많이 통합될수록, 아동은 더 많이 독립성을 키울 수 있다.

감각통합 문제를 가진 많은 아동이 자신감에 문제를 보인다. 이것은 자신이 만족스럽지 못할 때, 자신에 대하여 만족감을 느끼기는 어렵다. 게다가 장애는 여러 기술적인 면에서 다른 아동들보다 능력이 덜하다고 생각한다. 어렸을 때, 아동들은 자신이 다른 친구들처럼 할 수 없다는 것을 알게 되고, 자신을 비판적으로 친구들과 비교한다. 아동들은 외적인 힘에 의해 통제되어 열등감과 좌절감을 느끼기 시작했고, 실패를 맞게 되었다. 많은 비행청소년이 이러한 방법으로 감정을 키워왔다.

때때로 치료받으러 온 아동은 가장 기본이 되는 활동을 제외하고 어떤 것을 하는 것에 두려워한다. 이러한 아동들은 자신의 능력 내에서 잘 수행하는 것에 두려움을 갖는다.

아동은 자기가 하는 행위가 어떻게든 부족해 보이고 싶어하지 않는다. 아동은 다른 사람들이 보통 자신에게 너무 많은 기대를 가지거나, 자신이 결점이 있다는 것을 안다. 그래서, 아동은 자신을 담당한 치료사가 다른 사람과 동일한 방법으로 치료하려 하면 두려워한다. 이러한 모든 두려움은 아동이 자신의 내적동기에 수행하는 것을 저항하게 하고, 감각운동 기능을 발달시켜 주는 활동을 피하게 한다. 이러한 일이 발생했을 때, 치료사는 그 저항을 다루기 위한 시간을 보내야 한다. 치료사는 아동이 치료사와 주어진 환경을 신뢰할 수 있도록 도와야 한다. 아동만이 자신의 뇌를 조직화할 수 있기 때문에, 치료사는 아동이 성공할 수 있도록 도전을 주어 아동의 내적동기를 유발시켜야 한다. 치료실에서 사용 가능한 활동은 아동의 감각통합 욕구와 능력을 조정할 수 있는 것이어야 한다. 이 활동은 두려움을 쉽게 보이는 아동에게 위협보다는 끌리는 활동이 될 것이다. 치료사는 아동이 스스로 전정감각, 고유수용 감각, 촉각 경험을 할 수 있도록 돕고, 이전에 달성된 적응반응보다 더 진전된 반응을 만들도록 도와주어야 한다.

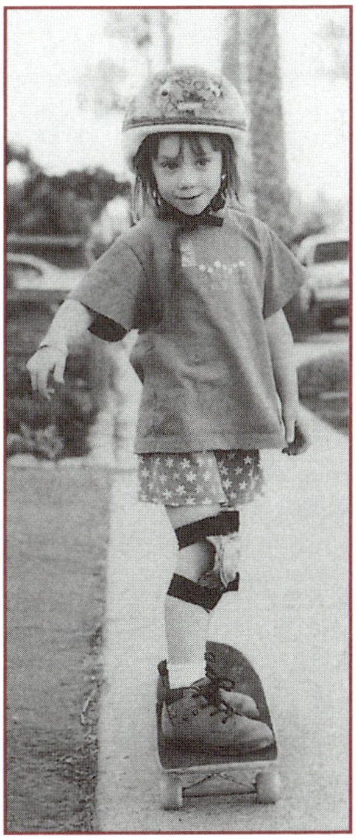

환경이 아동의 성장에 최상의 수준이라면, 아동은 치료가 '재미' 있다고 느끼고 치료받으러 오고 싶어 할 것이다. 아동이 자신의 잠재능력을 알고, 잘 조직화된 신경계로 자기실현을 경험하고자 할 때, 아동은 치료활동에 더 강한 흥미를 보여준다.

잘 조직화된 신경계를 가진 아동은 자신의 자유놀이시간 동안 열정적이다. 중력, 움직임, 운동계획이 필요한 도전과제를 수행하는 것이 재미있다. 어른들은 감각과 운동에 대한 내적동기를 표현할 때 아동과 같은 흥분을 경험한다. 어떤 아동은 이런 즐거움을 느끼기 위하여 매우 강한 전정자극과 고유수용 자극을 필요로 한다. 그래서, 그 아동들은 산을 오르고, 낙하산처럼 뛰어내리거나 가속으로 부딪치는 놀이를 한다. 다른 아동은 춤, 수영, 조깅에서 들어오는 좀 더 약한 감각으로도 충분하다.

대부분의 어린 아이에서 감각통합을 향한 내적 동기는 존재한다. 그러나 부적당한 감각과 실패감 아래에 파묻혀 있다. 아동이 자신의 성장을 추구하려는 재미있고 덜 위협적인 환경을 제공하기 위해서는 치료사가 상당한 기술과 문제해결능력이 있어야 한다. 아동이 서툰 모습을 보였을 때 시간을 주어 격려하고, 아동 자신의 방법에 대하여 저항하고 경험하도록 한다. 만약 아동이 스스로 탐색하지 않으면 치료사는 중재와 보조를 하고, 아동이 스스로 갖고 나갈 수 없는 것을 끌어낼 수 있도록 격려한다.

> "잘 조직화된 신경계를 가진 아동은 자신의 자유놀이시간 동안 열정적이다."

치료사는 주의있게 구조적 탐색이 일어나는 방법으로 구조적 행동과 자유 행동간에 균형을 갖도록 한다. 이러한 균형은 쉽게 달성되지 않는다. 자유놀이는 그 자체로 반드시 감각통합적이지는 않다. 만약 자유놀이가 감각통합이라면, 장애를 가진 많은 아동들이 자신의 문제를 해결해 왔을 것이다. 그러나, 너무 많은 구조적 행동은 아동의 성장도 허락하지 않는다. 구조적 행동과 자유 행동간의 균형을 위하여, 치료사는 아동이 신경의 조직화와 자신의 내적방향으로 발달되도록 도와야 한다. 치료활동 하는 동안, 아동은 다룰 수 있는 만큼 치료적 관리를 해준다. 치료사는 환경을 조절하고, 반면에 아동은 자신의 행동을 조절한다.

자신감 혹은 자신에 대한 좋아진 태도는 아동이 치료를 시작한 후 부모님들이 말하는 첫 번째 변화이다. 아동은 자신의 삶을 더 많이 지휘한다. 왜냐하면 신경계 기능이 더 좋아졌기 때문이다.

치료시간

감각통합장애를 가진 아동은 감각을 입력하여 운동요구에 맞는 활동, 즉 아동이 감각을 조직화 할 수 있도록 도울 수 있는 활동을 정확하게 선택할 수 있다. 신경과학자들은 비록 개개인이 인식하지 못한 신호일지라도 동물과 인간은 내적인 신호를 받는다고 말한다. 그 신호들은 그 모멘트에서 가장 적합한 것을 하도록 유발시킨다. 예를 들어, 동물이 어떤 비타민 결핍이 있다면, 동물은 결핍된 비타민이 포함된 음식을 먹을 것이다. 그러한 음식이 정규식단이 아니어도 말이다. 동물은 이러한 비타민을 자신의 몸에 충분히 가지고 있을 때, 정규식단으로 되돌아갈 것이다. 확실하게 동물은 영양을 알지 못하거나 음식 선택에 있어 어떤 의식적인 이유도 가지고 있지 않다. 그러나 동물의 몸은 먹어야 할 것을 말하고, 얼마나 많이 필요한지 말해준다.

> **"자신감 혹은 자신에 대한 좋아진 태도는 아동이 치료를 시작한 후 부모님들이 말하는 첫 번째 변화이다."**

치료시, 아동도 내적인 신호에 따른다. 비록 아동이 단지 놀고 있어도 아동의 행동에는 약간의 목적이 있다. 종종 아이는 블록 쌓기를 함께 한다. 치료시간은 정해놓지 않고, 아동마다 다양하며, 각각의 아동을 위해서 오늘 치료시간과 다음 치료시간은 다양하다.

감각통합장애를 가진 아동은 감각을 입력하여, 운동요구에 맞는 활동, 아동이 감각을 조직화 할 수 있도록 도울 수 있는 활동을 정확하게 선택할 수 있다.

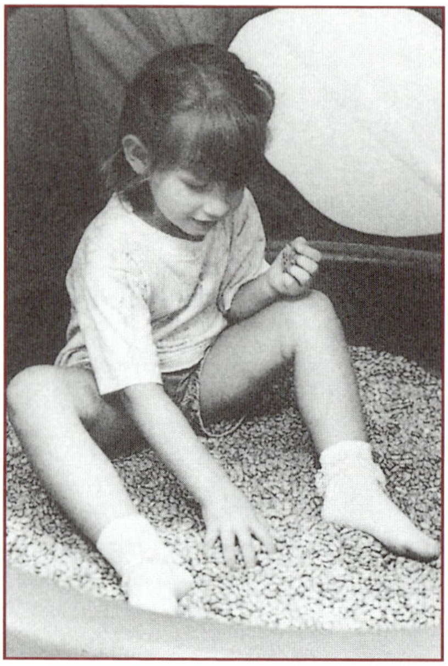

한 시간의 치료시간동안 아동이 어떤활동을 선택했는지 여기에 소개한다. 나는 아동을 위하여 더 좋은 것을 선택할 수 없었지만, 그렇게 해보려고 노력은 해보았다. 아동은 아마도 덜 의욕적으로 활동에 임했었고 그 결과 성취도가 떨어졌다. 그 아동은 빌이었다. 빌은 학교에서 학습장애가 있다고 인정되었다. 감각통합 기능과 관련된 작업치료 평가를 실시한 결과, 빌은 전정처리장애의 증후로 설명되었다.

처음에 빌은 치료사와 함께 그물그네에서 하키놀이를 하기로 결정했다. 빌과 치료사는 머리 위에 갈고리가 매달려 있는 그물에 엎드려 누었다. 빌과 치료사는 3 m 정도 떨어져 있었고, 손으로 자신을 밀어올리기에 충분할 만큼 바닥과 가까웠다. 플라스틱 재질의 하키채로 보통 바닥에 소프트 볼이 닿은 상태로의 앞과 뒤로 쳤다. 가끔, 벽 밖으로 튕기기도 하였다. 손을 뻗어 공을 치기 위하여, 빌과 치료사는 한쪽으로 흔들고, 어떤 때는 다른 방향으로 흔들고, 어떤 때는 앞뒤로 흔들고, 어떤 때는 호 형태를 그리면서 흔들었다. 이러한 모든 움직임은 엄청나게 다양한 전정감각을 일으켰다. 빌은 전정감각에 대하여 과소반응을 보였기 때문에, 빌의 머리는 중량이 더 나갔고, 그의 목은 지쳤다. 그러나, 게임에 대한 흥분은 빌이 머리를 유지하도록 도왔다. 빌의 머리를 중력 반대방향으로 들어 올려 목근육에 강한 수축을 일으키는 것은 많은 고유수용감각을 일으킨다. 마찬가지로, 공을 따라 눈을 움직이게 한다. 전정감각과 고유수용감각 모두 빌이 하키채를 공에 겨눌 수 있도록 돕는다. 빌의 뇌간과 대뇌반구는 전정감각, 고유수용감각, 시각을 통합하도록 함께 작동되었다.

다음 치료에서 빌은 다른 아동과 '헬리콥터' 라 이름 지은 도구를 타기로 하였다. 왜냐하면 두 아동이 분리된 개별 좌석에 바른 자세로 앉아서 헬리콥터의 칼날처럼 회전하기 때문에 헬리콥터로 이름 지었다. 하나의 궤도로 회전하면서 발생한 원심력은 빌이 그물에 엎드려서 유발했던 자극과 다른 방법으로 중력수용기가 자극된다. 엎드린 자세로 신체를 세운 것과 반대로 원심력에 반하여 머리와 몸을 똑바로 세운 자세유지는 목근육과 신체의 굴근을 강하게 수축하는게 필요하다. 그래서, 빌의 내적방향은 그물그네에서 하키놀이를 하고 난 후 헬리콥터 활동을 선택하도록 도왔다. 이 두 개의 활동은 다른 방법으로 전정감각과 근육 수용기에 자극하여 균형이 잡힌 치료 효과를 달성하는데 보완이 된다.

헬리콥터는 매우 강한 전정감각을 제공하는데, 빌은 많은 전정감각을 필요로 하였다. 왜냐하면 빌은 약 10분 동안 헬리콥터를 탔기 때문이다. 그리고 나서 빌은 부표 놀이(play buoy)를 선택하였다. 이 놀이는 두 개의 4.5 m 정도의 긴 밧줄을 따라 자유롭게 움직일 수 있는 플라스틱형 부표이다. 빌은 치료사가 잡은 반대편 끝을 잡았다. 그들의 각각은 부표가 밧줄을 따라 반대 끝으로 보내질 수 있도록 협응력있게 손과 팔을 던져야 했다. 그 동안에 눈은 가까운 곳에서 먼 곳, 뒤에서 가까운 곳으로 초점을 이동해야 했다. 안구진탕이 짧게 유지되는 아동처럼, 빌은 잘 조절된 방식으로 신체의 양쪽과 두 눈을 사용하는데 문제를 보였다. 그러나, 빌의 뇌는 헬리콥터 놀이를 통하여 많은 최고급의 전정감각을 경험한 후, 빌이 가지고 있던 능력과 달리 더 효율적으로 부표놀이를 하기 위해서 감각을 처리하고 움직일 수 있었다. 다음에 빌은 탄력밧줄로 안전벨트를 채우고 앉을 수 있는 '고래' 를 탔다.

아동은 다리를 매트에 대고 앉아서 마치 고래가 물을 내뿜는 것처럼 스스로 위-아래로 몸을 튕겼다. 이 놀이는 빌에게 수직면에서 전정자극이 입력되도록 한다. 수직 움직임은 그물그네에서 하키채 놀이를 하면서 제공되는 수평자극과 헬리콥터놀이에서 제공되는 회전자극을 보완해 준다. 활동하는 동안 빌은 치료사를 쳐다보고 말했다. 이것은 효율적인 눈의 안정성에 대한 요구가 만들어진 것이다. 왜냐하면, 빌의 눈은 정지된 표적에 초점을 맞추고 있는 반면에 그의 신체는 위-아래로 1.2 m를 움직였기 때문이다.

지금까지 빌이 정확하게 자신의 뇌에 조직화할 수 있는 많은 전정감각을 제공하여 왔다. 빌은 작은 정글짐 위에 매트를 올려놓는 구조물 쌓기를 선택했다. 이 활동은 시공간을 탐색하고, 그 모든 전정감각과 고유수용감각을 뇌가 시지각을 조직화할 수 있도록 확실히 준비해 왔다. 이 시간 동안, 빌은 치료사 뒤에 숨었다가 '부~~' 하고 뛰어나왔다. 숨고 찾는 활동은 정상적인 발달과 치료상황에서 아동이 경험하는 일반적인 단계이다. 특히, 아동이 전정감각기능을 공간과 연관지어 더 많이 효과적으로 이용하려 할 때 나타난다. 숨는 활동은 아동에게 공간과 다른 사람을 벗어나 숙련된 느낌을 받도록 해준다. 아동들은 다른 사람들의 격려나 실연을 보지않고 숨고 찾는 활동에 자신을 참여시킨다. 그들은 때때로 자아정체감을 성장시키는데, 이 중요한 놀이를 알지 못하는 사람들에게 인내심의 한계를 경험하게 한다. 더욱이, 이 활동은 치료활동으로 너무 인상적이지는 않지만 아동이 원하는 것을 줄 수 있다.

빌의 학업수행은 치료를 받고 있는 동안 눈에 띄게 향상되었다. 그는 두 서너 달 이후에 변화가 보이기 시작했다. 감각통합수행을 방해하는 감정을 가진 아동보다 더 빠르게 달라졌다. 빌은 자신이 원하는 자극을 자신의 내부로 향하도록 찾고자 하는 강한 내적자극이 있어서, 더 빠르게 호전을 보였다.

다른 치료와 감각통합을 이용한 치료 비교

감각통합중재를 이용한 치료는 작업치료 분야에서 전문화되어 있고, 신경생리학적 관점에서 인간행동을 이해하는 걸 강조해왔다. '작업적' 이란 용어는 치료사들이 환자나 클라이언트가 어떤 목적적인 활동을 수행할 수 있도록 돕는다는 의미이다. 감각통합치료에서 대부분의 활동은 목적적이다. 왜냐하면 아동은 활동을 하는데 목표가 있기 때문이다. 활동에 대하여 사고하거나 말하는 것보다는 목적적인 신체적 활동을 하는 것이 인간의 기능을 향상시키는 가장 좋은 방법이다. 특히 그 문제가 뇌의 작동하는 것과 연관이 있다면 말이다.

작업치료 뿐만 아니라 물리치료, 언어치료, 교육학, 심리학, 발달의학과 같은 다른 학문에서도 그들의 치료 프로그램에서 감각통합 개념을 포함하고 있다. 다음 단락에서 흔히 사용하는 치료중재와 비교 및 대조한다.

심리요법이나 상담

감각통합 중재를 이용한 치료는 전통적인 심리요법과 다르다. 감각통합 중재를 이용한 치료는 뇌가 더 많이 효율적으로 되도록 하여 아동의 삶의 요구를 극복하려고 시도한다. 심리요법이나 상담은 일반적으로 사람사이의 관계를 분석하고, 왜 사람들이 일반적으로 하는 행동을 하라고 하는지 말해준다. 뇌가 감각자극을 필요로 하고 적응반응을 만들어내기 위하여, 개인의 문제를 말하는 것은 좋은 방법이 아니다. 그러나, 심리요법이나 상담은 후에 사람의 상황을 지성 혹은 감성적인 관점에서 이해하는 데는 좋은 방법일 것이다.

감각통합 중재를 이용한 치료와 심리요법은 약간의 공통점을 가지고 있다. 두 치료 모두, 클라이언트가 스스로 자신의 문제를 해결하도록 한다는 것이다. 그때 치료사는 가능한 해결할 수 있도록 돕는다. 두 개의 치료는, 클라이언트가 자신의 방향을 바꾸려할 때 더 많은 진전이 없을 때도 많다. 성장하는 단 하나의 방법은 자신의 노력으로 마치는 것이기 때문에 성장은 빠른 기간과 느린 기간 모두 가진다. 성장은 수행할 수 있는 누구에게나 잘 이뤄진다.

놀이치료

놀이치료는 아동을 위한 심리요법의 한 형태이다. 감각통합 중재를 이용한 치료법은 놀이와 유사하기 때문에 사람들이 감각통합 중재를 이용한 치료가 놀이치료의 한 형태로 여길지 모른다. 그러나 놀이치료는 아니다. 놀이치료사들은 대체로 아동의 뇌에서 일어나는 노력의 효과를 고려하지 않는다. 또한 그들은 감각통합을 촉진시키기 위하여 교육받지도 않았다. 놀이치료는 정신분석에서 가장 많이 이용된다; 치료사는 아동이 어떤 감정적이고 사회적 경험을 가질 수 있는 기회를 갖도록 노력한다. 물론 감각통합 치료도 정서적 및 사회적 성장과 관련이 있지만, 이건 단지 더 많은 기본적인 감각통합기능들의 최종산물일 뿐이다.

지각운동훈련

감각통합 중재를 이용한 치료는 지각운동훈련이 아니다. 지각운동훈련은 아동이 특정한 지각능력과 기술을 가르치는 것이다. 예를 들어, 퍼즐을 하거나 돌차기놀이가 있다. 특정한 운동기술은 자신의 목적을 위해 배우는게 좋다. 그러나 그러한 기술은 아동이 더 넓은 범주의 학습과 행동의 문제를 해결하는 데는 도와주기 어렵다.

교육

선생님은 아동이 지적기능 향상을 위해 신경학적 기초에 초점이 아니라 지적으로 접근하는 방법을 훈련받았다. 그러므로 대부분의 교육적 과제는 전형적인 감각통합과정을 거친 아동에게는 적절하다. 그러나, 감각통합장애를 가진 아동에게는 너무 많이 앞선 과제가 있다.

감각통합장애를 가진 아동을 위하여, 가족들에게 많은 교육적 및 치료적 접근이 소개될지 모른다. 가끔은 가족들은 다른 치료간의 공통영역을 이해하다보면 질리게 된다. 이 Chapter에서 제시된 감각통합 중재의 원칙은 부모들이 아동을 위해 제안받거나 시도한 다른 접근을 계속할 것인지 아니지 혹은 감각통합 중재를 이용한 치료를 받는 것에 반대할 것인지 아닌지 결정하는 데 도움이 될 수 있다.

왜 감각통합 중재를 이용한 치료를 해야 할까?

이러한 질문에 답을 얻기 위하여, 연구 논문들이 이장의 Appendix B에서 논의되었다. 학습과 발달문제를 보이는 아동에게 더 많이 언급되는 것이 적합하다. 특히 어린 아동의 뇌는 유연성이 있고, 자연적으로 변화할 수 있다. 뇌가 성숙됨에 따라, 이러한 유연성은 잃어버린다. 자신의 신경원사이에 새로운 연결 짓기가 너무 어린 아동(2세 이하)이라면, 치료하도록 도와줄 수 있다. 아동이 더 나이가 들면, 치료는 더 많이 쉽고 효율적으로 메시지를 전달하기 위하여, 한 신경원에서 다른 신경원으로 전달되는 메시지를 촉진시킨다. 뇌에서 너무 많이 억제한다면, 들어온 감각은 이러한 억제처리과정에서 무시된다. 아동이 과도하게 반응한다면, 들어온 감각과 적응 반응은 이미 형성되어있던 신경연결에서 일어나는 활동을 조절하는데 도움이 된다.

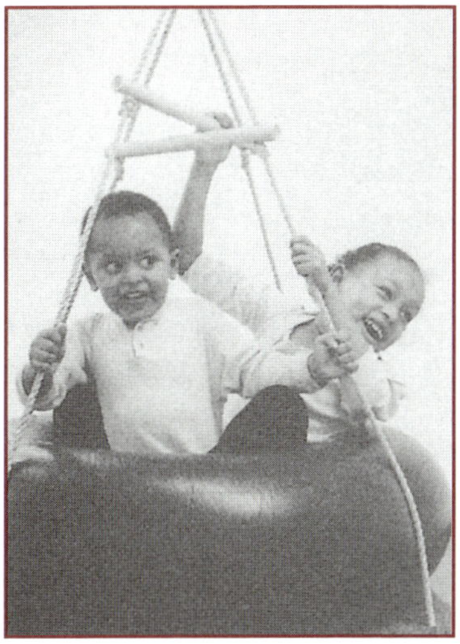

감각통합 중재를 이용한 치료는 치료사가 풍부한 감각환경을 설정하여 아동에게 재미있는 방법으로 제시하여, 기술과 능력을 촉진하기 때문에 효과적이다.

감각통합 중재를 이용한 치료는 뇌가 사용했던 기능이 기능적이어서 더 많이 발달하도록 고안되어 있기 때문에 영향을 미친다. 감각통합 중재는 치료적 환경이 설정되어, 이전에 아동이 결코 사용해 보지 않은 방법으로 감각처리할 수 있는 재미있는 환경이다. 이것은 거의 모든 인간이 감각통합을 향한 내적동기를 가졌기 때문에 일어날 수 있다. 치료는 아동과 부모가 할 수 없다고 했던 성질의 것을 하도록 만드는 간단한 한 방법이다.

아동의 문제가 학습장애나 감각처리의 문제가 있는 경우일지라도, 감각통합 중재를 이용한 치료가 도움이 안되는 경우도 있다. 가끔씩 아동의 문제가 심각하고, 우리가 그러한 심각한 문제를 해결하기에 필요한 지식이 없을 때가 있다. 때때로 우리는 아동의 효과적인 프로그램을 만들기에 충분히 명쾌한 문제의 원인을 결정지을 수 없을 때도 있다. 가끔씩 아동의 문제가 뇌부분에서 감각을 조직화하는 것과 무관할 수도 있다. 이러한 아동은 다른 치료적 중재가 더 많이 도움이 된다.

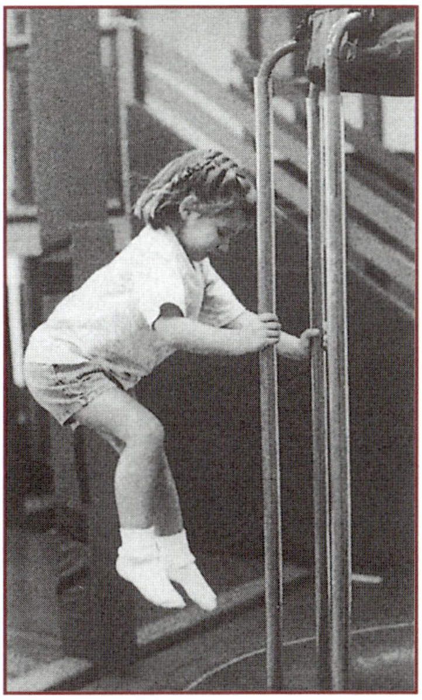

사례 연구

밥이 처음에 감각통합기능 검사를 받았을 때, 8세 11개월이었다. 밥은 4학년이지만 읽기능력은 1학년 수준이었다. 밥의 철자법과 계산능력은 2학년 수준이었다. 왜냐하면 밥은 지능검사에서 자신의 연령과 비슷한 아이들의 점수와 비슷했기 때문에, 학습장애 아동을 위한 특수반에 배정되었다.

평가결과

밥은 감각통합기능, 언어기술, 학업 성취도를 검사받았다. 밥의 회전 후 안구진탕은 짧게 유지되었다. 밥은 자세와 균형반응이 적절 혹은 양호한 편이지만 눈을 감고 한발 서기가 어려웠다. 밥은 검사 시 운동 계획을 수행하는데 어려운 시간을 보냈지만, 자신에 대한 나쁜 감정없이 대부분의 놀이터 기구를 다룰 수 있었다. 밥은 자신의 손을 보지 않고, 손가락이 접촉된 곳을 알기 어려워했다. 공간에서 자신의 손의 위치를 보지않고 잘 알아맞혔다. 그러나, 밥은 촉각을 구별하는데 어려움이 있었고, 가끔씩 밥은 자신의 손에 네모와 세모 모형의 차이를 말하지 못했다. 밥의 공간과 형태에 대한 시지각은 밥의 연령에 비하여 부족하였다. 게다가 그는 과잉행동, 산만함, 촉각방어를 보였다.

밥의 청각과 언어검사 점수는 또래보다 낮았다. 밥은 자신에게 말한 것을 이해하는데 어려움이 있었다. 특히, 소음이 있으면 더했다. 다른 검사에서 밥은 언어적 소리를 뇌의 양쪽에서 똑같이 잘 처리하는 경향이 있었다. 양쪽 손은 거의 같은 운동능력수준이지만, 기능이 좋은 수준은 아니다.

이러한 검사와 임상 관찰로부터, 우리는 밥의 기본적인 감각결핍이 전정계이 있다는 것으로 판명되었다. 이러한 전정처리의 문제는 밥의 학습의 문제, 운동계획, 눈-손협응, 시지각, 언어발달에 어려움을 가져왔다. 밥의 뇌가 처리할 수 없는 전정감각은 밥을 과잉행동, 산만한 아동, 촉각방어가 있는 존재로 만들었다.

치료

운좋게, 밥은 전정자극이 포함된 움직이는 활동에 대하여 높은 욕구를 보였다. 왜냐하면 밥이 대부분 원했던 활동이기 때문이다. 밥은 탄력있는 외줄이 달린 그네에서 흔들고 위아래, 앞뒤로 움직이는데 많은 시간을 보냈다. 만약 내가 밥의 내적동기와 방향을 신뢰하지 않았다면, 밥이 계속 같은 기구를 타는 것에 많은 시간을 보내도록 놔두지 않았을 것이다. 가끔씩 나는 더 많은 종류의 프로그램을 배열하기도 했지만, 밥의 내적동기가 밥에게 흐르도록 놔두었다. 이 때, 밥은 어떤 것을 선택하였다. 치료받은지 4~5개월 후, 오를 수 있는 어떤 것이든지 올라가기 시작했고, 올라간 그 곳에서 아래로 뛰어내렸다. 확실하게 밥은 자신에게 자신의 뇌의 여러부위로 감각을 전달하기 위하여 그네에서 전정감각을 충분히 즐겼다. 오르기는 밥이 새로운 경로를 이용하도록 했고, 더 많은 물리적 환경과 연관지었다. 밥은 약간의 사고가 있었다. 왜냐하면 자신의 잠재된 감각운동능력을 탐색하고 싶어하는 새로운 욕구가 밥의 운동계획능력을 초과했기 때문이다. 전정감각에 의해 열려있는 신경로는 밥이 더 쉽게 읽는 법을 배우도록 해주었다. 치료를 종료하기 전에, 밥은 정규반에 종일 있게 되었다.

어린 소년의 신경계가 더 잘 조직화될 수 있을 때 일어날 수 있는 것처럼, 밥은 물리적 환경과 더 많이 부딪치면서 자신의 새로운 능력을 표현하고자 하는 욕구를 발달시켰다. 밥은 천장에 매달린 밧줄을 붙잡고, 그네를 탔고, 소음이 많은 치료실 안에서 마분지로 만든 통을 발로 차기 위해 흔들리며 질주하였다. 커다란 물건을 빠르게 이동하는 경험은 이 아동에게 "마쵸(남자다움)"을 과시하게 해주었다. 이 활동은 밥이 경험하고자한 부분이었다. 왜냐하면 밥은 치료 중이었기 때문에, 밥은 이 방법이 이 단계를 통과하는 지표로 삼았다. 이 활동은 집이나 학급에서는 불가능했었다. 동시에, 밥은 클리닉에서 규칙을 지키려는 강한 의지를 보였다. 마치 자신의 뇌가 잘 조직화될 뿐만 아니라 치료실을 원하는 것처럼 말이다.

치료결과

초기 검사를 한지 1년 후, 몇 개의 검사를 다시 실시하였다. 그 동안, 밥은 6개월간 1주일에 2시간 30분씩 치료를 받았다. 밥은 언어와 시지각 검사에서 확연한 변화가 있었다. 밥의 회전후 안구진탕은 여전히 같은 결과였다(이 결과는 전정계가 나아지지 않았다는 걸 의미하지 않는다. 자연적이고 정상적인 억제요소가 많은 전정자극의 결과로 안구진탕을 일으킨다.) 밥의 읽기수준은 4학년을 마친 아동과 같았다. 1년 안에 예전보다 3세 이상 호전된 것이다. 밥의 철자법은 두달 동안 4학년 수준이 되었다. 이것은 예전보다 1세 6개월 이상 호전된 것이다. 산수능력은 3학년 수준에 막 들어가는 수준이었다. 이것은 예전보다 1세 미만의 호전을 보인 것이다. 그래서, 치료는 밥의 학습능력, 특히 읽기 능력을 향상시키는데 중요한 의미가 있었다.

부모의 역할

부모가 감각통합장애를 가진 아동들을 어떻게 도울 수 있는가?

양육의 중요성이 매우 소홀하게 평가되고 있다. 어느 누구보다 부모는 지식을 습득하거나 행동문제를 가진 아동들에게 보다 나은 감각통합을 할 수 있도록 도움을 줄 수 있다. 자녀의 발달을 이해하며, 이를 지지하는 부모 없이는 아이들은 큰 어려움을 겪게 되며, 아마도 불행할 것이다. 부모의 이해와 지지가 있다면 대부분의 가벼운 정도의 감각통합장애를 가진 아이들은 목적이 있고, 만족스러운 생활을 할 수 있게 된다.

이 Chapter의 목적과 원칙은 대부분의 아동들에게 해당될 수 있다. 모든 아동들에게는 뇌기능 속에서 발달이라는 방이 여전히 있기 때문이다. 때때로 심각한 신경학적 문제를 지닌 아동들이 만든 성취는 느릴 수 있다. 그러나 이 Chapter는 부모가 그러한 아동들의 발달을 지지하고, 아동들의 필요를 도와 줄 수 있다. 부모가 할 수 있는 5가지 중요한 일들이 있는데 다음과 같다.

(1) 문제를 인지해서, 아동에게 필요로 하는 것을 알 수 있다.
(2) 아동 자신이 괜찮다 라는 것을 느끼도록 도울 수 있다.
(3) 아동의 환경을 조절해 줄 수 있다.
(4) 아동이 활동할 수 있는 방법을 배우도록 도울 수 있다.
(5) 아동이 전문적인 도움을 받도록 도울 수 있다.

부모는 어느 누구보다 더 감각통합을 더 잘 할 수 있도록 아동을 도울 수 있는 다양한 환경을 만들 수 있다.

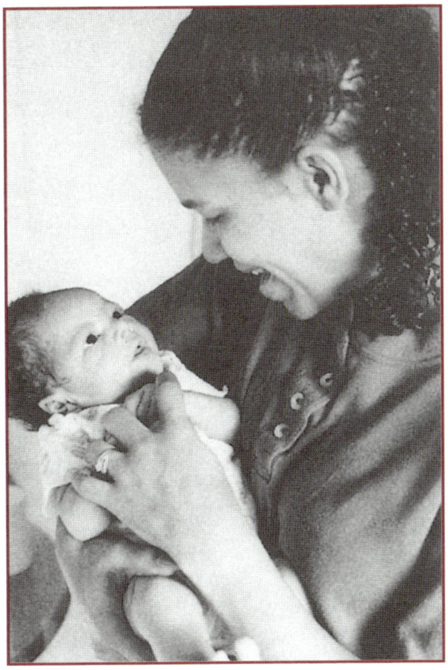

문제인식

엄마들은 일반적으로 아동의 상태가 좋은지 좋지 않은지를 안다. 아동에게 문제가 있다는 것을 잘 알지만 무엇이 잘못되었는지 꼭 집어서 말하거나 무엇에 문제가 있다는 것을 소아과 의사에게 설명하기는 어렵다. 엄마는 심지어 아무 이상이 없다고 말할 지도 모르지만, 속으로는 여전히 왜 아동이 생활할 때 많은 문제점들을 가지고 있는지 궁금해한다. 만약, 다른 형제아동을 키웠었다면, 이 아동이 보통의 다른 아동들처럼 발달하지 않고 있다는 것을 깨달을지도 모른다. 아동이 다른 아동들보다 더욱 까다롭고, 변덕스럽고, 인내심이 부족하고, 쉽게 편안함을 느끼지 못하게 됨을 알아차리게 될 것이다.

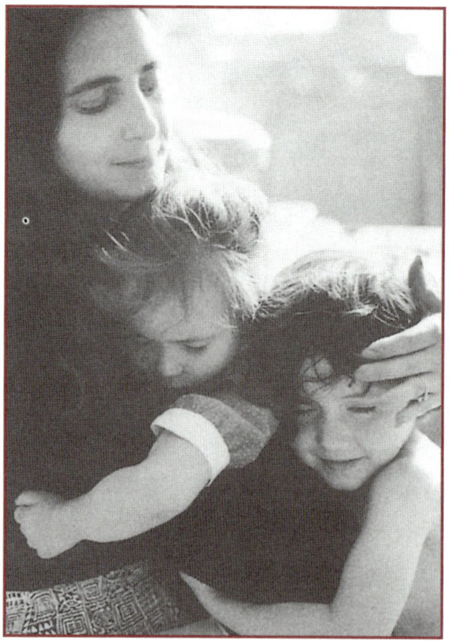

부모들은 가능한 가장 일찍 그 징후들에 대해 도움을 찾는 것이 현명하다.

감각통합의 가벼운 문제는 특별히 인지하기가 어렵다. 아동의 발달은 학교 공부에서의 특별히 어려운 점을 제외하고 보통 평범해 보인다. 그래서, 아무도 아동의 뇌기능에 문제가 있다고 의심하지 않게 된다. 만약 아동이 영리하지만, 유치원이나 학교에서 필요한 요건에 잘 반응을 보이지 않는다면, 당신은 즉각적으로 전문적인 도움을 찾아야 한다. 아동들은 발달 속도가 다르기는 하지만, 아동이 이 문제를 극복할 수 있을 것이라고 생각하는 것은 커다란 오산이다. 가장 효과적인 중재를 위해, 아동의 뇌는 유연하고 어려야 한다. 아동이 나이 먹고 성장할 때까지 혹은 치료를 점점 덜 의지할 때까지 기다리는 것은 현명하지 않다.

감각통합장애의 증상이 있을 때, 교육적 혹은 인지적 접근으로는 아동에게 별로 도움이 되지 않는다. 왜냐하면, 아동의 뇌는 준비되지 않았기에 어떤 일을 하도록 훈련될 수 없다. 학습장애 아동이 학교에 너무 일찍 입학하거나, 많은 요구를 하는 학교에 들어갈 때, 아동은 스스로 자신이 다른 아동들보다 불리하다고 비교하고, 스스로가 열등하다고 생각한다. 경미한 감각통합장애를 가진 학령기전 아동의 발달을 지지하고, 감각운동 발달을 향상시키고 그 발달의 개인차를 이해하는 선생님들이 있는 학교를 선택하는 것이 필요하다. 때때로 아이를 1년 정도 늦게 보내는 것이 학교에 더 잘 적응할 수 있도록 한다.

초기에 문제점을 발견해내는 것은 그의 삶에서 문제의 영향을 감소시킬 수 있는 보다 좋은 기회를 준다. 조기 인식은 가족이 아동의 행동을 적절한 안목으로 이해해서, 아동이 원하는 특별한 이해와 생각 그리고, 구조를 부모가 줄 수 있도록 특별히 도움을 줄 것이다. 만일 당신의 아동의 발달이 더디다면, 그가 가질 문제에 대해 성급하게 결론을 내리지 말라. 대신에 아동의 감각통합에 도움이 되는 것을 해 보는 것이 바람직하다. 아동이 할 준비가 되어 있지 않은 일을 강요하지 말아야 한다는 것을 기억하는 것은 중요하다. 오히려 뇌가 감당할 수 있는 것을 하도록 기회와 용기를 주어야 한다.

오늘날 전문가들이 범하는 실수 중의 하나는 아무것도 하지 않고 문제행동을 유발하는 뇌기능장애를 교정할 수 있다고 가정하는 일이다. 심리치료사는 가족간의 관계를 변화시키려고 하고, 학교상담사는 아동이 다르게 생각하고 새로운 결정을 하기를 바라며 행동심리치료사는 아동에게 어떤 행동을 조건화하려고 한다. 이러한 접근 방식들은 어떤 때에는 적절하지만 감각통합이 좋지 않아 문제가 재발하기 때문에 크게 성공하지 못한다. 가족의 역동성이나 정신과정, 그리고 특정 행동을 변화시키는 것만으로는 충분치 않다. 감각통합치료는 아동이 신경계를 조직하는데 도움이 되고 자연스럽게 변화시켜 준다.

누구나 스트레스나 아무런 요구를 받지 않고 살아갈 수는 없다. 누구에게나 완전무결한 것은 없다. 통합이 잘 되지 않는 뇌는 삶에서 많은 문제를 안게 된다. 감각통합 기능장애가 있는 아동은 사람들이 자신의 신경계가 비정상이라는 것을 이해해 주지 않으면서 사람들과 좋은 관계를 가질 수 없다. 문제가 심리적인 것처럼 보이지만 정신이라는 것도 뇌에 의해 통제되는 것이다. 대인관계를 변화시키기 위한 심리치료를 받는데 많은

> "아동의 행동이 서툴다면 그것은 일상적 감각을 통합하지 못하기 때문이다."

시간과 비용을 사용하기 이전에 우선 뇌가 잘 기능하도록 도와주는 것이 필요하다. 그렇게 한 이후에도 여전히 문제가 있으면 심리치료사의 도움이 필요할 것이다.

불쾌한 행동을 알아차리는 일은 쉽지만 그 행동에 깔려 있는 신경계의 영향을 알아차리는 것은 어렵다. 어떤 아동의 행동이 서툴다면 그것은 일상적 감각을 통합하지 못하기 때문이라는 것을 인식하는 것이 중요하다. 만약 아동이 감각을 조직화하지 못한다면 자신의 행동을 조직화할 수 없다. 이것이 가족과 좋은 관계를 유지하고 있는 아동조차 학습문제나 행동문제가 나타나는 이유이다.

언어발달의 지연은 감각통합장애의 또 다른 단서이다. 언어는 감각운동 기능에 의존적이고 뇌의 어떤 부위가 효율적으로 작용하지 않을 때 종종 나타난다. 단어를 구성하는 능력은 청각 체계만큼 전정시스템과 특히 관련이 있다.

이 책의 주요 목적은 부모들이 스스로 감각 통합문제를 인식하는데 도움을 주려는데 있다. 소아과 의사가 항상 이 이해하기 어려운 문제에 대해 친근하게 답해줄 수 없다. 그것은 의사들이 이러한 계통에 대한 훈련을 받지 않았기 때문이다. 만일 당신의 자녀에게 감각통합장애가 있다고 의심된다면 이 영역에서 전문적인 훈련을 받은 치료사의 도움을 찾아야 한다.

아동이 자신에 대해 좋게 느낄 수 있도록 도와주기

감각통합장애를 가진 아동들에게는 정상적으로 발달하는 다른 아동들보다 일상의 많은 경험들이 더 도전적일 수 있다. 아동들이 부적절하게 수행하고 도전이 되는 모든 영역에서 자신의 능력에 대한 확신이 부족하게 느끼는 문제를 경험하는 경우가 종종 있다. 부정적인 자아상을 만들게 하는 세 가지 경우가 있다. 신경계가 부적절하게 기능하는 경우, 아이가 어떤 것을 잘 할 수 없을 때 생기는 좌절감과 부적절함, 그리고 아이들이 하는 행동에 대한 다른 사람들의 부정적인 반응 등이다. 부모들은 다른 사람들의 부정적인 반응을 많이 상쇄시킬 수 있고, 좌절감과 부적절함을 많이 줄여줄 수 있다.

신체적 문제

첫 번째 단계는 아동의 문제가 신체적인 것이라는 것을 깨달아야 한다는 것이다. 이것은 아동의 뇌에 전기적 자극과 화학적인 작용을 포함한다. 감각통합장애의 결과로 나타나는 학습장애와 행동문제들은 부러진 다리 혹은 풍진과 같은 많은 신체적 문제와 같다.

홍역이 걸렸을 때, 좋은 컨디션을 느끼지 못한다. 아동은 신경과민해지기 쉽고 까다로워질 수 있고 덜 호감이 가게 될 수 있다. 홍역과 같은 신체적인 문제가 아동이 행할 수

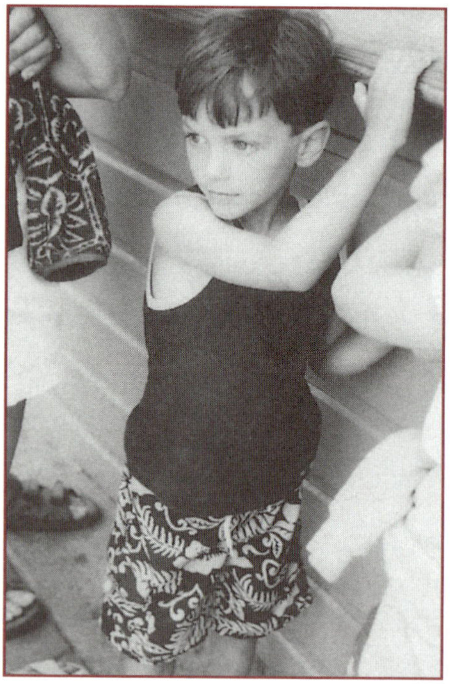

있는 방법들을 방해하기 때문에 더 많은 것들을 잘못 행한다. 그러나 우리는 홍역에 걸린 아동을 허용하고 용납해준다. 동일한 용납과 허용을 감각통합 문제를 가진 아동들에게도 해주어야 한다. 당신이 아동의 행동을 인정하지 못할지도 모르지만 한 사람으로서 자아상과 자존감이 손상되지 않도록 해야 한다. 아동이 서툴게 행동할 때 사람들이 그 행동을 좋아하지는 않지만 그를 좋아하지 않는다는 것을 의미하지 않는다는 것을 알게 하라. 또한 아동이 사회적으로 받아들여지는 것들을 알도록 도운 다음 이런 행동들을 할 수 있게 도와라.

만약 아동이 아파서 거실 카펫에 구토를 했다면, 당신은 "다음번에는 화장실에서 구토를 하도록 해" 라고 말할 수 있다. 그리고 아동을 벌주거나 아동이 화장실에서 구토를 하지 않았다는 것에 대해서 부끄러움을 느끼지 않도록 할 것이다. 유사하게 아동이 협응능력이 부족하다는 이유로, 혹은 아동이 읽거나 쓰기를 배울 수 없기 때문에, 혹은 아동이 대소변 조절을 할 수 없기 때문에, 혹은 아동이 다른 친구들이 자신을 싫어하게 만드는 어떤 것을 한다는 이유로 처벌하거나 수치심을 느끼지 않도록 해야 한다. 아동은 그런 문제를 가지지 않는 아동들보다 더 부모의 사랑과 수용이 필요하다. 아동이 호감이 가는 아동이 되도록 돕기 위해서는 많은 감정적인 지지가 필요하다.

> **"부모들은 다른 사람들의 부정적인 반응을 상쇄시킬 수 있고, 좌절감과 부적절함을 줄여줄 수 있다."**

어떤 아동이 파괴적이고, 고집이 세고, 협력할 줄 모르고, 인색하고 적대적일 때에는 그것을 받아들이기 힘들기는 하다. 가장 인내심이 있다는 부모마저 인내심이 시험된다. 이런 아동의 부모는 어느 부모보다 인내심이 더 요구된다. 그러면 이러한 행동에 사람은 어떻게 대처하는가? 눈에 보이지 않지만 아동이 신체상에 문제가 있다는 것을 이해하면 이러한 행동과 성향을 쉽게 받아들일 수 있다는 것을 알게 될 것이다. 그 아동을 여전히 사랑할 수 있고 그 아동 역시 당신을 사랑할 수 있을 것이다. 아동은 자신에 대한 느낌을 일부 당신에 대한 자신의 느낌에 투사한다.

감정적 위기들을 예견하기

아동의 신경계는 다른 아동들처럼 안정적이지 않은 것을 알아야 한다. 이것은 아동이 정서적으로 손상을 입기 쉽게 만든다. 너무 많은 자극-움직임, 사람, 혼란, 일정의 변화, 소음, 요구, 질병은 아동의 감정 조절을 잃게 하는 원인이 될 수 있다. 이것은 특히 아동이 촉각방어와 중력불안이 있을 때는 확실히 나타난다. 아동이 스스로 자제력을 잃을 때가 언제인지를 알고 그때의 감각을 배우라. 예를 들면 생일파티가 어떤 아동들에게는 가장 스트레스를 주는 활동일 수 있다. 아동이 어떤 자극에 대처할 수 없다는 것을 느낄 때, 그 환경으로부터 오는 자극의 양을 줄이거나 혹은 그 환경으로부터 아동을 떼어놓아라. 아동이 자제력을 잃었을 때 스스로에 대해서 좋지 않게 느끼기 때문에 아동은 싫어한다. 당신은 아동의 신경계를 압도하는 자극으로부터 그를 멀리 있도록 함으로 좋은 자기 개념을 유지하도록 도울 수 있다. 당신은 스스로 평온을 유지함으로써 아동을 도울 수 있다. 당신은 아이의 환경의 중요한 부분이다. 그리고 당신의 정서적 상태는 아동의 신경계에 영향을 준다.

“당신은 아동의 신경계를 압도하는 자극으로부터 그를 멀리 있도록 함으로 좋은 자기 개념을 유지하도록 도울 수 있다.”

처벌의 대안

만약 아동이 화를 내거나 자기 통제력을 잃었을 때 벌을 주면 자아개념만 낮아질 뿐이다. 아동은 통제력을 상실했다는 것에 대해서 나쁜 느낌을 갖는다. 여기에 벌을 주면 죄의식을 느끼게 하고 난처하게만 만든다. 처벌 대신에 아동이 평정을 되찾는데 도움이 되는 무언가가 필요하다. 스트레스가 없는 자기 방과 같은 조용한 곳이 다른 어느 곳보다 도움이 될 것이다. 뇌 조직이 와해되면 벌을 주지 말고 환경에서 오는 감각투입을 조절할 생각을 하여 뇌 조직을 도와주도록 해야한다.

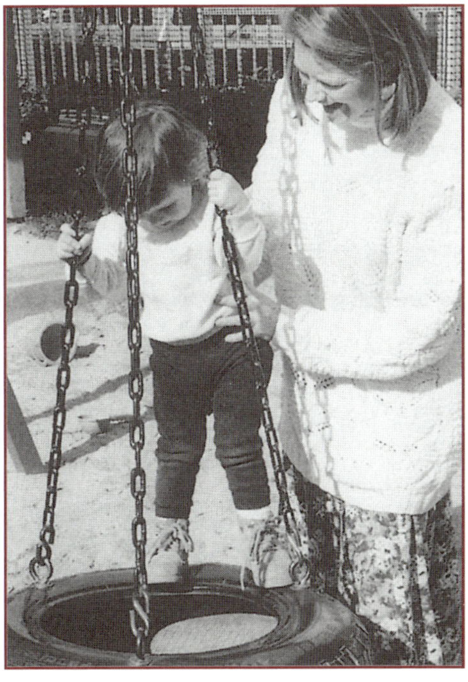

먼저 과중한 감각자극을 덜어주고 나서 조직화 할 수 있는 감각을 제공해준다. 털로 만든 장난감이나 친숙한 담요나 베개 같은 것은 아동이 필요로 하는 감각정보를 제공해 준다. 어떤 아동은 안아주는 것이 좋을 때도 있다. 흔들의자에 앉아 흔드는 것도 도움이 될 수 있다. 아주 어린 아동이라면 미지근한 목욕을 하여 달랠 수 있다. 등 중간을 쓰다듬어 내리는 것도 뇌 조직을 증가시켜 준다. 그러나 위로 쓰다듬어서는 안 된다. 그렇게 하면 털이 성장하는 반대 방향으로 움직이게 됨으로써 방어 반응을 유발할지 모른다. 바깥놀이 활동도 신경계를 평온하게 해주는 고유수용감각 입력을 제공해 준다. 특히 날씨가 시원하면 그러하다. 그것은 시원한 공기가 피부에서 오는 신경충격을 조절하고 종종 과잉활동을 줄이는데 도움이 되기 때문이다.

훈육

당신의 아동을 훈육하지 않으면 이것은 아무 의미가 없다. 모든 아동들이 가끔 훈육이 필요하다. 좋은 행동을 보상하고 부적절한 행동에서는 텔레비전 보기와 같은 특권을 박탈하는 것이 훈육의 기본 원칙이다. 훈육을 지나서 아동과 논쟁에 빠지지는 말아라. 간단하게 당신이 무엇을 하고 있고, 왜 그것을 하고 있는지를 말하라.

“효과적으로 하기 위해서는, 훈계는 아동의 뇌를 비조직화하기 전에 조직화하도록 도와주어야만 한다.”

당신이 먼저 아동이 할 수 있는 것과 할 수 없는 것이 어떤 것인지를 결정해야 한다. 당신이 "안돼" 라고 말하기 전에 두 번 그것을 생각할 수 있도록 해야 한다. 효과적으로 하기 위해서는, 훈육은 아동의 뇌를 비조직화하기 전에 조직화하도록 도와주어야만 한다. 그러므로 당신은 일관성이 있어야만 하고, 당신이 하는 것을 알고, 당신이 아동의 신경계에 줄 수 있는 영향에 대해 민감해야 한다.

기대

부모들은 때때로 아동들에게 너무 높은 기대를 가짐으로 아동의 자아개념에 영향을 준다. 우리는 감각통합장애를 볼 수 없기 때문에 아동이 장애를 가지고 있고 다른 또래 아동이 하는 것을 할 수 없다는 것을 쉽게 잊게 된다. 아동을 위한 당신의 기대치를 그의 신경계의 능력 안에서 조절하라.

만약 눈이 먼 시각장애인에게 당신은 그가 볼 수 있을 것을 기대하지 않는다. 그가 보지 못한다고 해서 우리는 그를 비난하지 않는다. 그러나 아동들이 볼 수 있다면 우리는 어떤 것에 부딪히는 것들을 피할 수 있기를 기대한다. 운이 좋지 않게도, 공간과 형태지각에 장애를 가진 아동들은 볼 수 있음에도 불구하고, 보는 것으로 시각장애인보다 더 좋은 정보를 가질 수 없다. 그런 까닭에 아동은 의자를 보지만 의자에 부딪친다. 아동이 이런 것에 항상 부딪히지는 것은 아니다. 그것들은 매우 주의를 기울이면 피할 수 있다. 그러므로 사람들은 아동이 부딪힐 때마다 비난을 받아야 한다고 생각한다.

이러한 아동에게 아주 사려깊게 접근하는 방법은

> **"당신은 아동이 하고 있는 긍정적인 것들에 주의를 기울이고 말해줌으로 인해서 아동의 자아개념을 증진시킬 수 있다."**

아동이 자신이 갈 곳을 아주 주의하여 보도록 상기시키는 일일 것이다. 만약 무엇에 부딪치더라도 어쩌다 "저런" 하는 말만으로도 충분할 수 있다. 부딪치지 말라고 이야기할 필요가 거의 없다. 그 아동은 "부딪치지 않고 가기 어렵지? 힘들겠구나?" 라는 말만 해 주어도 자신이 무슨 일을 당하고 있는지 알며 자신의 편에 서 있다는 것을 말하고 있다는 것을 안다. 이처럼 아동을 이해하고 지지해 주는 것은 발달성 운동장애 아동이 장난감을 부수었을 때에도 똑같이 필요하다.("어떤 때에는 물건을 어떻게 가지고 놀아야 하는지를 알기 어려워.") 중력불안장애 아동은 다른 아동과 함께 놀려고 하지 않는다.("너는 그 게임을 하고 싶지? 그런데 겁이 나는 구나") 촉각방어 아동은 당신이 손을 대면 기겁을 한다.("손으로 접촉을 하게 되면 기분이 아주 좋지 않다는 것을 알아.")

긍정적인 것을 강조하기

당신은 아동이 하고 있는 긍정적인 것들에 주의를 기울이고 말해줌으로 인해서 아동의 자아개념을 증진시킬 수 있다. 좋은 행동을 강화시키고 아동이 그것을 했을 때 칭찬을 받는다면 그것이 반복됨으로 인해서 좋아하는 것을 증가시킬 것이다.

심각한 행동 문제를 가진 아동들조차 좋은 행동을 한다. 당신이 이런 것들을 인정하고 아동에게 말하는 것이 초점이다. 아동을 인정하고 칭찬함으로 아동이 행동을 잘 할 수 있다는 것을 깨닫는 것을 도울 수 있다. 감각통합 장애를 가진 아동들은 부모님이 삶에서 그것들을 잘 만들어 줌으로 인해서 수용되어지고 지지되어진다.

동일한 심각성의 유사한 문제를 가진 또 다른 아동은 부모가 그 문제를 인식하지 못하고, 그 증상 때문에 아동을 비난할 때 아동이 하게 되는 방법은 삶을 통해서 몸부림치는 것 뿐이다.

환경조절

가정 생활의 유형은 부모님들이 제공하는 어떤 아동들의 발달에는 특히 중요하다. 가정 생활의 감각들은 아동의 뇌에 날마다 수많은 충격을 준다. 반면 치료는 한 주 동안 감각 입력의 몇 시간밖에 영향을 줄 수 없다. 아동이 만일 잘 구조화된 환경에서 하루의 나머지 시간을 보낸다면 치료는 분명히 더 효과적일 것이다.

구조

> "더 큰 아동들은 어떻게 시간과 사물을 조직화하는 지를 가르치는 것이 부모가 할 수 있는 가장 좋은 방법 중 하나이다."

환경구조(structure)는 안정성을 유지하고 불안정한 뇌를 돕는다. 생활과 가정을 잘 조직화하는 것은 뇌의 좋은 조직화를 촉진할 것이다. 조직화는 시간과 장소를 중심으로 결정한다. 각각의 활동은 그 자체의 시간을 가지고 그 시간들은 그 자체의 장소를 가진다. 각각의 대상은 자체의 장소를 가지고 그 시간의 대부분, 그 장소 안에 있다. 더 성장한 아동들은 어떻게 시간과 사물을 조직화하는 지를 가르치고, 덜 조직화된 신경계를 보상할 수 있도록 아동을 돕는 것이 부모가 할 수 있는 가장 좋은 방법 중 하나이다. 잘 조직화되는 것은 자기규준의 형태이다. 그리고 감각통합장애를 가진 아동은 자기 규준의 학습을 배우게 해야만 할 것이다. 그것이 항상 본질적인 것이 아니가 때문이다.

촉각 환경

아동의 피부에 닿는 환경의 부분은 아동의 신경계에 그것이 부정적이든, 긍정적이든 굉장한 영향을 줄 수 있다. 감각자극에 대한 아동의 반응에 주의하라. 모든 이들이 동일한 방식으로 감각 입력을 경험하는 것이 아니라는 것을 기억하라. 당신은 안전한 접촉으로 느껴지는 것이 아동은 분명하게 불안정하게 느껴질 수도 있다. 당신에 의한 접촉은 항상 괜찮을 수도 있으나 반면 그 외의 어떤 사람에 의한 접촉은 방어적인 반응을 야기할 수 있다. 당신에게는 부드러운 느낌을 주는 옷감이 아동에게는 가려운 느낌을 줄 수도 있다. 어떤 아동에게는 털이 있는 동물이 좋은 촉각 경험을 주지만 어떤 아동에게는 혐오감을 줄 수도 있다. 어떤 아동은 씻고 나서 팔이나 얼굴을 좀 문질러 주면 편안해 하지만 어떤 아동은 별 다른 느낌을 받지 않는다.

천이나 담요로 만든 어두컴컴한 터널을 아동이 기어다니게 하는 것은 과도한 환경자극 감각을 차단하기에 좋다. 숨을 쉴 수 있게 공기가 잘 통하도록 만들어야 한다. 또한 아동은 부드러운 침대 덮개로 몸을 둘둘 말아서 신경계를 평온하게 해주는 촉각이나 압각을 얻을 수 있다. 소위 '방어막 담요 놀이(security blanket)' 에서 안락함을 느낄 수 있는 것은 신체의 여러 부분이 촉각 자극을 받기 때문인데 이렇게 하면 신경계의 감각통합이 더 잘 이루어진다. 아주 어린 아동은 접촉 '해야 하는 것' 과 '하지 않아야 하는 것' 에 대

> “ 친척들이 아동을 안아주거나 키스해 줄 때 싫어하면 그것은 아동의 개인적 문제가 아니라는 것을 상기시켜 주어야 한다. ”

한 개념이 발달하지 않았기 때문에 그들의 신체적 반응이 어떤 촉각 입력이 좋고 나쁜지를 잘 안내해 준다. 단지 아동을 보거나 아동의 말을 듣기만 하면 된다.

부정적 반응은 아동이 받아들일 수 있는 촉각감각 입력이 더 필요하다는 단서이다. 큰 타월을 깔고 덮거나 보푸라기 천으로 만든 잠옷을 입으면 신경계 내의 활동의 균형이 유지될 수도 있다. 아마 수건으로 싼 베개를 또 하나 주어 곁에 두는 것도 잠을 재우는데 도움이 될 것이다. 아동이 자기 전에 등을 가볍게 문질러 주거나, 목욕하고 나서 수건으로 좀 더 물기를 말려주는 것도 좋다. 그러나 아동의 행동을 자세히 보고 그 감각입력을 싫어하면 하고 싶은 대로 내버려두는 것도 좋다.

친척들이 아동을 안아주거나 키스해 줄 때 싫어하면 그것은 아동의 개인적 문제가 아니라 그러한 감각을 편안하게 느끼지 못하는 신경계의 문제라는 것을 상기시켜 주어야 한다. 그 반응 행동은 아무리 아동이 자신을 접촉하는 사람을 느낀다 하더라도 마찬가지이다. 아동이 우연히 자신과 접촉한 사람을 반사적으로 때린다면 그것은 통제할 수 없는 자율신경 반응 때문이라는 것을 설명해 주는 것이 좋다. 그리고 자녀에게도 사과시키는 것이 좋다.

전정감각과 고유수용감각 경험

전정감각 입력(vestibular input)에 대한 아동의 반응은 촉감감각 입력에 대한 반응만큼이나 다양하다. 어떤 아동은 좋아하고 어떤 아동은 싫어한다. 전정감각 입력을 잘 조정하지 못하는 아동에게 전정자극을 주면 정서 발달에 손상을 입을 수 있다. 분명한 것은 신경계에 도움이 되지 않는다는 것이다. 어른들은 종종 아동을 책을 읽어 준 후에 공중으로 던져 올리거나 거꾸로 드는 것이 정다운 행동이라고 생각한다. 그리고 그것이 치료효과가 있을 것이라고 생각한다. 그러나 중력불안이 있는 아동에게 이러한 행동은 큰 스트레스로 작용한다.

만일 아동이 몸을 움직이는 활동을 찾고 즐긴다면 그런 활동을 제공할 수 있는 환경을 만들어 주는 것이 중요하다.

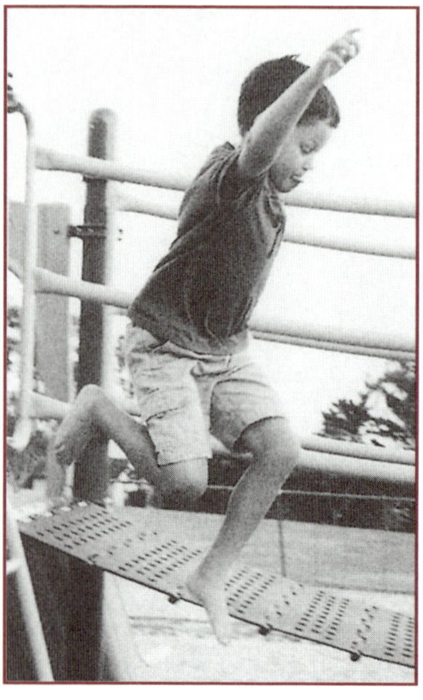

흔들의자에 앉아 흔들거리는 것만으로도 어떤 아동은 참을 수 없는 고통을 겪는다. 어떤 아동은 어떤 자세로 머리를 흔들 때에는 괜찮지만 다른 어떤 자세로 흔들 때에는 그렇지 않다. 어떤 아동은 엎드리는 것을 싫어하고 잘 때 똑바로 누워서 잠을 자야 한다. 특히 아동이 놀 때 잘 봐 두어라. 전정감각 입력에 대한 어떠한 비정상적 반응도 감각통합 치료사에게는 도움을 줄 수 있는 단서가 된다.

만약에 아동이 전정자극을 많이 찾는다면, 아동이 신체를 움직일 수 있게 하는 환경을 만들어 주어라. 달리고, 뛰고, 문을 오르고, 그의 몸을 많이 움직이게 하는 장비로 놀게 하는 것은 아동의 신경계를 안정시키는데 도움을 줄 것이다. 옮기고 밀어야 하는 집안 일은 고유수용감각을 자극하는데 좋다. 기억하라. 신체적 활동은 단순히 근육을 강화하는 것 이상의 작용을 한다. 그것은 감각을 제공할 뿐 아니라 신경계를 조직하기 위한 반응을 요구한다.

우리는 아동의 중력과의 관계가 부모와의 관계보다 더 중요하다고 말해왔다. 이 말은 부모가 중요하지 않다는 말이 아니라 부모가 하는 일 중의 일부는 아동이 중력과의 관계를 잘 맺도록 도와주는 것이라는 말이다. 아동을 들어올리고, 옮기고 흔들어 주고, 요람이나 유모차, 그네를 태워줌으로써 중력을 경험하게 할 수 있다. 아동이 성장함에 따라 당신은 뒤뜰의 그네와의 관계와 목마와, 수영, 자전거로 언덕 오르기와 같은 관계를 확장시킬 수 있다. 이런 활동을 싫어하거나 쉽게 지치는 아동은 종종 이런 것들이 더 많이 필요로 한다. 결코 아동의 뇌를 조직화해야만 한다고 해서 이런 활동들을 강요해서는 안 된다. 그것들은 유용하게 하고 단순화하고 아동이 그것들을 다룰 수 있도록 하라. 만약 아동이 할 수 없다면, 아동의 뇌를 자극하는 방식을 선택할 수 있게 하라.

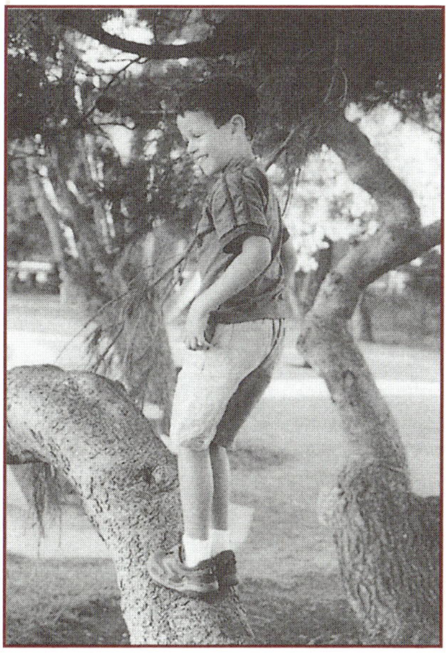

신체적 활동은 단순히 근육을 강화하는 것 이상의 작용을 한다. 그것은 감각을 제공할 뿐 아니라 신경계를 조직화하기 위한 반응을 요구한다.

청각과 후각

어떤 아동들은 가정에서 나는 소리와 냄새에 지나치게 민감하다. 통제할 수 없는 소리는 아동을 매우 짜증나게 하고 주의를 산만하게 한다. 다른 아동이 소리지르는 것은 아주 고통스러운 일이 될 수 있다. 어떤 아동은 소방차가 지나갈 때 괴로워한다. 만약 아동이 어떤 불편을 느끼는 것 같으면 그 원인이 어디에 있는지 잘 들어보아야 한다. 창문을 닫거나 아동을 다른 방으로 보내면 도움이 될 것이다. 또한 아동이 지나치게 흥분하지 않도록 목소리를 조정하여야 한다. 속삭이듯이 말하면 아동의 신경계는 평온해질 수 있다.

어른이나 다른 아동에게 아무렇지도 않은 냄새도 후각에 지나치게 과잉반응을 하는 아동에게는 아주 화가 나는 일이 될 수 있다. 이런 냄새는 음식이나 가정 화학용품, 화장실, 자동차 매연, 그 밖의 여러 곳에서 올 수 있다. 또한 아동만이 알 수 있는 미묘한 체취 때문에 어떤 사람을 싫어하기도 한다.

부모에게 가장 중요한 일은 장애 아동은 사물을 단지 다르게 지각한다는 것을 깨닫는 일이다. 어느 정도는 압도적인 감각으로부터 보호할 수 있지만 부모가 환경의 모든 소리와 냄새를 통제할 수는 없는 것이다.

경고징후

만약 당신이나 환경 안에서 어떤 것이 아동에게 너무 많은 것을 요구한다면, 아동은 당신에게 경고징후를 보낼 것이다. 아동은 대부분 과잉행동을 보이거나 산만해진다. 아동은 적대적이고 공격적이거나 혹은 위축되거나 눈물을 짜거나 할 수도 있다. 다른 사람들이 아동을 바보처럼 생각할 수도 있다. 아동의 행동이 단순하게 왜곡될 수도 있다. 때때로 관찰하는 부모는 이런 경고 징후를 보게 되고, 그것이 더 나빠지기 전에 상황을 바꾸려고 한다. 어떤 경우에는 부모가 감각적으로 알아차리고 그 징후가 나타나기 전에 상황을 바꾸기도 한다.

놀이방법 학습 도와주기

사회는 놀이의 중요성을 평가절하하는 경향이 있다. 대부분의 아동들은 부모의 도움 없이 적절하게 놀이를 한다. 어떻게 놀이가 뇌를 발달시키는 지를 알 수 있는 것이 쉽지는 않다. 대부분의 부모님들이 단순한 즐거움 혹은 '하는 일 없이 빈둥거리기' 로 놀이를 생각한다. 그러나 학교에 가기 전에 아동의 놀이는 학업에서 그의 발달에 매우 중요하다. 몇몇 부모님들은 어떻게 아동의 놀이 발달에 도움을 줄 수 있는지를 안다. 그러나 대부분의 부모님들은 발달적, 신경학적인 장애를 가진 아동을 돕는데 어려움을 가지고 있다.

> *"사회는 놀이의 중요성을 평가절하하는 경향이 있다."*

만약 아동이 다른 아동들처럼 많은 다른 것들을 가지고 놀지 않는다면, 부모님은 그가 놀이의 형태에 흥미를 느끼지 않는다고 단순히 생각하는 경향이 있다. 그러나, 정상적인 놀이에 흥미가 없는 아동은 대개는 문제를 가지고 있고 그 문제는 항상 감각처리의 문제를 포함한다. 실행장애의 아동의 놀이는 아동이 운동계획의 어려움을 가지기 때문에 거의 제한되어진다. 그래서 아동은 단순하거나 친숙한 게임을 고수해야만 한다. 전정감각의 문제를 가진 아동은 그의 자세적 반응에 따라 혹은 그가 조절할 수 없는 전정감각 입력에 의한 원인으로 불안을 가지기에 제한되어진다. 촉각방어를 가진 아동은 그가 다른 아동과의 접촉을 싫어하기 때문에 다른 아동과 함께 노는 것을 피한다. 감각처리에 문제를 가진 몇몇 아동은 다른 아동이 자신의 서투름을 볼 때, 그리고 몇가지 단순한 것들은 놀이하기 위해 자신의 행동을 생산적으로 조직할 수 없을 때, 쩔쩔매며 당황한다.

놀이에 있어서 필수적인 요인은 감각운동적 존재로서 자기 충족감을 채우기 위한 내적 욕구를 표현하는 것이다. 예를 들면 놀이의 생산품은 블록쌓기 혹은 줄넘기를 넘은 횟수가 그 자체로서 중요한 것이 아니다. 중요한 것은 아동의 자신의 환경과 그의 신체안에서 신체적인 활동을 만들어내고자 하는 내적욕구를 따라가는 것이다. 신체적인 활동은 뇌의 조직화를 돕는 감각자극과 적응반응을 만든다. 외적인 결과는 성인에게 어떤 의미도 없지만 아동은 그 자신의 성장과정에 성공적인 신호가 된다.

놀이는 행동을 조직화하고 운동계획을 세우는 능력을 발달시키는데 필수적이다.

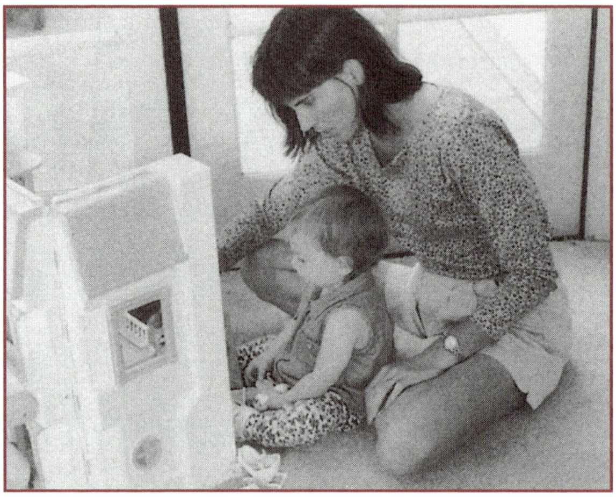

아동은 놀이를 통해서 운동발달과 정서발달에 필수적인 중력과 신체로부터의 감각입력을 받는다. 감각입력은 그것이 즐거움을 만드는 것이다. 달리고, 돌고, 구부리고, 어떤 것을 만지고, 밀고, 당기고, 구르고, 기고, 오르고, 뛰고, 전정감각, 고유수용 감각과 촉각입력의 거대한 양을 만들어 낸다. 아동의 놀이를 통해 이런 입력을 얻고자 하는 것도 하나의 원인이 된다. 아동들은 성인보다 더 어릴 때 감각입력의 많은 양이 필요하다. 아동이 더 많이 탐색을 할수록, 아동의 감각은 더 많이 자극되고 더 복잡한 적응반응이 요구된다. 아동의 놀이가 더 다양해질수록, 그것은 아동의 발달에 더 기여하게 된다.

놀이는 운동계획 능력을 발달시키는데 필수적이다. 아동이 놀이를 할 때, 아동은 계산하지 않는 다른 방식으로 아동의 신체를 움직이고, 이런 움직임으로부터의 감각은 아동의 신체 지각에 새로운 감각 '지도'를 더하게 된다. 커다란 전체 움직임을 통해, 아동은 그 주위의 공간과 자신과의 관계하는 방법을 배운다. 작은 놀이감의 조작을 통해서, 아동은 손과 손가락을 효과적으로 사용하는 방법을 배운다. 놀이는 아동의 사회적응능력을 증가시킨다. 아동은 인생에서 후반기까지 이런 사회적응능력이 필요하지 않을 수도 있지만 아동기 때 효과적으로 놀이를 하지 않는다면 충분한 사회적응능력을 발달시키지 못한다.

아동이 놀이를 하고 있을 때, 주의깊게 살펴보아라. 그리고 아동이 하는 것의 중요성을 인식하려고 하라. 아동이 즐거워할 때, 즐거움은 아동의 뇌에서 매우 많이 필요로 하는 감각운동적 경험에서 올 수 있다. 아동과 함께 행복해하라. 당신은 아동이 신체와 환경을 잘 조절할 수 있는 도전에 직면하기를 원한다는 것을 자녀에게 보여라. 만약 아동이 더러워지고 상처가 난다고 해도 그것은 점점 더 성숙한 반응으로 자신을 스스로를 만들어가는 것이 분명하기에 그것은 좋은 현상이다.

반면에, 만약 아동이 놀이 중에 과도하게 흥분하거나 혹은 슬퍼하거나 적대감을 느끼게 된다면, 이런 감정은 감각운동 처리에서 실패한 것으로부터 오는 감정일 수도 있다는 것을 알아야 한다. 이것은 당신이 눈치채지 못할 수도 있겠지만 아동에게는 중요한 의미를 주는 좌절일수도 있다.

그런 경험들은 학습을 그만두게 할 수도 있고 혹은 숙련된 방법으로 가는 도중에 머무를 수도 있다. 만약 당신이 아동이 하는 것을 조절하려고 시도하지 않고 많은 정서적 지지를 주면, 아동은 그것에 숙련될 때까지 반복해서 과제를 시도하려고 할 것이다. 무엇보다도, 당신의 아이가 당신에게 아동의 문제에 어떤 관심을 보여주길 원한다면, "이것은 네가 해야만 하는 일이야, 지금 그것을 하도록 해." 라는 말로 관심을 보여주지 말고, "나는 네가 저것을 하는 방법을 배울 수 있다는 것을 알아, 그리고 나는 네가 준비가 될 때면 할 수 있는 모든 것을 해서 네가 배우는 것을 도와줄거야" 라고 관심을 표현하라.

놀이는 아동의 내적인 욕구에 의해 우선 방향되어진다는 것을 기억하라. 만약 당신이 놀이를 하도록 아동에게 압력을 준다면, 놀이의 잇점의 몇 가지는 잃게 될 것이다. 대신에 적절한 상황을 만들고, 아동이 스스로 그것을 할 수 있을 때까지 각각의 놀이를 어떻게 하는 지를 보여주어라. 아동에게 지식적으로 말하지 말고 몸으로 보여주라. 호감가는 말로 아동을 성공할 수 있다는 것을 느끼도록 도와주라. 긍정적인 것은 강조하고 부정적인 것은 무시하라. 환상과 상상은 아동이 반복해서 시도하는 것에 흥미를 가지고 유지할 수 있도록 할 것이다. 모래더미는 가장 큰 사막이 될 수 있고 '구멍파기'는 보물찾기가 될 수 있다. 당신의 아동이 놀이로 많은 것을 얻을 수 있도록 당신의 상상력을 사용하라.

> **" 놀이는 아동에게 그의 상상력과 창의력을 사용할 수 있는 많은 기회를 줄 수 있다. "**

아동이 할 수 없는 것을 하기를 기대함으로 아동을 더 부적절하게 느끼도록 만들지 말라. 이것은 놀이의 목적을 실패하게 하는 것이다. 부모님들은 감각통합장애를 가진 아동에게 너무 복잡한 놀이나 활동을 제공하는 경향이 있다. 만약 아동이 어떤 놀이의 형태에 대해서 주저한다면, 그 놀이는 아동의 감각운동능력을 초과한 것이다. 더 기초적인 놀이를 시도하라.사실은, 간단한 놀이를 생각해내는 것이 더 어려울 것이다.

만약 당신이 정상 아동과 공잡기 놀이를 한다면, 당신은 최소한 아동이 당신이 놀 수 있는 만큼의 동일한 기술을 가지고 공을 던지고 잡던가 혹은 그 이상의 기술을 기대할 수 있다. 아동은 신경계가 조직화되었기 때문에 보통 연습을 통해 배우고 배운 것을 유지한다. 그러나, 감각통합장애 아동과 함께 공잡기 놀이를 할 때 동일한 기대를 해서는 안된다. 감각운동 처리과정의 불규칙함은 아동의 수행 또한 불규칙적으로 만들 것이다. 아동은 몇 분이나 며칠은 향상될지 모르나 결국에는 다시 퇴행하게 된다. 인내심을 갖고 아동이 공을 잡을 때를 잘 맞추지 못하거나 공을 옆쪽으로 던져버려도 그냥 내버려 두어라. 이렇게 하는것이 학습에 필요하며 아동은 당신이 인내심을 갖는다면 더 쉽게 배울 수 있을것이다. 또한 아동이 그것을 더 잘 할 수 있는 방법을 배우도록 도와주라. 아동이 보기좋게 공잡기와 던지기를 하지 못해도 그것을 즐거워하면 아마도 아동은 자신의 뇌에 '발달단계(building blocks)'를 함께 쌓을 수 있을 것이다. 당신의 일은 그런 방식을 따라 모든 단계에서 아동을 지지해주는 것이다.

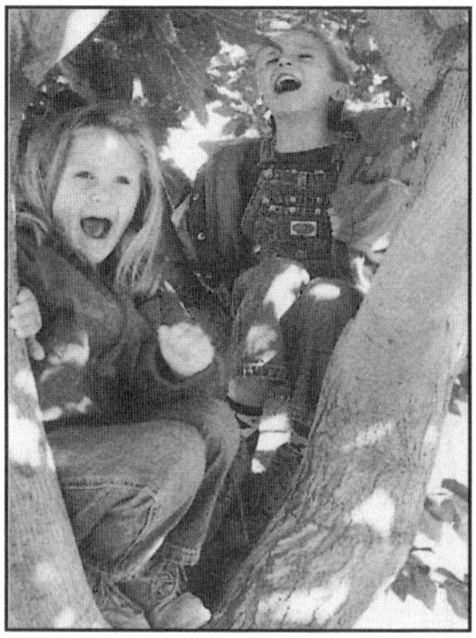

기어오르고 숨는 것의 운동계획을 위한 많은 기회는 뒤뜰의 놀이에서 찾을 수 있다.

아동이 효과적으로 놀기 위해서는 과도한 장난감이 필요없다. 종종 아동은 오래된 스푼, 침대시트, 다른 가정 물품들은 가지고 노는 것을 선호할 것이다. 사실, 스푼과 침대시트들은 값비싼 장난감을 가지고 노는 것보다 아동의 감각통합을 더 잘 발달시키는 데 도움을 줄 수 있다. 놀이는 아동에게 상상력과 창의력을 사용할 수 있는 많은 기회를 줄 수 있고, 아동이 장난감을 탐색할 때 물건을 부수는 것에 관해서 걱정할 필요가 없도록 해야 한다.

빈 카드판의 솜들, 플라스틱 병, 타이어나, 안쪽 튜브, 커다란 줄, 부엌 주전자와 펜, 옷 솜 조각, 베게, 그리고 집 주변에 널려있는 다른 것들은 놀이를 위해 가치있는 기회를 제공한다.

모래더미는 아주 훌륭한 놀이감이다. 표백제 병이나 플라스틱 비누각을 잘라서 삽으로 사용하면 좋을 것이다. 물과 모래는 잘 섞인다. 진흙은 삽으로 퍼질 수 있고 그것 안에 구멍을 팔 수도 있다. 혹은 그것을 통과하는 터널 구멍을 만들 수 있다. 장난감 차를 가지고 그것을 지나서 운전하며 지나갈 수도 있다. 채광모래나 진흙은 많이 고유수용적 감각 혹은 촉각적인 감각입력을 제공한다. 어머니에게는 흙장난은 어지러운 일이지만 그만한 가치가 있다.

간단한 볼스터는 낡은 담요나 혹은 롤로 두 번 묶어서 만들 수 있다. 아동은 그것으로 간단하게 구르기를 하면서 즐길 수 있을 것이다. 아동은 그 속에 기어들어가고, 네발로 기고, 기어올라가고, 올라서고, 뒤로 걷고, 깡충깡충 뛰고, 점프할 수 있도록 장애물 코스를 만들어 주면 좋다. 아동이 성공할 때마다 장애물을 바꾸어 새로운 적응반응을 하도록 해야 한다. 야단법석을 떨며 놀면 근육이 강하게 수축하기 때문에 많은 촉각이나 근육, 관절 감각을 받게 된다.

수 세기 동안 아동들이 해 온 게임은 특히 감각통합 발달에 좋다. 술래잡기는 공간지각이나 신체 지각에 아주 좋다. 그것은 아동이 몸을 숨길 만한 큰 장소를 찾아야 하기 때문이다. 돌차기 놀이는 평형 반응과 운동계획을 발달시켜 주고 오재미 놀이는 눈과 손을 협응시켜 준다.

장난감을 구입할 때에는 자녀가 온 몸을 움직이도록 하거나 손으로 사물을 조작하는 것으로 하는 것이 좋다. 세발 자전거, 장난감 마차, 줄넘기, 미끄럼, 그네, 흔들 말, 정글짐, 블록, 퍼즐, 레고 등은 모두 좋은 놀이감이다. 끌거나 밀고 돌아다니는 바퀴 달린 장난감은 감각 자극을 많이 주지 못하거나 적응반응을 많이 요구하지는 않는다. 가장 좋은 장난감은 고정되어 있는 것이 아니라 아동이 상상하여 창조적 놀이를 할 수 있도록 다양하게 사용할 수 있는 것이어야 한다.

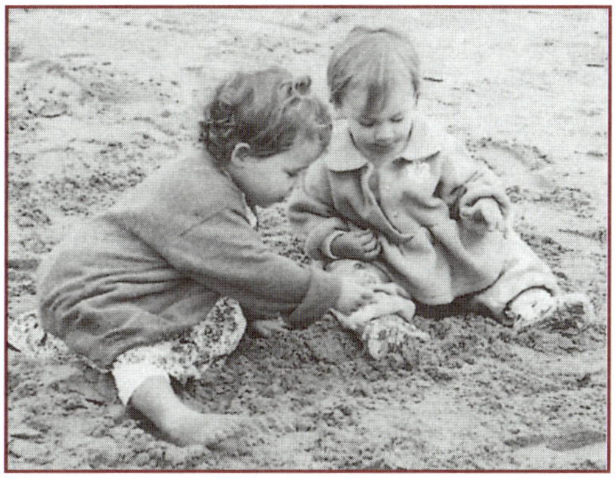

공원, 해변과 다른 지역사회 환경들은 매우 풍부한 감각경험을 제공한다.

공원이나 야외에 있는 놀이 시설은 기초적인 감각운동 경험을 제공해 주고 놀이터의 놀이기구는 매우 큰 전정감각 입력이나 고유수용감각 입력을 제공해 준다. 아동을 놀이터에 데려갈 때에는 아동이 그네 타기, 회전 놀이, 미끄럼 놀이 등을 보고 과민 반응을 하거나 아니면 과소 반응을 하거나 정상적으로 반응하지 않을 수도 있다는 것을 명심해야 한다. 아동의 내적충동을 놀이 기구에 표현할 수 있도록 해주어야 한다. 그러면서 스스로 자신을 보호하지 못하는 아동이나 지나치게 거칠게 노는 아동도 경계해야 한다.

자극에 대하여 아동이 반응하는 것을 잘 살피는 것 외에 안전을 살피는 것 역시 중요하다. 일부 아동들이 매우 조심해 주기는 하지만 감각 통합장애 아동은 사고를 잘 당한다는 것을 염두에 두어야 한다. 감각 통합에 결함이 있는 자녀는 자기 자신을 보호하는데 필요한 모든 감각을 처리하지 않으므로 다른 아동보다 보호가 더 필요하다. 살을 베거나 멍들게 할 물건이 있는지 달리다가 부딪칠 물건이 있는지, 넘어질 곳은 없는지 항상 주의해야 한다. 이러한 위험물에는 아예 접근하지 못하게 하든지, 그것을 치워버리든지, 아니면 다치지 않도록 주의를 하든지 하여야 한다. 사고를 당할 것이라고 가정하고, 어디서 어떻게 사고를 당할지를 스스로 자문해보고 보호조치를 취해야 한다.

아동이 숙달하는 과정에서 혹이 생기거나 멍이 드는 것은 불가피하고 당연한 일이다. 자녀가 놀이를 중단시키지 않으려면 그것을 너무 걱정해서는 안 된다. 촉각방어를 보이는 아동은 아주 경미한 피부 손상에도 과도하게 반응한다. 만약 혹이나 멍 때문에 울면 안아주거나 흔들어 주거나 다른 방식으로 정서적 지지를 해주어야 한다. 그리고 나서 다시 놀이를 하도록 해야만 한다. 아동에게 살을 베이거나 긁히는 것은 별 것 아니라는 것을 알게 해주어야 한다. 신체는 스스로 회복하고 치유를 한다는 것을 깨닫게 해 주어야 한다. 자신의 신체 내부에 존재하는 안전감과 신뢰감은 뇌기능을 잘 조직하는데 있어서 기본이 된다.

전문가의 도움 구하기

만약, 당신의 아이가 감각통합에 관한 문제점이 있다고 의심이 되면, 담당 소아과 의사나 선생님에게 이 상황을 언급해 주어야 한다. 전문가들은 이러한 문제들에 친숙하며, 당신의 지역사회에서 근본적인 문제점을 찾는데 도움을 줄 수 있다. 당신이 염려한 점을 그들이 듣는 것은 그들이 아이들에 대한 인식을 함께 공유할 수 있게 해 준다. 그러나, 만약 그들이 감각통합장애에 대해 잘 알지 못하거나, "기다려보자" 라는 식의 말은 한다면, 아마도 다른 곳에서 도움을 청해야 할 것이다.

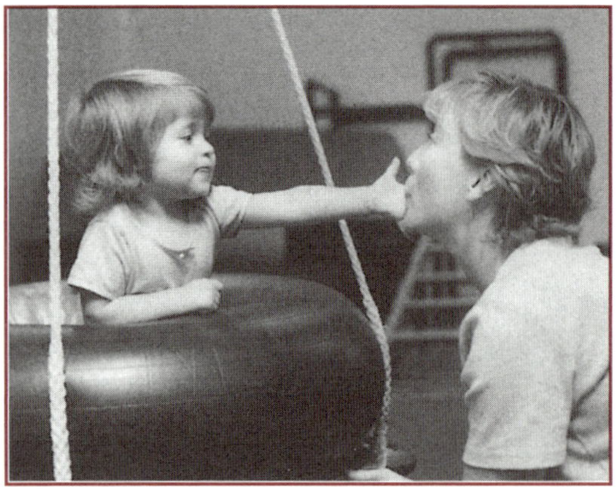

만일 아동이 감각통합장애의 징후를 보인다면 가능한 빨리 도움을 청해라.

당신의 공동체에서 자질있는 작업치료사를 찾는것은 중요하다.('훈련된 전문가를 찾기' 편의 그림 참조) 지역 소아과 병원 혹은 학교에 연락해서, 작업치료분야에 관련된 담당자에게 문의해라. 그 기관에서 감각통합 훈련을 받은 치료사를 교용하지 않았다하더라도 그 분야에서 근무하는 치료사는 지역사회의 유용한 정보에 더 친숙할 것이다.

도움을 청하기를 결코 미루지 말아라. 만약 아동이 감각통합 문제를 가지면, 잘 성장할 수 없게 된다. 아동은 이 문제를 해결하거나, 문제에 대한 보상을 받기 위해, 당신이 알아 차릴 수 없는 어려운 방법을 배울 것이다. 그러나, 이 무질서는 여전히 아동의 뇌 속에 있으며, 아동의 삶을 어렵게 만들게 된다.

만일, 아동이 유치원과 초등학교 1학년 시기에 공부하는데 어려움을 겪는 모습을 보인다면, 자신은 실패자라고 생각하거나, 학교에서 이 아동이 문제점이 있다고 연락하기까지 기다리지 마라. 일단, 아동이 배움에 기질이 없다고 생각하게 되면, 아동은 감정적으로 자신을 차단하게 된다. 자신에 대한 부정적인 생각과 감정이 공부를 더욱 어렵게 하며, 성격장애까지 만들게 할 수 있다.

가능한 빠른 시일 내에 감각통합장애의 중재를 시작해야 한다. 어릴수록 뇌가 유연하여 영향을 주기가 쉽다. 뇌가 더욱 효과적으로 발달하기 위하여 유아기에 하는 것은 무엇이든지 후에 학습과 정서적 요구에 잘 대처할 수 있는 능력을 기르는데 도움이 될 것이다.

가르치는 기술을 훈련받은 학교 선생님, 신체 교육자, 혹은 운동 교육자들은 뇌기능의 전문적인 훈련은 받지 못했다. 만일 아동이 감각통합 문제를 가지고 있다면 아동의 담당교사에게 당신이 기대하고 있는 것에 대해 말하고, 감각통합 개념에 대한 정보를 공유하는 것이 도움이 될 것이다. 아이 스스로 해결할 수 없는 특별한 문제점을 가지고 있음을 선생님이 안다면, 선생님은 더욱 더 아이를 잘 가르칠 수 있다. 만약 당신의 아이가 학습장애 문제를 가지고 있다면, 교육팀은 아동이 도움을 필요하는 부분에서 도움을 줄 수 있고, 아동에게 맞는 레벨에 따라 학습 효과를 높일 수 있다. 학습장애와 감각통합 문제를 가지고 있는 아동에게는 치료사와 교육팀간의 공동 접근이 가장 좋다.

부모는 아동의 건강과 교육프로그램을 조화시키는 의무를 수행하고 있다. 또한 부모는 의학적 치료, 학교 및 운동 프로그램과 치료법을 알아야 한다. 부모가 각각의 치료법에 대해 많이 알수록, 이들간의 조화를 이룰 수 있고 더 많은 것을 집에서 실행할 수 있다. 비록 아동들이 감각통합의 원리를 따르는 타고 난 경향이 있지만 감각통합은 비교적 전문가들 사이에서 아직 새로운 개념이다. 이 새로운 개념이 실행 역사가 오래된 임상 분야에서는 쉽게 받아들여지지 않고, 몇 세대 동안 이 개념이 설립되지 못하고 거절될 수도 있다. 하지만, 당신의 아동은 그렇게 오랫동안 기다릴 수 없다.

훈련된 전문가 찾기

부모는 아동이 특별한 도움을 필요하는지 그렇지 않은지를 누구보다도 잘 안다. 그 문제를 찾기 매우 어려울 때와 만일 일반적으로 이해하기가 어려울 때, 부모는 올바른 종류의 도움을 발견하기 전까지 오랫동안 당황하게 된다. 감각통합 이론과 실제에서 가장 훈련된 전문가 그룹은 작업치료사들이다. 이러한 접근을 가진 이론과 평가 그리고, 연합된 중재의 기본적인 원칙들은 승인된 작업치료 프로그램에서 가르쳐준다. 물리치료사들과 언어치료사, 언어병리학자들은 또한 몇 가지 기본적인 훈련을 감각통합 개념에서 받아들이고 있다. 보다 많은 선생님들과 병리학자들과 의사들이 감각통합 기능장애를 인지하는 동안에, 이 분야의 대부분의 전문가들은 이 문제에 관련된 많은 훈련을 받고 있지 않다. 비록 소개하는 정도의 정보가 감각통합 개념에 친숙한 대부분의 작업치료사, 많은 물리치료사, 언어치료사, 언어병리학자,몇 명의 선생님들, 병리학자, 운동가, 내과의사에게 훈련되고 있지만, 보다 진보된 훈련이 감각통합 기능장애를 평가하고, 치료하기 위해 전문적 자격을 갖춘 사람들에게 요구되고 있다. 훌륭한 치료사들은 다음의 표준 요건에 대해 각별히 인지해야 한다.

- ***대학 학위와 자격증, 등록증, 혹은 작업치료 혹은 물리치료, 언어치료, 언어병리학,심리학,교육,약학 등의 정규 등록허가된 분야에서의 자격 증빙서.***

  감각통합은 이러한 분야에서 응용된 접근이지만, 감각통합내에서 구별된 전문적인 분야는 없다. 만약 그들이 위에서 언급된 전문가들로 확인된 사람이 아니라면, 부모는 그들이 '감각통합치료사'라고 말하는 것에 주의해야 한다.

- ***감각통합 치료와 평가 그리고 처리에 관련된 특별한 코스에서 훈련받은 고급과정의 대학졸업자.***

  적어도 고급 응용 학문에서 50시간 이상 이수한 사람. 치료사들은 자격증명서 혹은 그들의 고급 응용과정의 훈련에서의 다른 증빙서류를 가지고 있어야 한다.

- ***전문화된 지도자 감독하에서 최소한 3~4개월의 임상 경험 소유자.***

  치료사들은 그들이 작업했던 개인들의 증상과 연령대에 따른 임상적인 경험에 대한 범위 등을 기술 할 수 있어야 한다.

- ***진행중인 훈련, 교육, 경험에 대한 증거.***

  감각 통합은 새로운 연구발전된 응용지식과 영향력평가와 중재선택에 관한 것으로써, 계속적으로 새롭게 업데이트된 이론이다.

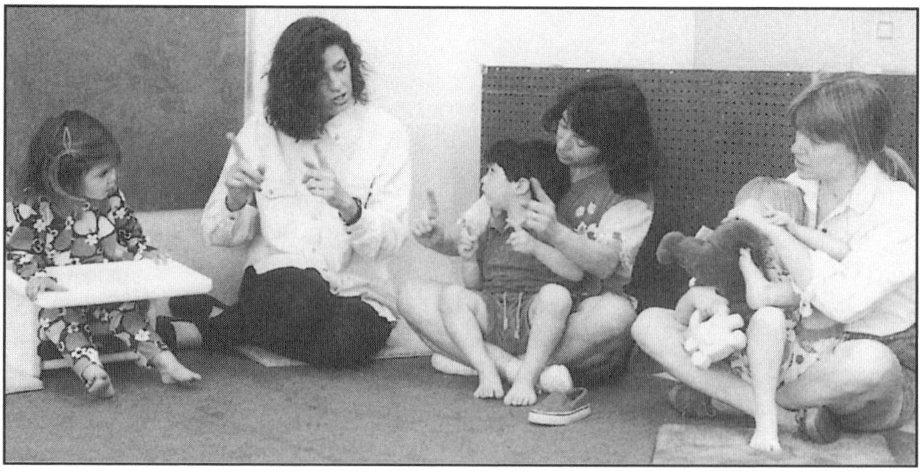

> "뇌가 더욱 효과적으로 발달하기 위하여 유아기에 할 수 있는 것은 무엇이든 후에 학습과 정서적 요구에 잘 대처할 수 있는 능력을 부여해 준다."

이 책은 아동들이 발달을 위한 최상의 기회를 받을 수 있게 하는 것이 당신과 부모의 책임임을 알고, 스스로 올바른 판단을 내리기를 바라는 마음으로 쓰여졌다.

감각통합 및 실행검사(SIPT)를 관리하고 해석하며, 감각통합 중재전략을 재공하는 분야에서 숙련된 치료사들을 찾을 수 있도록 하는 몇가지 전략이 있다. 그 중 하나는 감각통합 및 실행검사(SIPT)를 관리하고 해석하는 것을 포함하는 감각통합에 대한 포괄적인 프로그램이라고 불리우는 4가지 교과과정을 완수한 기록을 수반하고 있는 치료사들이 있는 서양 심리학 서비스(WPS)에 연락하는 것이다. 연락처는 1-800-648-8857이며, 온라인 사이트는 www.wpspublish.com이다. WPS 외에, 당신은 감각통합분야에서 숙련된 치료사들을 요구하는 부서 혹은 그룹에 연락해도 좋다.

- 지방 소아과 치료 진료소
- 지방 학교 지구의 특별 교육 부서
- 지방 아이들을 위한 병원에 위치한 작업치료부서
- 미국 작업치료사 연합회(1-800-SAY-AOTA)
- 지방 대학에 있는 작업치료훈련 프로그램
- 상주 지역에 위치한 부모 후원 그룹

또한 당신은 추가적인 도움을 위해, '감각통합', '치료 + 감각통합', 'A. Jean Ayres, 감각통합 치료도구 등을 키워드로 인터넷에서 찾을 수 있다.

브랜든의 이야기 - Chapter 1에서 계속

왜 브랜든이 축구와 야구 경기에서 운동하는데 많은 어려움을 겪었는지를 설명할 수 있는 누군가를 찾아야 하는 브랜든의 부모에게 도움을 준 이야기이다. 보통의 다른 7살된 아이들보다 신체부위에 따른 인과 실행이식 둔하다는 것이 작업치료사의 평가에 의해 확인되었다. 이 점을 아는 것이 브랜든이 왜 신체적으로 불안정하는지를 쉽게 이해시켜준다.

브랜든의 부모는 작업치료 중에 브랜든이 받았던 중재를 집에서 도울 수 있는 방법을 알기 원했다. 브랜든의 작업치료사의 도움으로, 그들은 곧 브랜든에게 어떤 활동이 도전이 되는지를 예상하는 방법을 배웠다. 몇 개월의 치료 이후에, 그들은 브랜든이 수영팀에 참여하는데, 관심을 보였던 것에 놀라워 했다. 브랜든이 자신이 성취했던 것에 대해 안정감을 느끼고, 호감을 더욱더 높이게 하기 위해서, 부모는 수영팀이 연습하는 것을 관찰하게 했다. 브랜든은 이미 알고 있는 수영법을 연습하고 있었던 수영선수를 보았다. 그러나, 그는 이 수영선수가 자기가 할 수 있는 것보다 훨씬 빨리 수영했던 것을 보고 걱정했다. 수영코치와 상의한 끝에, 그들은 브랜든이 이 수영수업에 참석해서, 스스로 수영 속도를 낼 수 있도록 하게 했다. 브랜든과 그의 부모는 아동이 즐길 수 있는 스포츠를 마침내 찾았던 것에 대해 매우 희망에 부풀게 되었다. 브랜든은 여전히 몇 가지 도전적인 문제를 안고 있었지만, 가족의 중재와 이해를 통해 더욱더 만족스럽고, 생산적인 삶고 있다. 브랜든의 미래는 밝게 보인다.

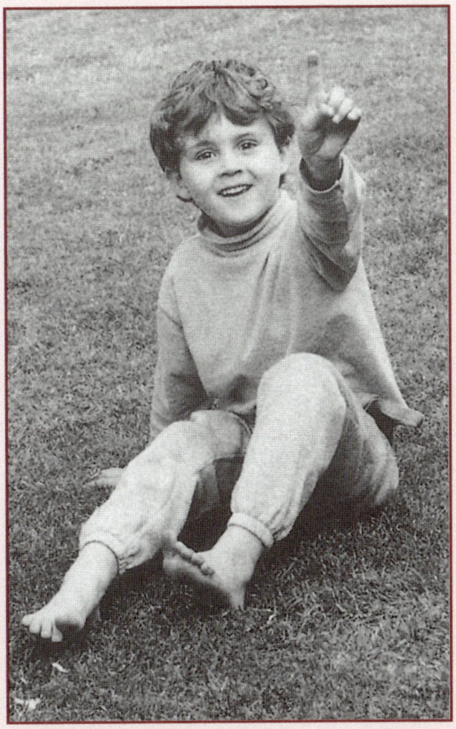

각 장에 대한 논평

전문가들에게 Jean Ayres 저서의 각 Chapter에서 제기된 문제들을 좀 더 심도있게 논의하고 역사적인 관점에서 보는 논평을 집필해 줄 것을 요청하여 부록 A를 구성하였다. 논평은 이 책 '감각통합과 아동(Sensory Integration and the Child)' 이 지금까지 작업치료 분야의 연구, 교육 및 임상에 지속적인 영향을 미치고 있음을 입증하는 증거이다.

Chapter 1: 감각통합이란 무엇인가?

매디슨-위스콘신 대학 교수
Mary Schneider, OTR/L

이 책이 1979년 발간된 이래, '감각운동 기능(sensorimotor function)은 학습(later learning)을 위한 근본이다' 라는 Ayres의 믿음이 수많은 연구를 통해 뒷받침되어 왔다. 비록 1970년대에 쓴 책이지만 현재의 독자들도 이 책의 내용이 상당한 가치와 유용성을 가지며 지극히 이해하기 쉽다는 사실을 발견하게 된다.

첫 번째 Chapter에서 Ayres는 감각 통합에 대해, 그리고 감각통합이 학습과 행동 및 감정에 얼마나 깊게 영향을 미치는지에 대해 뛰어난 개관을 제시했다. Ayres는 감정의 기저에 깔린 뇌의 메커니즘 연구와 관련된 정서적 신경과학(affective neuroscience)이라는 분야를 개척한 선구자이다. Ayres는 임상 현장에서 뛰어난 관찰력으로 감각통합장애가 아동의 감정 조절(emotional regulation)에 심각한 영향을 미칠 수 있음을 깨달았다. 사실 감각통합과 감정의 중요성은 과소평가될 수 없다.

Ayres는 조절 또는 통합이라는 개념을 처음으로 행동과 감정에 관련된 뇌의 메커니즘에 적용한 학자들 중 한 명이다. Ayres는 이 책에서 조절장애가 있는 아동에 대해 명확하고 이해하기 쉽게 설명하고 있다. 초기 저서를 통해 뇌의 정보 처리 과정이 부정적인 행동을 유발할 수 있다는 혁신적인 개념을 내놓았다. 부정적인 행동은 아동의 잘못이라기보다는 뇌의 억제조절능력(inhibitory control)의 장애와 관련이 있다는 주장이었다. 현대에 와서 억제조절 능력과 관련된 전두엽 줄무늬체 회로(frontostriatal circuitry)가 두뇌의 화학 균형의 변화를 보여준다는 증거들이 나왔다. 이러한 연구는 '감각통합장애가 있는 아동은 중요한 정보와 경쟁을 하지만 그에 비해 가치가 적은 정보를 억제하기 어렵다.' 라는 Ayres의 주장을 뒷받침한다.

Ayres는 사회 적응 능력이라고 할 수 있는 '친구 사귀기' 와 '관계 유지하기' 의 중요성을 잘 알고 있었다. 여러 연구를 통해 알려진 바로는 감각통합장애가 있는 아동의 부모에게 가장 주요한 걱정거리 중 하나는 자녀가 생일잔치나 친구 집에서 잠자기와 같이 일반 아이들에게 흔한 일을 할 때 다른 아이들과 어울려 노는 것을 상당히 어려워하는 경우가 종종 있다는 점이라고 한다. 점점 더 많은 아이들이 사회성에 문제를 보이고 있으며, 자폐성 장애로 진단받은 아이들의 경우 특히 더욱 그렇다. 오늘날 자폐 발병률의 증가로 더 많은 연구가 진행되면서 일반인들도 자폐의 근본 원인 중 몇 가지는 특히 조절과 모방, 실행과 관련된 감각통합장애에 있다는 인식을 갖게 되었다.

감각통합장애와 관련된 문제가 있음이 판명된 아동의 수가 점점 늘어나고 있다. 여러 연구 결과도 아동의 감각통합장애 발병률이 증가했음을 입증한다. 발달장애 아동의 약 30%에서 이런 문제점이 나타나고 (Baranak, Foster, & Berkson, 1997), 일반 아동의 경우 5% 내지 10%에서 나타난다(Mcintosh, Miller, Shyu, & Hagerman, 1999). Mulligan은 만 명이 넘는 아동을 대상으로 한 연구 조사 결과, Ayres가 SIPT (Sensory Integrations and Praxis Tests)를 이용한 아동 대상 실험에서 발견한 결과(Ayres, 1989)와 일맥상통하는 감각통합장애 패턴을 발견했다(Mulligan, 1996, 1998, 2000). 새로운 동물 실험 결과에서는 어미가 받은 스트레스나 임신 중에 섭취한 화학 물질이 새끼의 감각 정보 처리의 결함을 초래할 수 있다고 밝혔는데, 이러한 것이 아동에게서 위와 유사한 문제들의 발병률을 증가시키는 요인일지도 모른다.

이 책이 출간된 이래로, 뇌의 영상화 기술이 진보하면서 뇌의 근본적인 구조와 기능의 관계에 대한 이해의 폭이 넓어졌다. Ayres는 감각통합장애와 불안 증세와의 연관성을 이해하고 있었는데, 오늘날 여러 연구에 따르면 감각통합 장애가 높은 수준의 스트레스 호르몬 분비와 관련이 있음이 밝혀졌다. 원숭이를 대상으로 한 실험에서는 감각 정보 처리의 결함이 뇌의 신경 전달 물질을 변형시키는 데 관여하거나 또는 신경 세포 간의 정보 전달 방식을 바꿀 수 있는 화학 체계와 관련이 있다고 밝혀졌다. 미래에는 이러한 기술들 덕분에 감각 정보 처리 장애를 좀 더 효과적으로 진단할 수 있을 것이다. 이제 조기 개입에 대한 긍정적 인식이 널리 퍼졌기 때문에, 아동의 인생에서 조기에 진단하고 아동이 학교에 들어가기 전에 효과적으로 개입할 수 있게 될 것이다. 그러므로 아동의 미래 뿐만 아니라 가족 전체의 미래가 더 나은 삶이 될 것이다.

References

Ayres, A.J.(1989). Sensory Integration and Praxis Tests(SIPT): Manual.Los Angels: Western Psychological Services.

Baranek, G.T., Foster, L.G., & Berkson, G.(1997). Sensory defensiveness in persons with developmental disabilities. Occupational Therapy Journal of Reseach, 17(3), 173-185.

Mclntosh, D.N., Miller, L.J., Shyu, V., & Hagerman, R.(1999). Sensory modulation disruption,electrodermal responses, and functional behaviors. Developmental Medicine and Child Neurology, 41, 608-615.

Mulligan, S.(1996). An analysis of score patterns of children with attention disorders on the Sensory Integration and Praxix Tests. American Journal of Occupational Therapy, 49, 619-627.

Mulligan, S.(1998). Patterns of Sensory integration dysfunction: A confirmatory factor analysis. American Journal of Occupational Therapy, 52, 819-828.

Mulligan, S.(2000). Cluste analysis of scores of children on the Sensory Integration and Praxis Tests(SIPT). Occupational Therapy of Journal Research, 20(4), 256-270.

Chapter 2: 감각통합 발달의 관찰

THERAPY IN ACTION, 명예 소장
SUSAN H. KNOX, PH.D. OTR/L, BCP, FAOTA

Ayres가 감각통합 이론을 전개할 당시, 아동 관련 전문가들이 일반적으로 사용한 주요한 이론적 토대는 발달론이었다. Ayres는 발달 이론을 뇌의 기능에 연계한 발달론 학자 중에 한 명이었다. Ayres는 아동의 행동을 주로 그들의 발달을 통해 분석했고, 생후 7년 동안이 신경계에서 감각 기능을 조직화하는 데 중요한 시기라고 생각했다. 유년의 7년 세월 중에 치료를 하면 아동에게 가장 큰 영향을 미칠 것이라고 생각했다. 오늘날 아동 발달 연구에 따르면 조기 개입이 다양한 부문에서의 발달의 궤적에 아주 중요한 영향을 미친다는 사실이 입증됐다. 또한 신경 발달과 신경가역성(neuroplasticity)에 대한 최근의 지식을 통해, 현재 우리는 조기 발달이 중요하다는 점 외에도, 성인이 되어서도 두뇌가 계속 발달한다는 사실을 알게 됐다. 이 점은 감각통합 원칙을 이용한 치료 기술이 평생 효과적일 수 있고 다양한 진단과 문제들을 안고 있는 사람들에게 적용될 수 있다는 점에서 의미가 있다.

Ayres는 발달과 중추신경계의 조직화를 설명하기 위해 수직 구조의 방법을 사용했지만, 전체적 관점에서 본 상호 관계 구조 방식의 중요성도 역설했다. 발달과 뇌의 기능 사이에 역동적인 상호 작용이 있다는 개념은 '인간은 개방된 시스템으로 환경과의 상호 작용으로 인해 영향을 받기도 하고, 환경과의 상호 작용에 영향을 미치기도 한다.' 라고 하는 아동 행동에 대한 현대적 관점과 맥을 같이 한다. Ayres는 신경계가 적응 반응을 통해 어떻게 조직화되는지 설명했다. 적응 반응이란 '인간이 자신의 몸과 환경에 창의적이거나 유용한 방법으로 반응하는 것' 을 뜻한다. 발달이 일직선적이며 자율적이라고 생각되던 시기에, Ayres는 아동과 환경의 상호 작용의 중요성을 깨닫고 신체와 환경의 상호작용을 통해 감각통합의 적응반응이 촉진된다는 점을 강조했다. 그래서 적응반응이 더욱 복잡해질수록 발달이 촉진된다는 것이다. 현대의 생태학적 발달 모델은 유전적 특징조차 환경의 영향을 받으며 환경의 변화에 대한 아동의 적응 능력이 인생의 고난과 스트레스를 성공적으로 헤쳐 나가는 열쇠라는 점을 보여준다.

Ayres는 인생의 어려움에 부딪쳐 뚫고 나가려는 내적 동기의 중요성과 놀이를 하는 동안 이런 내적 동기가 얼마나 잘 나타나는지 강조했다. 놀이는 아동들에게 제일의 소일거리이다. 놀이를 통해 발달된 감각통합은 놀이 행동을 조직화한다. 이 원칙은 오늘날 아동 발달에 커다란 의미를 갖는다. 1980년대에 감각통합 및 실행평가(SIPT)의 기준이 재정비됐을 때, Ayres는 이 테스트의 많은 부분의 평균 기준이 이전보다 하향화됐다고 말했다. Ayres는 이것은 당시 아동들의 활동이 줄었음을 반영하는 자료라고 Ayres는 생각했다. 21세기에는 이런 추세가 더욱 자명해졌다. 우리가 사는 현대 사회는, 놀이를 하는 시간과 장소가 줄고 활동 역시 줄면서, TV와 비디오를 보는 시간은 늘고 컴퓨터 게임을 하는 시간 역시 느는 경향이 있다. 교육 당국은 점점 학교 교육에서 쉬는 시간, 체육, 미술, 음악 수업과 스포츠를 비롯한 유희를 없애는 방향으로 나아가고 있는데, 이것은 이론 학습의 압박이 크기 때문이다. 이렇듯 체육 활동에서 앉아서 즐기는 유희 문화로의 이행은 운동 기술 습득이 늦고 아동 비만이 증가하는 원인의 일부분을 차지한다(www. playingforkeeps. org).

요즘 아동들은 외부 환경에 적극적으로 참여함으로써 자신의 운동 기술을 시험해 볼 기회가 없기 때문에, 감각통합장애와 발달지연으로 작업치료사의 도움을 받는 아동의 수가 증가하고 있다.

놀이는 아동이나 어른 할 것 없이 건강하고 행복하며 생산적인 삶을 영위할 수 있는 중요한 토대이다. 부모와 전문 치료사는 아동들에게 놀이와 다른 유익한 활동을 권장하는 핵심적인 역할을 한다. 가족 구성원 모두가 활동적이며 다른 이들과 함께 하는 놀이를 그들의 일상에 의식적으로 끼워 넣어야 한다는 필요성을 갈수록 더 많이 느끼고 있다. 조직화된 스포츠와 활동이 재미있을 수 있지만 아동들에게는 창의성과 좀 더 복잡한 적응반응을 증진시킬 수 있는 구조화가 덜 된 자유로운 놀이를 위한 시간 역시 필요하다.

Ayres의 가장 큰 공헌은 감각기능과 외부환경을 능숙하게 통제할 기회가 발달에 얼마나 중요한 역할을 하는지 규명하고 상세히 설명한 점이다. 일생동안 만족할 만한 적극적인 생을 살기 위해 감각 통합을 증진하는 것은 아동의 성장과 발달에, 그리고 행복한 삶에 관심을 갖는 사람이라면 누구에게라도 중요한 목표이다.

Chapter 3: 신경계

버지니아 코먼웰스 대학 작업치료학과 교수, 학장
SHELLY J. LANE, PH.D., OTR/L, FAOTA

Ayres의 초기 감각통합 이론을 개념화하는 과정에서 그녀는 뇌와 행동연구를 접목시켰다. 각각을 따로 떼어 볼 때, 어느 쪽도 학습문제와 행동문제를 보이는 아동의 치료로서 충분하지 않았다. 두 가지를 함께 접목시켜 놓고서야 치료에 강력한 도구로서 치료를 안내하는 모델로서 제공되었다.

감각통합 이론의 기초를 신경계의 기능과 기능이상의 개념에 두었기 때문에, Ayres는 중추신경계를 공부하도록 유도한다. 중추신경계의 복잡한 구조와 기능에 대해 학습함으로써, Ayres는 감각통합에 관심을 갖고 있는 모두가 적어도 신경계가 어떻게 구성되어 있고 어떻게 작동하는지에 관해 기본적으로 이해하고 있어야 한다는 것을 명확하게 하였다. Chapter 3에서 신경계에 관해 제시한 것은 Ayres의 그러한 의도를 설득력있게 드러낸다.

Chapter 3에서, Ayres는 신경계의 기본적인 구조와 기능에 초점을 두고 있다. 그렇지만, 신경계 구조에 대한 단순한 설명 이상의 것을 담고 있다. 각 section에서 뇌와 행동이 어떻게 연결되는지에 대한 이해할 수 있게 되어 있다. Ayres는 자신의 이론을 통해 감각통합 과정이 뇌에서 어떻게 진행되는지, 그리고 감각통합과정의 이상이 우리 행동에 어떠한 영향을 미치는지를 제시하였다. 이로써 우리는 망상체(reticular formation)가 상황에 따라 적절하게 감성수준을 유지하는 능력이 있음을 이해하게 되었고, 감각계가 환경과 최적의 상호작용을 하는데 어떻게 공헌하는지를 배웠다. 또한, 감각정보를 받아들이고, 적응반응을 계획하는 역할을 하는 대뇌피질의 복잡성에 대해 알게 되었다. 뇌의 구조와 기능이 어떻게 학습과 행동의 기초가 되는지에 관한 방대한 지식이 개발되었다. 나아가 Ayres는 지각과 학습장애가 중추신경계의 구조의 기능이상과 구조사이의 연결 이상으로 인해 야기될 수 있다는 것을 제시하였다. Ayres가 본래 제안했던 뇌-행동 연결고리는 수많은 과학자들의 작업을 통해 정확했던 것으로 밝혀지고 있다. 더 최근에 과학자들은 뇌-행동의 상호관계에 대한 지식을 첨부하였는데, 그것은 행동과 중추신경계의 신경화학과 신경생리의 접목에 관한 내용이다. 새롭게 밝혀지는 개념들은 무엇이 기능을 끌어내고 무엇이 기능이상의 근거가 되는지를 이해하고자 했던 Ayres의 연구에 더 한층 가까워진 내용이다.

다른 글에서 Ayres는 우리가 연구하고, 조사하여 뇌와 행동의 연결고리에 대한 이해를 더욱 발전시켜가도록 격려하고 있다. 여기에 Ayres가 독자를 위해, 뇌와 행동이 어떻게 연결되었는가에 관한 설명을 넣어 두었다. Ayres는 감각통합 이론이 임상적인 신경과학에 기초를 두고 있다는 점에 강한 관심을 가지고 있었다. 그 이유는 우리가 신경계와 그 기능에 대해서 가능한 많은 부분을 이해하고 있어야 한다고 믿었기 때문이다. 더 많은 책을 정독한다면, 더 많은 것을 얻을 것이다(Ayres, 1972). Chapter 3에서 신경과학문헌을 리뷰한 것 중에서 몇 가지는 Appendix B에 포함되어 있으며, 더 학습하고자 하는 분들의 시작점으로 삼고자 한다.

References

Ayres, A. J. (1989). Sensory Integration and learning disorders. Los Angeles: Western Psychological Services.

Chapter 4: 감각통합장애란 무엇인가?

시드니대학 작업 & 여가학과 교수, 학장
ANITA C. BUNDY, Sc.D., OTR, FAOT

이 Chapter를 시작하는 부분에서는 감각통합장애를 교통체증에 비유한 Ayres의 목소리를 인용하였으며, 뒷 부분에서는 감각통합장애의 일반적인 증상을 다른 질환과 구별하는데 초점을 두었다. Ayres의 말처럼, 원인을 이해하고자 하는 최근의 시도에도 불구하고 그때와 마찬가지로 오늘날에도 감각통합장애가 무엇인가에 대한 것 보다는 그 원인에 대해 잘 알지 못한다. 마찬가지로, 감각통합장애에 대해 다양하게 표현한 Ayres의 설명을 바탕으로 다른 연구자들이 평가에 대한 횃불을 쏘아올린 정도의 성장에 그치고 있다.

Ayres의 진정한 천재성은 감각통합이론을 도식으로 표현한 것에서 가장 두드러지게 빛나고 있다. 그녀는 감각통합과 관련된 감각과 여러 단계의 기능인 균형에서부터 자존감에 이르기까지 사이의 관계에 대해 가설을 세웠다. Ayres가 책을 집필할 당시에 신경생리학자들은 뇌를 계층적 기관으로 바라보았다; 그녀 역시 '상위' 그리고 '하위' 뇌 중추로 언급하였다. 그러나 Ayres는 도표를 수직보다는 수평으로 조직화하였다. 심사숙고한 것이든, 직관적으로 만든 것이든, 또는 한 페이지 안에 모든 것을 맞춰 넣기 위해 그렇게 한 것이었던 간에, 수평적 방향은 그 시대의 시금석이 되는 시도였다. 오늘날 우리는 뇌가 상호협력적인 수평관계로 조직화되어졌으며, 상-하의 관계보다는 동등한 구조와 기능을 지니고 있다고 생각한다.

Ayres의 도표가 대단한 것은 감각통합이론을 형성하는 구조간의 가정된 관계를 볼 수 있도록 한 점이다. 어떤 의미에서는 Ayres가 가정된 행동적 표현을 통해 특정 뇌의 기능을 바라볼 수 있는 창문을 준 것이나 다름없다. 그렇지만, 이러한 가치에도 불구하고 Ayres의 도표에는 몇 가지 제한점이 있다. 그 중 하나는 왼쪽에서 오른쪽으로만 읽을 수 있다는 것이다: 오른쪽에서 왼쪽으로는 읽을 수 없다. 예를 들어 자신감(self-confidence)이 부족하거나 집중력이 떨어지는 아동들은 아동의 이러한 어려움이 감각통합에 의해 필연적으로 야기된 것이라는 것을 설명할 수 없다는 것이다. 많은 아동들이 자신감이 저하되고 있고 집중력이 부족하다. 감각통합장애를 지닌 아동들은 직접적으로 감각과 중추신경계 처리를 결합시키는 기술과 능력의 어려움(예로 자세조절의 어려움, 접촉에 대한 불안)에서 기인한 것으로-표현되는 행동이 Ayres 모델의 왼쪽에 더 가깝다. 부모와 교사의 어려움은 감각통합이론에 근거한 중재가 가장 도움이 되는 아동과 그렇지 않은 아동을 구별하는 것이다. 이것은 쉬운 일이 아니다. 왜냐면, Ayres가 말했던 것처럼 "때로는 감각통합장애를 지닌 아동의 부족이... 한 방향으로, 때로는 다른 방향으로 표출되기 때문이다".

아동에게 적절한 도움을 찾는 것에 한 걸음 더 다가갔다고 하지만 연구자들과 이론가들은 감각통합이론과 관련하여 우리가 얻어야할 가장 중요한 것은 바로 아동의 영문 모를 행동을 다른 방식으로 이해하는 것이라고 주장하였다. 아동의 행동을 바라보는 관점이 바뀔 때, 부모와 교사는 아동과 협력할 수 있는 새로운 전략에 다가갈 수 있을 것이다. 감각통합이론은 우리에게 새로운 틀로 아동을 바라보도록 하였으며, 이것이 Ayres가 우리에게 남겨준 유산 중 가장 중요한 부분이다.

Chapter 5: 전정계의 장애

JANE A, KOOMAR, PH.D., OTR/L, FAOTA
미국작업치료사 협회, 이사, WATERTOWN, MA

Jean Ayres는 인간발달에 있어서 전정계의 역할을 발견한 개척자였고, 학습과 행동장애를 동반하는 전정처리장애의 평가와 치료전략 개발에도 지대한 공헌을 하였다. 그녀는 감각통합치료 환경에서 아동의 전정계가 적절한 움직임 형태와 양을 경험할 수 있는 여러가지 그네와 도구들을 개발하였다. 초기 감각계가 발달할 때 전정계는 다른 감각계의 발달에 기초를 담당하는 축 역할 즉 감각통합의 역할을 담당한다고 주장하였다.

Ayre가 신경과학문헌을 공부하면서, 그녀는 전정계가 초기 발달에 중추적 역할을 한다는 것을 발견하였다. 태아의 전정수용기는 임신 22주면 성인과 같은 크기이고, 임신기간 동안 엄마의 움직임과 자신의 움직임을 통하여 지속적인 전정계에 감각입력을 받으면서 성장한다. 중력-감지 수용기는 태아가 출생을 위해 머리를 거꾸로 뒤집는 임신 마지막 2달 동안에 가장 강하게 자극된다.

신생아기부터 아동은 움직이려는 내적 동기로 인해 움직임을 좋아하며, 흔들기, 기기, 걷기, 달리기, 점프하기, 오르기 등을 하게 된다. 아동들은 흔들어 주는 것을 좋아하고, 나중에는 운동장의 놀이기구나 놀이공원의 탈 것들을 찾아다닌다. 이들 경험은 아동에게 자세, 눈의 움직임, 공간기술 등을 발달시키는데 강한 전정경험을 주기 때문에 매우 즐거워한다. 아동들의 움직임에 대한 동기는 앉아있으려는 어른에게는 이해가 안 될 수도 있으나 아동들은 일상에서 필요한 다양한 곳에서의 점프, 그네타기, 오르기 등을 끊임없이 원한다.

이 Chapter에서 Ayres는 전정계는 고용수용계, 시각계, 청각계와 밀접하게 연관되어 있어 자세, 운동, 언어, 사회성 발달을 돕는다고 기술하였다. 그녀는 전정장애를 동적 및 정적 균형능력의 부족, 자세와 눈동자 움직임의 문제와 연관된 시스템 중에서 핵심장애로 보고 있다. 또한 치료되지 않은 전정장애로 인해서 불안, 우울, 공포, 공항장애 등을 경험할 수 있다고 한다. 전정계는 개인의 신체적, 정신적 안녕과 연관되어 있기 때문에 앞서 기술한 어려움을 해결하는데도 기여할 수 있다.

몇십 년 동안 치료사와 가족들은 전정장애가 있는 아동과 성인에게 작업치료 분야인 감각통합 치료가 효과가 있음을 알고 있었다. 전정장애 문제를 해결하고 이해하기 위해서 다른 치료와 감각통합 치료를 결합이 증가하는 추세이다. 점차적으로 작업치료가 물리치료사, 심리치료사, 정신과의사, 발달기 시력전문가, 언어병리학자 등의 다양한 전문가들에게 알려지면서 감각통합치료도 알려지고 있다. 이들 각 영역에서 Ayres의 전정계에 대한 이론을 공유할 때, 우리의 고객들이 사회에 보다 잘 통합될 수 있을 것이다.

Ayres가 발달기 전정계의 중요성과 정서적 안녕에 기초를 형성한다는 열정적인 조언을 한지 많은 세월이 지났지만 지금까지도 우리의 생각에 등불이 되고 있다. 매번 그녀가 예리하게 기술한 글을 읽을 때마다 우리의 삶 속에서 살아있는 전정계의 주요역할을 되새기게 된다.

Chapter 6: 발달적 실행장애

보스턴대학 재활과학학부 작업치료학과 교수
Sharon A. Cermak, ED.D., OTR/L, FAOTA

Jean Ayres의 작업을 재독하는 것은 항상 분명하게 한다. 그녀의 통찰력은 놀랍다. Ayres는 운동협응장애를 가진 아동에 대한 우리의 사고에 혁명을 일으켰다. Ayres는 운동협응문제의 형태를 계획 문제로 특징지어 설명하였다. 그녀는 이러한 장애가 일차적 운동장애라기보다 그 문제가 뇌가 감각을 처리하는 방법이라 언급한, 손상된 감각처리에 원인이 있다고 설명하였다. Ayres는 실행장애의 표시가 운동이라고 강조하였으나 그것은 하나 이상의 운동장애이다. Ayres는 인지와 운동 사이의 연관된 것으로서 실행을 설명하였다. 이러한 용어는 신경심리학자에 의해 '활동(action)'으로 설명되어져 왔다.

Ayres는 운동장애의 다양한 형태사이의 중요한 차이를 밝혔다: 계획하기 대 자세 대 중추적으로 프로그램화된 것. 그녀는 작업치료 문헌에서 현재 중요한 개념인 맥락(context)의 중요성을 강조하였다. Ayres는 만일 상황이 익숙하다면 최소한의 운동계획이 요구되지만 맥락이 변경될 때 과제는 어려워질 것이라고 지적하였다. 그녀는 또한 운동계획 장애가 있는 아동이 어떻게 일반화하는 능력이 부족한지에 대해 기술하였고, 운동활동(motor actions)을 초월하는 개념인 조직화(organization)의 중요성을 강조하였다.

Gubbay(1975)와 그의 선배들(Walton, Ellis, & Court, 1962)의 작업과 관련하여, Ayres는 신체 도식(지각)의 개념과 그것과 운동 계획의 관계를 상세히 설명하였다. 또한 그녀는 이러한 장애 형태에 대한 새로운 방법의 사고를 소개하였다. Ayres는 각성(촉진/억제) 기능과 조절(modulation)과 관련된 불특정한 촉각 자극(nonspecific tactile imput)과, 적합한 신체 도식(body scheme) 발달을 위해 중요한 구별(discrimination)에 대한 중요한 특정 촉각감각(specific tactile sensation) 사이의 차이를 강조하였다. 그녀는 운동 계획에 대한 촉각, 운동감각, 고유수용감각, 그리고 전정 처리의 독특한 공헌을 설명하였다.

Ayres는 아동을 이해하기 위해 항상 특별한 감성을 가지고 있었다. 내 기억 속에서 Ayres는 턱에 손을 괴고 "나는 이 아동이 어떻게 느끼는지 궁금해"라고 말했었다. 그녀는 아동의 입장에서 어떤 삶이 아동에 대한 것인지를 이해하는 것이 중요하다고 강조하였다. Milton Mayeroff(1971)는 다음과 같이 말하였다.

> *타인을 돌보기 위해서 나는 마치 그 내부에 있는 것처럼 그와 그의 세계를 이해할 수 있어야 한다. 나는 그와 같이 그의 세계가 무엇인지 그의 눈으로 볼 수 있어야만 하고 그 자신이 그것을 어떻게 보는지를 알아야 한다. 외부로부터 분리된 방법으로 그를 보는 대신, 나는 그와 같이 어떤 삶이 그를 위한 것인지, 그가 무엇을 얻기 위해 노력하는지, 그의 성장에 무엇이 요구되는지의 '내면'으로부터 이해를 위해 그의 세계에 들어갈 수 있어야한다.*

이것은 Ayres의 사고의 정수를 설명한다. Ayres는 운동계획 장애를 가진 것처럼 무엇을 느끼는지에 대한 탁월한 경험적 예제를 제공한다.

Ayres는 현재까지 지속해서 활용되고 있는 몇몇 주요 치료 개념을 설명한다(Blanche, 2001; Kimball, 2002; Koomar, 2002, Reeves & Cermak, 2002). 여기에는 신체지각 향상을 위한 향상된 촉각-운동감각-전정감각-고유수용 감각 입력의 중요성과 자기-지시적 활동(self-directed action)의 중요성이 포함된다. Ayres는 효율적인 수행이 수행을 실제로 방해할 수 있는 생각(thinking) 없이 행해진다는 것을 강조하였다. 그 결과로서, Ayres는 아동의 운동계획 발달을 돕는데 있어 언어의 사용을 최소화할 것을 권고하였다. 지금 우리는

Missiuna와 다른 연구자들의 성과(Chen, Tickle-Degnen, & Cermak, inpress; Missiuna, 2001)로부터 언어-기초적 인지 전략의 통합이 특정 기술을 발달시키기 위해 발달적 협응 장애를 가진 아동을 돕는데 가장 효과적일 수 있다는 것을 알고 있다. 그러나 Ayres의 관점은 개인을 위해 유효한 것이 되는 기술들은 인지적 기초로부터 감각운동적인 기초로 변화되어가는 것을 요구한다는 것이었다. 이것은 중요한 개념이다. Ayres는 고위 숙련된 수행과 효율을 방해하는 인지에 대한 지속적인 의존 또는 과도한 의존을 인식하는 것에 대해 교정하였다. 활강하는 스키어의 사고(thinking)를 상상하라. "내가 회전할 때 어깨는 곧게 하고 산을 내려 와야 해", "내 체중은 활강 스키 위에 실어 두어야 해", "내가 회전할 때 내 체중을 이동시켜야 해" 또는 "내 막대를 내 앞에 두어야 해."

비록 Ayres가 행위유발성(affordance)이라는 용어를 사용하지는 않았지만, 그녀는 발달적 실행장애가 있는 아동이 사물에 의해 제공되는 그러한 활동들(행위유발성)을 인지하지 못하는 것을 지적하였다. Ayres는 도구 설치를 아동이 돕는 것에 대한 중요성을 강조하였다. 이것의 한가지 목적은 아동에게 heavy -work 입력을 제공하는 것인 반면 또 다른 목적은 도구에 의해 제공되어지는 행위유발성에 관해 배울 수 있도록 촉진하는 것이다. 이것은 최근 May-Benson (2001)에 의해 명확히 표현된 Gibson의 작업과 일관되어있고, 운동조절이론과 역동적 시스템이론과도 일치하는 것이다(Giuffrida, 2001).

Ayres는 환경, 동료, 관계, 자존감(self-esteem)과 성공적인 상호작용 사이에서 관계를 강조하였다. 그녀는 운동계획 장애의 감정적인 부수물에 대해 매우 민감하였고, "그것이 실행장애 아동에게 어떻게 느껴지는가?"라는 질문을 하며 그 아동의 내면에 그녀자신을 놓아두려 시도하였다. 그녀는 "그 신경계는 다른 사람이 할 수 있는 스트레스에 대처하는 것을 할 수 없을지도 모른다"고 말하며 신경학적 장애로 감정적으로 상처받기 쉽다는 것을 인식하였다.

최근 문헌들은 발달적 실행장애의 동반질병률(comorbidity)을 강조하고 있다(Cermak, Gubbay & Larkin, 2002). Ayres 역시 이것을 인식하였다. 그녀는 "뇌가 하나의 사항에 잘 작동하지 않는다는 사실은 다수의 다른 사항들에도 잘 작동하지 않을 것이라는 것을 암시하는 것이다."고 주장하였다. 우리는 실행장애가 분리되어 보일 수 있을지라도, 학습장애, 주의력결핍장애, 감각조절장애와 같은 다른 문제들과 공존한다는 것을 안다. Ayres의 작업은 발달적 실행장애에 대한 우리의 이해를 위해 새로운 미개척영역의 길을 연 것으로 역사적으로 고찰할 수 있다.

References

Blanche, E.I.(2001). The evolution of the concept of praxis in sensory integration. In S.S.Roley, E.I.Blanche, & R.C.Schaaf(Eds.), Understanding the nature of sensory integration with diverse populations(pp.125-132). San Antonio,TX: Therapy Skill Buiders.

Cermak, S., Gubbay, S.S., & Larkin, D.(2002). What is developmental coordination disorder In S. Cermak & D.Larkin(Eds.), Developmental coordination disorder(pp2-22). Albany, NY: Delmar/Thompson Learning.

Chen, H-F., Tickle-Degnen, L., & Cermak, S.A.(in press). The treatment effectiveness of top-down approaches for chilren with Developmental Coordination Disorder: A meta-analysis Taiwan Journal of Occupational Therapy.

Giuffrida, C.(2001). Praxis, motor planning, and motor learning.In S.S.Roley, E.I.Blanche, & R,C.Schaaf(Eds.), Understanding the nature of sensory integration with diverse populations(pp.133-162).San Antonio, TX: Therapy Skill Buiders.

Gubbay, S.S.(1975). The clumsy child: A study in developmental apraxic and agnostic ataxia,London: WB Saunders.

Koomar, J.A.(2002). Developmental coordination disorder from a sensory integration perspective.In S. Cermak & D.Larkin(Eds.), Developmental coordination disorder(pp210-220). Albany, NY: Delmar/Thompson Learning.

Koomar, J.A.(2002). Creaating direct intervention from theory. In A. Bunddy, E. Murray, & S. Lane(Eds.), Sensoryy iintegaration: Theory and practice(pp.261-309).Philadelphia: F.A.Davis.

May-Benson, T.A.(2001). A theoretical model of ideation in praxis. In S.S. Roley, E.I. Blanche, & R.C.Schaaf(Eds.), Understanding the nature of sensory integration with diverse populations(pp.163-182). San Antonio, TX: Therapy Skill Buiders.

Mayeroff, M.(1971). On caring. New York: Harper&Row.

Missiuna, C.(Ed.).(2001). Children with developmental coordination disorder:Strategies for success. New York: Haworth Press.

Reeves, G.D., & Cermak, S.A.(2002). Disorders of praxis. In A. Bundy,E.Murray, & S.Lane(Eds.), Sensory integration: Theory and practice(pp. 71-100). Philadephia: F.A.Davis.

Waltin, J.n., Ellis,E., & Court, S.D.M.(1962). Clumsy children: Developmental apraxia and agnosia. Brain, 85, 603-612.

Chapter 7: 촉각방어

남가주 대학 작업과학 및 작업치료 학과 조교수
L. Diane Parham PH.D. OTR/L, FAOTA

Ayres가 '촉각방어'라고 이름을 붙인 상태는 아동발달 분야에 있어 기여한 매우 중요하고 근원적인 사항 중 하나이다. 그녀는 1960년대 초 촉각지각에 대한 평가를 개발하는 과정에서 처음으로 이와 관련된 사항이 존재한다는데 주목했다. 오늘날 많은 다른 분야의 전문가들도 이 상태에 대해 아동행동문제를 일으키는 요인으로 널리 인식하고 있다.

전정계와 마찬가지로 촉각계 역시 초기에 발달하는 감각체계 중 하나로, 아마도 가장 먼저 발달을 하는 분야이다. Chapter 7에서 밝힌 바와 같이 Ayres는 촉각 정보에 대해 두 가지 주요 반응유형(모드)가 있다는 것을 발견했다. 방어적(defensive) 또는 보호적(protective) 반응과 변별적(discriminative) 또는 탐색적(exploratory) 반응이 그것이다. 방어적 반응은 때로는 '회피(avoidance)'로 불려지는데, 이들은 위험할 수도 있는 촉각으로부터 도망친다거나 피하는 것들도 포함하는 말이다. 반면 변별적 반응은 '접근하는' 반응으로서, 환경을 탐색하거나 숙련된 움직임을 수행하기 위해 촉각정보를 적극 추구하거나 활용하는 것을 포함하고 있다. 촉각에 대한 방어적 반응과 변별적 반응 모두 아동이 태어나기도 전에 나타나는 것들이다. 태내에서 인간이 촉각 자극에 대해 보이는 첫 번째 반응은 방어적인 것으로, 아주 어린 태아도 얼굴에 대한 촉각자극을 피해 돌아서기도 한다. 그러나 태아는 자라나면서 손을 입으로 가져가는 등 변별적 촉각을 사용하기 시작한다. 초음파 영상을 통해 보면 어떤 아기들은 태어나기도 전에 손가락들을 많이 빠는 모습을 보이기도 한다. 신생아의 입 가장가리를 살짝 건드리면 아기는 그 촉각자극 방향으로 고개를 돌리며 입으로 젖꼭지를 적극 찾아나설 것인데, 이 경우 매우 원시적인 형태의 촉각변별을 사용하는 상황이다.

Ayres의 중요한 통찰 중 하나는 학습 및 행동문제를 가진 아동 중 일부에 있어서 촉각계의 보호적 모드가 행동에 미치는 영향력이 지나치게 강력해 보인다는 사실이다. 이 경우 많은 아동들은 촉각에 대해 추구하고 즐기기보다 그로 인해 방해 받거나 당황해한다. 촉각방어가 있는 아동들도 때로는 몇몇 촉각들을 즐기기는 하지만, 대부분의 아동들에 비해 그들은 더 자주 더 강하게 촉각 경험들을 거부한다. 이러한 회피반응은 흔히 운동기술, 특히 손기술 발달에 부정적인 영향을 미치는데, 아동이 이 기술들을 연마할 수 있는 활동에 참여하기를 피하기 때문이다. 사회적인 문제도 일반적으로 나타나는 현상으로서, 이들 아동에게 다른 아동들과 논다는 것은 다른 사람들이 무심코 또는 게임의 일부로써 건드리게 될 위험성이 높아지는 것이기 때문이다. 촉각방어가 있는 어떤 아동들은 누군가 예기치 않게 이들을 건드릴 경우 때로는 받아쳐 버리기도 하므로 공격적이라고 오인되기도 한다.

Ayres가 간파했던 또 다른 부분은 피부에 대한 견고한 심부압박(firm deep pressure)은 보통 방어적 경험을 하는 아동들을 상태를 완화해준다는 것이다. 일반적으로 심부압박은 대부분의 사람들에게 진정효과를 가져다 준다. 사람들이 대부분 마사지를 받으며 진정효과를 얻고 안정되는 것을 생각해보면 알 수 있는 일이다. 작업치료사들은 촉각자극에 압도되어 불안한 상태에 있는 아동들에게 수많은 방법으로 심부압박을 제공하고 있다. 한 가지 예를 들자면 '베개 샌드위치 놀이' 같은 것이다. 이 게임에서 아동은 커다란 베개나 운동매트 중앙에 눕고, 치료사는 다른 베개나 매트를 아동 위에 올려 놓는다. 그렇게 함으로써 아동은 두 베개 사이에 샌드위치가 되는 것이다. 치료사와 아동은 샌드위치에 양념을 더 넣는 시늉을 하며 '샌드위치' 위쪽을 탄탄하게 누르기도 한다. 견고한 압박이 주어지지만 이것이 타박상 등의 신체적 손상을 유발할 정도는 못되고, 아동은 이 게임을 재미있고 즐겁게 참여하며 안정감을 얻는다. 치료사는 심부압박을 적용하기 위해 아동에게 아주 단단한 고무찰흙을 가지고 놀게 하기도 하고, 카페트를 문지르며 위에 그림을 그리게도 하며, 탄탄하고 안정된 동작으로 안아주기도 하고, 무거운 치료용 조끼(weighted vest)를 입고 있게도 하고, 손으로 아동 어깨를 지긋이 눌러주기도 한다.

촉각방어가 있는 많은 아동들은 안정된 느낌이 좋아 자기 스스로 견고한 압각을 자기 몸에 적용하기도 한다. 우리는 촉각방어가 있는 많은 아동들이 방금 누군가가 건드린 피부 부분을 문지르거나 세게 누르기도 하며, 피부의 넓은 부분에 강한 압박을 주고자 주변 사물에 몸을 부딪곤 한다는 사실을 알고 있다. Temple Grandin는 자폐성 장애와 심각한 수준의 촉각방어가 있던 가축관리전문가이다. 그녀는 공기압축 방식의 포옹장치(Hug Machine)를 개발하여 자신이 불안정감을 느끼는 경우 스스로 자신에게 심부압박을 제공하는데 사용하였다. 포옹장치와 무거운 치료용 조끼 같은 기타 심부압박 방법의 효과성에 대한 연구 결과, 이러한 종류의 감각경험들은 진정효과를 가져다 주는 것으로 나타났다.

내가 지적하고 싶은 Ayres의 세 번째 주요한 발견은 '방어' 양상이 촉각계 이외의 청각이나 후각 같은 다른 감각체계에도 존재하는 증상이라는 것이다. 예를 들어, 청각방어가 있는 아동들은 대부분의 사람들이 별로 성가시다고 여기지 않는 소리를 들으면서도 손으로 귀를 감싸고 힘겨워하기도 한다. 종종 여러가지 감각계의 방어반응들이 한 사람에게서 나타나곤 한다. 작업치료사인 Grace Baranek는 청각방어와 촉각방어가 자폐성장애를 포함한 발달장애를 가진 사람들에게서 매우 흔히 나타난다는 것을 알아냈다. 역시 작업치료사인 Lucy Miller는 한 가지 이상의 감각계에 방어반응을 나타내는 '감각조절장애(sensory modulation disorder: SMD)' 아동들 중 일부는 아무런 학습장애나 발달장애도 가지고 있지 않다는 점을 언급하였다. 그녀는 얼굴이 가볍게 건드려지거나 예기치 않게 뒤로 기울어지는 의자에 앉아있기 같은 감각적 도전에 대항하는 상황을 만들고, 감각방어가 있는 아동의 이에 대한 생리적 반응을 측정하는 연구를 시도하였다.

Ayres의 감각방어에 대한 개념은 보통의 일상적인 감각경험에 대해 긴장하고 힘겨워하는 모든 연령대의 사람들과 관련된 것이다. 이 책의 출간으로 그녀의 방어반응에 대한 개념은 '조절장애(regulatory disorder)' 라는 이름 아래 영유아에 대한 학문간 진단체계 속으로 통합되었다. 이러한 상태가 아동 및 성인에게 내려지는 다른 진단들과 어떻게 연관되는지에 대한 전문가들의 이해를 돕고, 그리고 매일같이 쏟아지는 감각들에 과도하게 긴장하고 힘겨워하는 사람들에게 도움이 될 최선의 방법을 찾아내기 위해서는 더 많은 연구가 필요할 것이다.

References

Ayres, A.J.(1964). Tactile functions: Their relation to hyperactive and perceptual motorbehavior. American Journal of Occupational Therapy, 18, 6-11.

Baranek, G, T., Foster, l.G., & Berkson, G.(1997). Sensory defensiveness in persons with developmental disabilitied. Occupational Therapy of Journal Research, 17, 173-185.

Case-Smith, J.(1991). The effects of tactile defensiveness and tactile discrimination on in-hand manipulation. American Journal of Occupational Therapy, 45, 811-818.

Edelson, S.M., Eldelson, M.G., Kerr, D.C.R., & Grandin,T.(1999). Behavioral and physioligical effects of deep pressure on children with autism: A pilot study evaluating the efficacy of Grandin's hug Machine. American Journal of Occupational Therapy, 53, 145-152.

Fertal-Daly, D., Bedell, G., & Hinojasa. J.(2001). Effects of a weighed vest on attention to task and self-stimulatory behaviors in preschoolers with pervasive developmental disorders. American Journal of Occupational Therapy, 55, 629-640.

Grandin, T.(1992). Calmingeffects of deep touch pressure in patients with autistic disorders,college students, and animals. Journal of Child and Adolescent Psychopharmacology, 2, 63-70.

Grandin, T.(1995). Thinking in pictures. New york:Vintage Books.

Humphrey, T.(1969). Postnatal repetition of human prenatal activity sequences with some suggestions of their neuroanatomical basis. In R.J. Robinson(Ed,). Brain and early behavior.New York: Academic Press.

Lane, S.J., Reisman, J.E., Mclntosh, D.N., & Simon, J.(2001). An ecological modelof sensory modulation: Performance of children with Fragile X syndrome, autistic disorder, attenrtion-defit/hyperativity disorder, and sensorymodulation disoder. In S.S. Roley, E.I. Banche, & R.C.Schaaf(Eds.), Understanding the nature of sensory integration with diverse populations(pp.57-88).San Antonio,TX: Therapy Skill Buiders.

VandenBerg, N.L.(2001). The use of a weighted vest to increase on task behavior in children with attention difficulties. American Journal of Occupational Therapy, 55, 621-628.

Zero to Three:National Center for Infants, Toddlers, and Familied.(1994). Diagnostic classification of mental health and developmental disorders of infancy and early childhood.Washington,DC: Author.

Zisserman, L.(1992). The effects of deep pressure in self-stimulating behaviors in a child with autism and other disabilities. American Journal of Occupational Therapy, 46, 547-551.

Chapter 8: 시지각 및 청각-언어 장애

남가주 대학 프로젝트 소장
캘리포니아 주 토랜스, 소아 치료 네트워크의 교육연구 코디네이터
Susanne Smith Roley, M.S. OTR/L, FAOTA

Ayres는 1960년대에 학습을 위해 시각과 청각이 얼마나 중요한지 역설했던 지각-운동 이론가(perceptual-motor theorist) 중 한 명이다. 박사의 이론은 작업치료사들이 학교에서 인지 및 운동지연 뿐만 아니라 학습장애가 있는 아동들에 대해서도 말할 수 있는 관문을 열게 되었다. Ayres는 초기 저서를 통해, 자신이 개발한 시지각검사를 이용하여 시지각을 체계적으로 조사하였다. 이 검사는 시각 처리를 필요로 하는 다양한 능력을 평가한다. 예를 들어, 어떤 도형이 놓여진 위치나 방향이 다를 경우에도 바르게 말아 맞힐 수 있는지와, 다른 모양 안에 끼워진 그림들을 찾아내기, 또는 보지않고 손으로 물건을 만져서무엇인지 맞추는 등의 능력을 평가한다. 이러한 시지각 정확성에 대한 검사보다는 시각의 예민성 검사보다 더 많은 정보를 제공했지만, Ayres는 이 검사가 보는 것 뿐만 아니라 다른 사람들과 눈을 마주치고, 읽고 쓰는 데 사용되는 좀 더 기능적인 시각 처리 능력을 예측하는데 한계가 있다는 사실을 곧 깨닫게 되었다. 이와 동시에 소리를 듣는 것뿐만 아니라 시끄러운 방에서 소리의 위치를 파악하고 어떤 소리인지 식별하여 다음에 이어지는 지시대로 행동하는 데 사용되는 기능적 청각 처리에 대해서도 고려하였다.

초기 저서를 통해 전개한 감각통합 이론의 주요 개념 중 하나는 시각과 청각이 발달하고 효율적으로 사용되기 위해서는 신체 중심의 감각 정보(body-centered sensation)를 통합하는 것이 기본이 된다는 점이다. 실제로 시지각과 청지각을 두뇌에서 인지하려면 주변 환경에 있는 사물을 탐구하고 조작할 필요가 있다. 단지 한 번 힐끗 보거나 소리를 듣고서, 우리는 물체의 질감, 무게, 크기, 형태, 그리고 거리를 알 수 있다. 그 물체에 손이 닿기까지 걸리는 시간이며 그 물체를 집는 데 필요한 근육의 힘도 알 수 있다. 우리가 이렇게 알 수 있는 것은 영아기일 때 물건을 두들기고 씹고 만져보고 던지면서, 청각과 시각에 대한 감각지도(sensory map)를 만들어 촉감, 맛, 냄새, 그리고 움직임을 통해 일상을 경험했기 때문이다. 우리의 모든 감각을 총동원하여 얻은 풍부한 정보 덕분에 우리가 어디를 탐구하려는지, 그리고 주변 환경 속의 사물 및 사람들과 어떻게 상호 작용하려고 하는지를 파악하고 조직화할 수 있다.

우리가 공간의 어디에 있고 다른 사람이나 사물이 어디에 있는지 인식하게 하는 신체 감각 정보들을 통합하는 것은 무언가를 하기 위해서 반드시 필요한 과정이다. 정확한 감각 지도와 광범위한 행동계획, 그리고 정밀한 운동 조절 능력을 통해, 우리의 몸은 품위 있게 움직이고 외부 환경과 상호 작용할 수 있다. 어른의 경우, 신체 중심의 감각 기관들은 자율적으로 작동한다. 시각과 청각은 자유롭게 우리 몸의 상호 작용을 이끌고, 또한 몸을 둘러싼 바깥 세상에 대해 더 많이 학습하도록 하는 인지 기능에 자유롭게 사용된다.

이 장이 상당히 짧은 것은 우연이 아니다. Ayres는 아동 발달에 영향을 미치는 '밝혀지지 않은 감각계'를 설명하는 데 좀 더 많은 노력을 기울였다. 시각 및 청각적 지각에 비해, 촉각이나 움직임, 그리고 위치-중력 감각과 같은 좀 더 일차적인 감각계는 미지의 세계였기 때문이다. 그것은 오늘날도 마찬가지다. Ayres의 선례를 따라서 감각통합 전략을 사용하는 치료사들이 시각 및 청각 정보 처리 과정의 발전에 많은 시간을 투자하지 않는 것처럼 보일지 모른다. 그러나 사실은 시각 및 청각의 감각통합을 위해서 감각-운동 이론의 토대를 더욱 튼튼히 하면서 시청각 인지 과정의 발전을 꾀하고 있다.

Chapter 9: 자폐아동

하버드 의과대학 신경학 임상부교수
DIRECTOR, 보스톤 자폐연구소 소장
MARGARET L. BAUMAN, M.D.

자폐에 대한 설명과 근본적인 신경생물학과 임상적 특징과의 관계를 분석한 Ayres의 연구는 분명하다. Ayres는 그 시대에 선구자였다. 이 Chapter는 자폐아동의 뇌에 대한 신경해부적 비정상론이 나오기 5년 전인 1979년에 쓰여졌다.

초기에, 자폐에 대한 임상적 설명에서는 장애의 부분으로 운동손상은 설명되지 않았다. 그러나, Ayres는 자폐아동에서 두드러지는 특징으로 운동계획의 비정상(실행장애)을 설명하였다. 그녀는 또한 비전형적인 감각조절, 부족한 자세조절, 심부압박의 이로운 효과, 전정반응의 비정상성, 감각통합의 어려움을 설명하였다. 게다가 Ayres는 변연계가 감각등록하는데 중요하고, 이 부위는 자폐아동의 뇌에서는 잘 작동하지 않는 부위라고 언급하였다.

우리는 지금 Ayres의 많은 관찰정보와 초기의 가정들이 옳다는 것을 안다. 학습, 기억력, 감정, 행동에 중요한 역할을 담당하는 변연계는 자폐아동의 뇌에서 비정상적이라는 것이 밝혀졌다. 구상학습 혹은 연상학습을 담당하는 변연계는 모든 감각계를 통합하고, 그 정보를 일반화하여 고위 수준의 인지와 추상적 사고발달을 이끄는데 중요하다.

자폐아동의 소뇌와 소뇌회로에서 이상이 발견되었다. 연구에서 소뇌는 많은 인지와 감정기능을 조절한다. 게다가 뇌간의 소뇌와 교뇌를 지나서 대뇌의 두정엽 부위가 연접된 증거가 있다. 이것은 생물학적 물질을 제공하여, 많은 자폐아동에서 관찰되어지는 실행장애의 실재를 보여준다. 반면에 자폐아동의 뇌간부위의 전정핵은 정상아동과 비교할 때 정상으로 나타난다. 소뇌피질의 뒤쪽 아래부위와 전정핵은 직접적으로 교차성 섬유로 연결되어 있는데 비정상 소견이 있다. 그러므로, 자폐아동에서 전정장애의 실재는 설명될 수 있다.

추후 연구에서는 뇌에서 더 상세한 신경계의 분석과 직접적으로 관련이 있을 것이다. 자폐에서 변연계와 소뇌이상이 알려졌지만, 뇌간과 대뇌피질의 다양한 부위에서 비정상 소견이 관찰되고 있다. 또한 수초의 비정상이 있다는 예비 연구가 있다. 이것은 감각처리에 대한 중요한 의미를 가져다 준다. 면역세포학 연구에서 자폐의 뇌에서는 세로토닌, 아세틸콜린, GABA와 같은 몇 개의 신경전달물질 체계에 기능장애를 보이는 증거들을 알아내어왔다. 확실히 다른 점이 있다. 이러한 결과가 뇌의 형태학과 환자의 임상적 증상과 어떻게 연관이 있는지 알아내는 것이 앞으로 연구할 과제로 남아있다.

자폐는 특정 유전요인을 밝혀내지 못했더라도, 유전적 질환이라고 확실하게 알고 있다. 몇 개의 염색체가 의심스러운 정도로 밝혀졌다. 15번째 염색체는 프레더 윌리 증후군(prader willi syndrome)과 엔젤맨 증후군(angelman' s syndrome) 때문에 특히 관심이 되고 있다. 이 두 장애는 자폐의 특징과 연관이 있다. 게다가 이 염색체는 몇 개의 GABA 서브유니트 유전자 좌(locus)가 존재한다. 이것은 자폐에서 비정상이라고 알려진 신경전달물질이다.

Ayres는 매우 인간행동과 신경학적 발달에 대한 기민한 관찰자였다. 자폐아동의 임상적 특징에 대한 그녀의 사고는 선구자적이다. 그녀의 관점은 의학적 집단과 연구 집단에서 증명 되고 있다. Ayres의 초기 관찰정보와 저서는 문헌고찰할 가치가 있다. 우리들 모두 그녀로부터 많은 것을 배워야 한다.

Chapter 10: 평가와 중재

남캘리포니아 대학 작업과학 & 치료학과 임상실습 부교수
로스앤젤레스, THERAPY WEST AND PLAY STUDIO, 코디네이터
ERNA IMPERATORE BLANCHE, PH. D., OTR/L, FAOTA

중재에 관하여 Ayres가 쓴 Chapter를 읽으면서, 독자는 그녀의 선구적 관점과 혁신적인 치료스타일을 알게 된다. 자신의 삶을 이끌어나갈 수 있는 아동의 능력에 관심을 둔 Ayres는 작업치료 뿐만 아니라 작업과학에도 선구자였다. Ayres는 아동을 현재 일시적이 아닌 의미있는 삶을 건설하는 활발한 참여자로 바라보았다. 의미있는 삶의 건설은 작업과학에서 핵심개념이며, 아이는 모든 아이에게 의미있는 것, 즉 놀이를 통하여 자신의 삶을 내적 동기에 맞춰 도전한다. 1979년에 Ayres의 사고는 일부분은 직관적이였고, 제한된 논문의 근거가 되었다. 그러나 25년 동안 이러한 생각은 좋은 치료적 임상현장의 중심이 되었고, 뇌의 가소성, 운동조절, 운동학습, 감각처리, 작업과학부분의 연구에서 지지를 얻었다.

Ayres의 기본적 개념은 우리의 임상현장에 계속적으로 길잡이 역할을 한다. 이 Chapter에서, Ayres는 중재의 5가지 측면을 강조한다.

- 정상적인 발달과 중재과정에서 자연적인 환경의 적절성
- 아동의 문제에 대한 적절함과 정확한 진단
- 풍부한 감각경험의 기회를 제공하는 환경의 중요성
- 적응반응을 일으키기 위하여 도전하려는 행동의 촉진
- 내적지시, 자기조절, 재미를 촉진할 수 있는 분위기의 구조화, 그렇게 함으로 아동이 자신을 삶에 더 많이 연관지을 수 있다.

지금은 아동의 감각통합기능과 연관된 기능적 어려움을 진단하기 위해 더 정교화된 평가방법이 만들어져왔다. 다른 연구는 감각입력의 특징에 초점을 맞추어 아동의 어려움을 더 잘 이해되는 생리학적 측정치를 이용하여왔다. 이것은 임상가가 더 체계적인 방법으로 필요한 감각입력을 제공도록 돕는다.

Ayres는 감각통합은 정상발달에서 완전히 자연스러운 것임을 강조하였다. 그녀는 통상적인 환경에서 아동들의 자연스러운 상호작용이 어떻게 일어나는지 아는 것이 그들이 성장하고 발달하는데 필요한 도전과 자극을 제공한다고 설명하였다. 이에 반하여, 감각통합 결손을 가진 아동은 자연스럽게 할 수 있는 환경이 필요할 것이다. 이런 점에서 Ayres는 자연스러운 환경을 복제한 듯한 환경에서 치료사가 감각통합원칙을 적용할 때, 아동의 치료적 욕구와 맞을 수 있다고 하였다. 오늘날 임상 현장에서, 어떤 활동이 치료가 필요한 아동에게 도전이 될 수 있는지 도전과 맞는 활동을 계속적으로 밝히고 있다. 치료 분위기는 내적지시, 자기조절, 재미를 촉진하여 아동에게 자시의 삶과 더 많이 연관 짓도록 한다는 Ayres의 설명은 중재과정과 중재환경의 여러 부분에서 도움이 되었다. 자신의 삶과 연관지을 수 있는 존재가 되는 것은 가장 중요한 중재목표이며, 놀이 흐름속에서 사회적, 물리적 환경을 주의있게 고려해야한다.

이러한 개념에 대한 이해를 높일 수 있는 연구는 아동의 참여를 촉진시킬 수 있는 치료적 관계에 초점을 둔 논문과 자발적인 놀이표현으로 구성하는 것을 증가시킬 수 있는 논문에서 볼 수 있다. 또한 기구도 아동의 어려움에 도전을 주면서, 즐거움을 주는 환경을 조성하는데 도움이 된다. Ayres가 사용한 초기의 많은 도구는 오늘날 계속적으로 사용되고 있다.

개인적으로 한 가지 드릴 말씀은 이 Chapter를 읽는 것은 내가 Ayres의 유산을 다음과 같이 일반화할 수 있게 물려받은 것 같다; 기초과학에서 나온 연구결과에 대한 호기심과 연구결과의 해석은 중재를 지지해 주고, 미래의 임상 발전에 좋은 영향을 미칠 것이다. 젊은 치료사들을 향한 Ayres의 진술은 이런 점을 설명하였다. 그녀는 젊은 치료사를 부러워했다. 왜냐하면 많은 흥미진진한 과학적 결과물의 증거가 있기 때문이다. 그녀는 이러한 결과물은 활성화시키는 방법으로 중재에 영향을 미친다고 믿었다. 이 점에서 그녀는 연구에 대한 욕구가 있는 치료사들을 감동시켰다. 연구는 미래의 임상에 긍정적으로 영향을 미치는 낙관주의도 가져왔다. 그녀의 예상은 적중했다. 그러나, 그녀는 25년 전에 그녀가 세운 원칙들이 세대를 지나서 뒷받침될 줄은 아마 몰랐을 것이다.

Chapter 11: 부모의 역할

Franklin B. Baker/A. Jean Ayres Baker 재단, 후임 이사
Brian Erwin과 Christine Hunsicker

부모의 관점에서 보면, Ayres의 저서에서 가장 중요한 대목은 '치료사가 자신의 일을 효과적으로 하고, 치료받는 아이가 자신의 신경계를 조직화하는 중일 때, 아이는 마치 놀이를 하고 있는 것처럼 보인다. 인생은 역설로 가득 차 있는데, 이것 역시 역설의 하나이다.' 라는 것이다. 우리는 부모로서 위의 역설을 받아들일 때 우리 아이를 가장 효과적으로 도울 수 있다.

한 번은 막 걸음마를 시작한 딸과 함께 층계를 오르락내리락 한 적이 있다. 얼마나 오르락내리락했는지 나중에는 우리가 지쳐서 나가 떨어졌다. 이것을 본 고모는 당시 유명한 작업치료사였는데, 우리를 나직하게 나무랐다. 딸의 행동은 층계를 오르락내리락하는 것이 자신의 발달에 얼마나 중요한지를 우리에게 말해주는 것이라고 하셨다. 혼이 난 우리 부부는 좀 더 힘을 내서 딸아이에게 필요한 지지대가 되기로 했다. 아이가 성에 찰 때까지 우리는 셀 수 없이 여러 번 아이와 함께 층계를 오르고 내렸다.

Ayres는 모든 인간에게는 온전함을 느끼고 싶은 욕구가 있다고 지적했다. 우리가 '놀이' 라고 이름 붙인 활동은 사실 주변 세계와의 관계 속에서 자신의 몸과 감각을 온전히 경험하고자 하는 아동의 채울 수 없는 인간적인 욕망이다. 아동이 학습을 게을리 하면서 보내는 시간을 놀이라고 생각하지 말고, 아동이 뇌의 감각을 온전히 통합하여 온전히 성장한 어른이 되기 위해 필요한 기술을 좀 더 수월하게 습득할 수 있도록 도와주는 필수불가결한 활동으로 받아들여야 한다. Ayres의 말처럼, '놀이는 사회 적응 능력(competence)을 확장한다. 아동은 성인이 되기까지 이런 적응 능력이 필요 없겠지만, 유년기에 효과적으로 놀이를 하지 못하면 사회 적응 능력을 제대로 발달시킬 수가 없다.' 문제는 놀이를 하는 아동에게 있는 것이 아니라, 놀이의 진정한 가치를 이해하지 못하는 우리 부모들에게 있다.

모든 부모를 한 데 묶는 공통점은 우리가 자녀 키우기에 대한 훈련을 받은 적이 없고 어떤 학위도 받지 않았다는 점이다. 말 그대로 우리는 아마추어이다. 종종 우리가 아동의 발달 단계보다 한 단계 뒤쳐져 있다고 느낄 때, 우리는 관례적인 양육법에 도움을 받는다. 예를 들어, '아동이 세 살이면, 이것을 먹여야 하고 저기에 데려 가고, 이런 것들을 한다.' 라는 방침이다. 이처럼 논리적이고 순차적인 '지침서' 를 근거로 한 접근 방법은 부모 되기가 훨씬 쉬운 일처럼 보이도록 한다. 우리의 무경험적인 양육법을 다른 사람의 지식으로 대체할 수 있기 때문이다. 어떤 아동들에게는 이 방법이 효과적이겠지만, 그렇지 않은 아동들도 있다.

우리 부부에게는 정서적으로 문제가 있어 보이는 아동이 있었다. 우리는 아동의 증세에 병명을 붙이지 못했고, 관례적인 양육 방법 중 어떤 것도 효과가 없는 것 같았다. Ayres가 딸아이의 삶을 힘들게 했던 문제의 숨겨진 병명을 찾아냈다. 바로 감각통합장애였다. 우리는 감각통합장애를 가진 아동의 좋은 부모가 되는 것은 아동이 한 일을 통제하는 것이 아니라, 아동이 가장 필요로 하는 것을 할 수 있게 하는 수단으로서 놀이 자체를 장려하는 것임을 알았다. 결국 우리는 딸에 대한 통제를 최소화하면서, 아동이 감각통합을 원활히 하도록 도왔다.

매일 저녁 우리는 '페르난도 서커스' 를 열곤 했다. 우리 거실에 즐비하게 늘어놓은 스쿠터 보드와 경사면, 단상, 바람에 부푼 거대한 애드벌룬, 그리고 각종 기구를 모아 놓은 것을 부르는 명칭이었다. 서커스의 주인공인 딸이 기구를 바꿔 타면서 공연을 펼쳤고, 그러면 우리 부부는 우레와 같은 박수를 치면서 딸이 더 많은 곡예를 선보이도록 격려했다. 딸이 웃었고, 우리 부부도 따라 웃었다. 이렇게 매일 공연을 펼치면서, 우리들 중 누구도 이런 놀이 활동이 전문 치료사로부터 받고 있

는 도움의 효과를 높인다는 점을 몰랐지만, 그런 사실에 개의치도 않았다. 우리는 그저 딸과 부모로서 놀이를 하고 있었다.

반드시 짚고 넘어가야 할 것은 감각통합치료가 학습장애나 행동장애로 나타나는 통합장애의 증상을 치료하는 것이 아니라, 두뇌의 핵심을 통합하는 것이라는 점이다. 치료사가 아이와 공감대를 형성하고 아이가 진정으로 필요로 하는 것을 '느낄' 때 가장 효과적으로 치료할 수 있는 것처럼, 부모는 우리 자녀가 진정 원하고 사실 상 가장 필요로 하는 활동과 관심을 장려할 때 자녀의 건강과 행복에 가장 큰 공헌을 하는 셈이다.

감각통합은 관례에 따르지 않는 직관적인 양육 방법으로, 감각통합 전략에 숙달된 치료사의 지도를 받아 이루어진다. 감각통합 이론을 이용하여 아이의 치료에 임하는 치료사는 최고의 치료를 수행하기 위해서 결코 '지침서' 에 써진 대로 틀에 박힌 방법을 쓰지 않는다. 치료사는 마음에서 우러나온 공감대를 형성하고, 그 순간에 아동이 필요로 하는 구체적인 요구를 아동 스스로 찾게 도와준다. 이렇듯 치료사의 따뜻한 보살핌과 가르침 아래 아동이 놀이를 선택했을 때, 이것이 바로 아동에게 가장 바람직하고 필수불가결한 치료법이다.

이 시점에서 아동이 혹시 불편하다면 그 근본 원인이 감각통합장애가 아닌지 알아볼 것을 권한다. 감각통합 전문 치료사의 구체적인 평가를 통해 필요한 정보를 얻을 수 있다. 전문 치료를 받아야 하는지 그리고 집에서 아동이 행하는 활동을 조정해야하는지에 대한 정보를 얻을 수 있다. Ayres는 '다른 그 누구보다도 부모야말로 학습 장애와 행동 장애가 있는 아동이 감각 통합을 발전시키는 데 진정한 도움을 줄 수 있다.' 라고 했다. 아동과 함께 놀이를 하는 것은 부모에게도 멋진 일이다. 우리 부부에게 그런 것처럼 평생 함께 할 아름다운 추억을 선사할 것이다.

문헌 연구

Ayres는 원본에서 개념을 지지하기 위한 문헌 연구를 제시하였는데, Chapter 3과 Chapter 4 그리고 Chapter 10이었다. 이 책이 1979년 처음 출판된 이후로 신경과학, 심리학, 교육학, 의학 치료분야에서 연구와 지식의 발달이 이루어졌다. Ayres의 이론과 개념에 기초한 연구 타입에 관심을 가진 독자들을 위해 여기에서는 당시의 문헌리뷰 원본을 제공하였다. 최근 지식에 관심을 갖는 사람이라면 이 영역에서 과학적인 문헌을 더 많이 검색해 볼 것을 권한다.

신경계의 진화

뇌는 연구하는 과학자들에겐 어려운 구조물이다. 뇌는 뼈로 싸여있고, 인간을 대상으로 실험이 쉽지 않다. 뇌에 관한 연구 대부분은 하등동물에게서 이루어진다. 인간의 뇌는 하등동물의 뇌와는 기능과 구조면에서 다르지만, 기본적으로 많은 유사점이 있다.

인간의 뇌는 5억년의 척추동물의 진화의 산물이다. 척추동물은 등뼈를 가진 동물이다. 물고기, 개, 원숭이, 인간과 같은 것들을 일컫는다. 모든 척추동물은 중추신경계(척수와 뇌)를 가지고 있다. 중추신경계는 감각을 받아들여서 반응을 만들어낸다. 해파리는 무척추동물의 예로 신경세포는 가지고 있지만 중추신경계가 없어서 감각을 통합하는 능력이 부족하다. 신경세포는 몸 전체에서 신경망을 형성하며 배열되어 있다. 무엇인가로 해파리를 건드리면 감각은 전체 신경망으로 균등하게 퍼지고, 해파리가 수축하게 한다. 첫 번째 척추동물은 원시 어류로 매우 간단한 중추신경 구조를 가지고 있어서 몇 가지 감각만을 통합하는 능력이 있었다. 이들 원시 어류는 현대의 어류와 양서류, 파충류, 조류, 포유류의 조상이었다.

뇌의 처음 구조와 기능은 진화하면서 그다지 많이 변화하지 않았다. 진화를 통해 새로운 구조와 기능이 처음의 기본적인 요소에 추가되었다. 뇌에서 오래된 부분은 수백만 년전 우리의 조상들에게서 기능했던 것과 같은 방식으로 오늘날에도 계속기능하고 있다. 진화를 통해 각각의 개별적인 뇌는 시간을 초월한 특정원칙을 따라 작동해왔다. 이러한 원칙에 대한 연구가 오늘날 우리 뇌의 기능을 이해하는데 도움을 준다. 신경계의 진화를 연구하는 것은 신경계가 아이들에게서 어떻게 발달하는지에 대한 정보를 우리에게 말해준다.

적응반응

동물이 진화하면서, 자연에 성공적으로 적응한 동물은 살아남았고 자신의 후손에게 유전자를 넘겨주었다. 환경적인 요구에 적절한 적응반응(adaptive response)을 만들어낼 수 없었던 동물들은 번식할 때까지 생존하지 못하였다. 동물의 세계에서 적응은 신체와 환경을 지각하고, 그러한 감각을 정확하게 해석하는 능력이고, 적합한 운동반응을 만들어 내는 능력으로 먹이를 구하고, 다른 동물의 먹이가 되지 않도록 피하며 냉혹한 자연 조건에 대처해 나가는 것이다. 진화는 동물들이 음식은 부족하고, 적은 많고, 냉혹한 자연 환경에 있었던 많은 기간을 포함한다. 적응하고 생존하는 동물들은 좋은 감각운동기능 때문에 적응하고 생존할 수 있었다.

백만 년 전으로 거슬러 올라간 시기의 동물의 뇌는 대부분 뇌간(brain stem)과 매우 초보적인 소뇌, 그리고 대뇌반구로 구성되어 있었다. 당시의 동물들은 오늘날의 어류나 도마뱀과 유사했으며, 더 많은 감각기능과 운동기능을 갖고 있지는 않았다. 이들 초기의 동물들이 환경적 요구에서 생존하기 위해서 감각과 운동기능이 하나로 균형있게 통합되어야만 했다. 인간의 뇌간은 초기 동물들이 했던 것과 같은 감각과 운동기능을 아직도 담당하고 있다.

기능수준

최초의 척추동물의 신경계는 척수보다는 더 복잡하지 않았다. 점차 새로운 구조가 척수의 앞쪽 부분으로 발달하였다. 더 오래된 구조들이 낮은 곳에 자리잡고, 더 새로운 구조들이 더 높은 곳에 자리잡았고, 더 복잡한 방식으로 기능하였다. 단순한 척수는 신체 움직임으로 인한 접촉에 반응할 수 있었다. 그러나 산만하며 잘 분화된 방식은 아니었다. 뇌간은 접촉에 반응하고 해석하는 것을 잘 수행할 수 있었지만, 대뇌반구의 피질은 가장 정확한 해석과 반응을 만들어 낼 수 있었다. 뇌간은 효과적으로 작동하고 감각정보를 전달하고 있다.

새롭게 진화한 구조의 기능은 기존의 구조물과 기능에 다소 의존적으로 남아있었다. 지점은 오픈하면서 본점의 경영원칙을 따르며, 새로운 지점은 본점의 의존적이다. 대뇌는 대뇌반구의 낮은 수준의 구조에서 진화되었다. 피질의 처리과정은 대뇌반구의 아래쪽 구조의 처리과정에 의존적이다. 또한, 뇌간의 처리과정에도 의존적이다. 피질은 뇌간이 더 근본적인 촉각, 시각, 청각 처리과정을 발달시키지 않으면, 정확한 촉각, 시각, 청각지각을 발달시킬 수 없다.

감각계

감각계가 진화된 방식은 오늘날의 인류가 발달하고 기능하는 방식에 영향을 미친다. 뇌의 진화는 감각계의 연합과정을 개선해온 50억 년의 과정이다. 인간에게서 모든 감각계는 서로 의사소통하고 우리가 인식하는 것 보다 훨씬 더 내부에서 함께 기능한다. 학교는 때때로 아동의 시각계와 청각계를 다른 감각계와 독립적으로 발달시키려고 시도하는 실수를 한다. 교사와 부모는 아이가 원하고 아이에게 필요한 촉각, 전정각, 고유수용각 경험을 허락함으로써 다른 감각계와 독립적으로 발달시키려던 실수를 부분적으로 교정할 수 있다.

촉각의 진화

아메바같은 단세포 동물들도 접촉에는 반응할 것이다. 매우 원시적인 동물들은 세 층으로 된 체세포를 가지고 있다; 가장 바깥층은 이후에 척추신경계와 피부로 발달한다. 임신 후 몇 주가 지나면, 인간의 태아는 세 개의 세포층을 구성하며, 가장 바깥층은 신경계와 피부로 발달한다. 신경계와 피부가 동일한 기원을 갖기에 촉각 자극은 신경기관에서 주요한 역할을 갖는다. 촉각은 신경계 전체를 통해 흐르며 모든 신경과정에 어느 정도는 영향을 미친다. 이러한 사실은 왜 촉각시스템이 대부분의 뇌질환에 관련되는가를 설명해준다.

수백만 년 동안 촉각은 위험을 인식하는 주된 수단이었다. 동물이 스스로 접촉을 통해 유발하는 자극이나 엄마가 아동을 접촉하는 자극을 제외한 촉각자극은 동물이 싸우거나 도망칠 때 스스로를 보호할 준비를 하게 한다. 또, 촉각은 발 아래의 표면이 서있기에 안전한가를 동물에게 이야기 해준다. 입으로부터의 촉감각은 동물이 입안에서 씹고 음식물을 움직이는 방법을 알려준다. 이러한 많은 감각들은 뇌간에서 처리되어왔다.

고등동물이 출현함에 따라 발로 물건을 느끼고 조작하고, 땅을 파고, 나무를 기어오르기 위해서 피부로부터 더 많은 정교한 정보가 필요하게 되었다. 이러한 능력에 대한 요구는 더 정교한 촉각정보와 이들 정보를 처리할 정교한 대뇌반구의 영역으로 전달할 수 있는 신경

전달로의 발달을 야기하였다. 촉각계가 더 발달하면서 촉각지각 기술의 증가로 유인원과 초기 인류가 원시적인 도구를 효율적으로 사용할 수 있었다.

촉각과 정서

진화의 과정에서 촉각계는 정서적인 기능과 사회적 기능과 연합되어졌다. Wisconsin 대학의 Harlow와 그의 동료들은 어린 원숭이 실험에서 촉각계와 정서적 사회적 기능의 관계를 더욱 명확하게 설명하였다. 새로 태어난 아기 원숭이를 엄마 원숭이와 분리해서 철사로 만든 엄마와 직물로 옷을 만들어 입힌 엄마에게 아기 원숭이를 양육하게 하였다. Harlow는 원숭이가 마치 진짜 엄마인 것처럼 끌어안고, 매달리고, 직물위로 기어오르는 것을 발견하였다. 인공 엄마에게 정서적인 애착을 형성하고 있다는 것을 발견하였다. 직물을 접촉하는 것은 원숭이들에게 환경을 탐색하는데 자기-확신을 주었고 무서울 때 진정하게 하였다. 그러나 철사로만 만들어진 엄마에게 양육된 원숭이는 정서적인 애착이나 안정감이 발달하지 않았다. 철사로 만들어진 엄마는 우유병을 가지고 있었는데도 말이다. 철사로 만들어진 엄마는 접촉하기에 편안하지 않았고 아기원숭이의 정서적인 욕구를 충족시킬 수 없었다. Harlow는 편안한 촉감이 아기원숭이가 엄마와 정서적 애착을 형성하는데 중요한 요인이라고 결론내렸다.

Harlow의 결론은 모든 포유동물에게 적용될 수 있을 것이다. 특히 출생 후 오랫동안 스스로를 돌볼 수 없는 고등 포유동물일수록 적용될 수 있을 것이다. 자연은 매우 오랜기간 엄아에게 의존하는 인간의 아동들을 만들었다. 그리고 이런 의존기간 동안 아동은 독립성에 필요한 정서적 안정감을 발달시키는데 많은 촉각 자극을 필요로 한다. 엄마들은 아동의 울음을 멈추기 위해 안아주고 달래주는 것으로 알려져 왔다. 뇌와 감각통합에 대한 이해가 부족했던 사람들은 엄마들에게 아동을 달래주는 것이 아동을 망치게 하고 이후에 엄마의 인생에 들러붙게 만들기 때문에 아동을 울게 내버려 두라고 말한다. 그러나, 아동을 안아 접촉하는 것은 아동의 뇌에서 정서적 처리과정을 발달시키고 조직화하도록 돕기 때문에 독립적인 성인으로 기능할 수 있도록 하게 한다.

전정계와 청각계의 진화

동물과 식물을 포함한 모든 생명체는 지구의 중력에 관련되어 있다. 중력은 우리 삶에 가장 일정하며 보편적인 힘이다. 진화를 통해 지구의 당기는 중력의 힘을 극복해보려는 엄청난 노력이 있어왔고, 직립자세야말로 그런 노력의 결정체이다. 우리는 이런 노력을 조개에서도 볼 수 있다. 조개는 머릿속 공간에 모래 알갱이를 넣어두어 중력의 당김을 느끼고 어느 쪽이 위인지를 알 수 있다.

빠르고 효과적인 수영에 대한 욕구가 처음 어류에서 전정계의 진화를 야기하였다. 초기의 전정계는 매우 효과적이어서 양서류, 파충류, 조류, 포유류에서도 똑같이 중요하게 유지되고 있다. 운동 신경원으로의 연결 중 일부는 각각의 종(species)이 자신들의 독특한 방식으로 움직일 수 있도록 변화되어 왔지만, 감각기능으로서 어류의 전정계는 매우 이상적이었기에 땅 위에서, 나무 위에서, 공기에서도 그대로 유지되고 있다. 전정계와 같은 일관된 배경을 가진 감각계가 없는 초기의 어류는 그들의 머리 옆에 털같은 수용기 세포를 가지고 있었다. 이 세포들은 물에서 위험을 야기할 수 있는 잔물결에 대한 정보를 어류에게 알려주었다. 이후에 이들 수용기 세포를 어떤 막이 감싸게 되었고, 반원형의 관을 형성하였고, 중력 수용기와 청각수용기를 형성하게 되었다. 물고기의 움직임은 내부에 위치한 주머니와 관(sac and canal)에 있는 액체가 털같은 수용기 세포를 자극하게 하였고, 어류가 자신의 움직임을 느끼게 해 주었다.

초기 어류의 후손들이 육지의생활에 적응하게 되었을 때, 청각수용기는 원시적인 중력세포로부터 진화되었다. 전정감각과 청각은 본래 진동감각이다. Harvey Sarnat과 Martin Netsky는 이러한 진동감각의 진화를 추적하였다. 그들은 처음 육지에 오른 동물이 그들의 머리를 땅에 닿도록 해서 머리뼈가 땅의 진동을 느낄 수 있었다고 지적하였다. 땅의 진동을 들을 수 있는 능력은 아직도 인체에 남아있다(여러분은 아마도 영화에서 카우보이나 인디언이 땅에 귀를 대고 말이 다가오는 소리를 듣는 것을 본 적이 있을 것이다). 양서류가 진화되었을 때, 머리가 땅에서 들어 올려졌고 전정감각수용기까지 땅의 진동을 전달할 수 있는 앞발의 뼈에서 진화된 기관이 형성되었다. 가까운 동물의 움직임을 느끼는 능력은 생존에 매우 중요해서 내이로 정보를 전달하는 새로운 방식을 발견하고자 하였다. 포유류와 조류에서 앞발은 땅으로부터의 정보를 그다지 잘 전달할 수 없었고, 진동감각의 수용기는 공기 중에서 진동을 느낄 수 있도록 적응하였다.

일단 신경계 안에서 연결이 만들어지면 좀처럼 연결이 사라지지는 않고, 대신 다른 방식으로 사용되도록 적응된다. 위에서 설명한 오래된 연결들은 인간을 포함한 척추동물에서 아직도 사용되고 있고 최근에는 뇌에서 더 높은 수준의 신경연결로 진화되어 더 세련된 감각처리가 가능하다. 청각계는 아직도 전정계와 밀접한 관계에 있으며 두 기관은 진동에 반응한다. 감각통합 치료사들은 청각과 언어 처리를 증진시키기 위해 움직임과 진동으로 전정계를 자극한다. 이러한 청각과 언어처리의 개선은 매우 오래된 전정감각과 청각사이의 신경연결을 통해서 일어난다.

시각의 진화

처음 척추동물에서 전정계와 시각계는 매우 밀접한 연관이 있었다. 어류와 양서류에서 시각계는 움직임에만 반응하도록 되어 있었다. 모든 낚시꾼들은 그들의 미끼가 움직여야 한다는 것을 안다. 그렇지 않으면 물고기가 미끼를 눈치챌 수 없을 것이다. 곤충들은 대개 계속 움직이기에 개구리는 움직이지 않는 물체를 볼 수 있는 능력을 진화시키지 못했다. 황소는 빨간색 투우사의 망토에 흥분하는 것이 아니다. 황소들은 투우사의 움직임에만 흥미를 느낀다. 고양이와 개도 사물이 움직일 때 더 잘 보는 것 같다. 사물에 움직임에 대해 지각하는 것은 뇌에서 가장 오래된 기능 중에 하나이며 뇌간에서 감각처리를 한다.

작은 움직이지 않는 물체를 볼 수 있는 능력은 한참 뒤에야 대뇌에서 진화되었고, 대뇌의 감각처리에 의존한다. 다른 모든 감각운동기능처럼, 대뇌의 컨트롤은 뇌간의 컨트롤이 없다면 잘 발달하지 않았을 것이다. 아동이 읽는 것을 배울 때 글씨를 따라 손가락을 움직일 것이다. 아동이 그렇게 하는 것은 움직이지 않는 글자에 집중하기 보다는 움직이는 손가락을 따라가는 것이 더 쉽기 때문이다. 아동의 내적 동기가 어떻게 자신의 뇌를 기능하기 쉽도록 자극하는 방식으로 작동하는가를 보여주는 좋은 예이다. 시각은 인간이 공간과 관계하는 중요한 수단이 되어왔지만, 전정계, 고유수용계, 촉각계가 시각 발달과 기능에 공헌해야만 한다.

적응반응의 진화

척추동물의 적응반응은 중력과 신체에 대한 감각을 조직화한다. 가장 기본적이고 지속적인 적응 반응은 엎드린(prone) 상태로 있는 것이다. 엎드린 자세는 운동을 시작하는 자세이고, 동물들이 네 발로 서는 자세이다. 엎드린 자세는 위험으로부터 신체의 부드러운 부분을 보호한다. 동물이 등이 닿게 돌려놓으면, 목정위반사(neck-righting reflex)는 엎드린(prone) 자세로 되돌리려고 작동할 것이다. 전정감각 수용기(vestibular receptor)는 세 가지 각기 다른 면에 위치하고 있어서 머리의 위치는 어떤 수용기가 자극 받을 것인지를 결정한다. 모든 척추동물은 얼굴을 땅을 향하게 해서 수영하고, 눕고, 걷고, 난다. 이것은 아마도 엎드린 자세가 감각운동 발달에 필요한 전정감각을 입력하기 때문일 것이다. 이처럼 배를 깔고 눕는 것은 정상적인 감각통합 발달에 필수적이다.

양서류가 물 밖으로 나온 이후, 땅을 기어다닐 필요가 있었다. 반사가 중력에 반응해 먼저 머리를 들어올리고 이어서 상체를 들어올렸다. 이후 전정계는 좌우 사지를 통합하게 하였다. 가장 성공적으로 기어 다닐 수 있게 된 양서류들이 파충류로 진화하였다. 땅 위를 재빨리 기어다니는 도마뱀을 보아라. 사지와 몸통의 완벽한 조직화를 알 수 있다. Sarnat과 Netsky는 이러한 움직임은 거의 대부분 도마뱀의 전정계와 전정척수로(vestibulospinal tract)를 통해 수행되어진다고 하였다.

포유류는 긴다리가 발달되어 더 복잡한 움직임을 만들어냈기에 근육과 관절에서 더 복잡한 고유수용 감각을 뇌로 전달한다. 고유수용계는 촉각계와 전정계의 발달 이후에 발달하였고, 그 외 다른 감각계와 과도한 연결을 취하지는 않는다. 고유수용계는 기능적인 면에서 더욱 독특하다.

최초의 포유류는 나무에 살았는데 음식을 발견하고 다른 동물을 피하는데 매우 중요한 시야와 소리에 용이하였다. 시각계와 청각계는 눈부신 발달을 시작하였다. 전정계와 고유수용계는 나무를 기어오르거나 내려가고, 좁은 가지에서 균형을 잡으며 계속 발달하였다. 나무에서의 생활은 많은 중요한 적응반응을 가져왔고, 상당한 감각통합을 가져왔다. 아동들은 유사한 이유로 기어오르기를 좋아한다.

오늘날의 도마뱀과 같은 원시 파충류는 두발을 모을 수 없었다. 현대의 다람쥐 같은 최초의 포유류는 손을 모을 수가 있었지만, 정중선을 가로질러 손을 사용할 수는 없었다. 원숭이가 진화하면서 신체의 정중선을 가로지르는 것을 배웠다. 그들의 향상된 뻗기 능력은 환경의 요구를 더 잘 충족시킬 수 있게 하였다. 당기고, 밀고, 물건을 집고, 운반하고, 때려서 맞추거나 나뭇가지에 매달리는 것 등은 생존에 매우 유용하였다. 이러한 능력을 가능하게 한 유전자는 한 세대에서 다음 세대로 대물림되었다.

손이 발달하면서 더 정교한 감각자극이 뇌로 전달되었고, 원숭이는 원시적 도구 사용을 학습하였다. 시각도 생존에 더욱 중요해 졌는데 왜냐하면 신경계는 땅을 파기 위해 막대를 사용하는 딱 맞는 반사를 가지고 있지 않기 때문이다. 원숭이는 아직도 손에 도구의 무게를 느껴야만 하며, 도구를 사용할 때 균형을 유지해야만 한다. 그래서 막대로부터의 시각정보는 신체로부터의 전정 신호와 고유수용 신호와 통합된다.

물건을 조작하는 손에서의 감각은 대뇌피질이 커다란 영역을 사용해 감각을 처리하고 더 복잡한 손기술을 지시하도록 한다. 여러 해 동안의 도구사용 후, 손으로부터의 감각은 초기의 인류가 엄지를 발달시켜 다른 손가락과 마주볼 수 있게 하였다. 엄지와 다른 손가락 간의 효율적인 행동(action)은 기술적인 가능성을 만들었고, 증가된 감각 입력과 더욱 복잡한 적응반응을 만들어 내는 능력은 감각피질과 운동피질의 더 큰 진화를 야기하였다.

References

Harlow, H.F.(1958). The nature of love. American Psychologist, 13,673-685

Harlow, H. F. (1959). Love in infant monkeys. Scientific American, 200,68-74

Sarnat, H.B., &Netsky, M.G.(1974). Evolution of the nervous system. New York: Oxford University Press.

감각통합장애의 원인은 무엇인가?

뇌는 출생 시 손상되기 쉬우며, 때로는 충분한 산소를 받지 못하기도 한다. Windle는 원숭이에게 출생 시 일어나는 산소부족과 유사한 정도의 산소부족을 유발하는 실험을 실시하였다. 실험에 사용된 원숭이는 비록 나중에는 정상처럼 보여졌지만 감각처리가 부족한 징후를 나타내었다. 이 원숭이 중 몇 마리의 뇌를 해부해 본 결과, 청각과 촉각 자극을 처리하는 뇌 부분에 손상이 발견되었다. Windle과 여러 연구자들은 자연분만이 미세뇌장애(minimal brain dysfunction)의 빈도를 감소시킬 것이라는 일부 사람들의 생각을 이끌었다.

앞부분에서 모성적 감각 자극을 박탈하는 Harlow의 아기 원숭이 실험에 대해 언급하였다. 그 원숭이들은 정서적 성장에 필요한 포근한 촉각을 주지 않는 철사로 만든 모형 '엄마' 에게서 길러졌다. 이 원숭이들은 심한 장애를 가지고 성장했으며 시설에 수용된 아동들에게서 공통적으로 나타나는 자극-찾기 행동(stimulus-seeking behaviors)을 많이 보였다.

Seymour Levine는 유아기에 만져지지 않고 쓰다듬을 받지 못한 쥐들은 스트레스를 받는 동안 조직화된 뇌의 활동을 유지하기 위한 호르몬 반응의 발달이 이루어지지 않는다는 사실을 발견하였다. 이러한 쥐들은 새로운 환경에 노출되는 것을 두려워하고 익숙하지 않은 상황에 대해 과잉행동을 보였다. Harlow의 원숭이들과 마찬가지로 이 문제는 뇌가 발달하기 위해 필요한 촉각을 그 시기동안 받지 못했기 때문으로 짐작된다. 그렇지만 실험에 참가한 쥐들은 들어 올려지거나 움직일 수 없는 상황이었으므로 아마도 전정자극의 박탈이 이 같은 손상을 가져왔을 것이다. W.A.Mason와 G.Berkson는 Harlow의 실험과 유사한 실험방법을 적용하면서 천으로 만든 '엄마' 모형이 흔들거리는 것과 고정된 것으로 길러진 원숭이를 비교하였다. 고정된 '엄마' 와 함께 자란 아기 원숭이들은 비정상적인 행동 패턴을 보인 반면, 흔들거리며 빙빙 돌아가는 '엄마' 에게서 자란 원숭이는 비정상적인 행동을 보이지 않았다.

맥길대학의 W.R.Thompson와 Ronald Melzack는 밖이 보이지 않는 우리를 만들어 한 우리에 한 마리씩의 스코티시테리어 종 개를 사육하였다. 7개월 내지 10개월 뒤 이 개들은 정상적인 환경에서 자란 같은 종의 개들과 비교했다. 두 그룹의 개들에게 낯선 물건을 보여준 결과, 정상적인 개들은 단순히 피하는 정도였으나 감각이 박탈된 개들은 흥분하여 이리저리 날뛰며 그 물건을 쾅쾅 부딪쳤다. 다른 상황에서도 이 개들은 사납고 목적없이 행동하였으며, 변화에 적응하거나 목적있는 행동을 이행하지 못했다. 어디에 음식이 있는지를 기억하지 못하고, 미로를 통과하는 길을 찾지 못하고, 집단생활에 적응하지 못했다. 비록 이 개들이 정상적인 뇌를 가지고 태어났다 해도, 감각자극과 적응반응의 박탈은 이들의 발달을 위한 기회를 주지 못했기 때문이다.

References

Levine, S.(1960). Stimulation in infancy. Scientific American, 202, 80-86.

Mason, W.A., & Berkson, G.(1975). Effects of maternal mobility on the development of rocking and other behaviors in rhesus monkeys: A study with artificial mothers. Developmental Psychobiology, 8, 197-211.

Thompson, W.R., & Melzack.R.(1956). Early environment. Scientific American, 194, 38-42.

Windle,W.F.(1969). Brain damage by asphyxia at birth. Scientific American, 221, 76-84.

자극이 풍부한 환경과 정상 뇌

과거 15년 동안, 신경과학자들은 환경과의 상호작용이 뇌의 구조와 화학 작용, 그리고 기능에 상당한 증진을 가져온다는 것을 밝혀내었다. 이러한 연구의 대부분이 실험용 쥐를 가지고 행해졌다. 쥐의 뇌는 사람의 뇌보다 훨씬 단순하나 Chapter 3에서 언급했듯이 시냅스 형성의 기본적 과정은 우리와 비슷하다. 또한 인간의 뇌처럼, 쥐의 뇌는 자신을 발달시키기 위한 내적동기(inner drive)를 지니고 있다. 신경과학자들이 쥐의 뇌에 발달을 위한 많은 기회를 주었을 때 뇌는 좀 더 효과적으로 발달하였다.

이러한 연구 분야의 선구자는 버클리에 위치한 캘리포니아 대학의 Mark Rosenzweig와 그 동료들이다. 그렇지만 이탈리아의 해부학자인 Michele Gaetano Malacarne 역시 18세기에 유사한 실험을 한 바 있다. 그는 장기간 훈련을 받은 개와 새들은 훈련을 받지 않은 개나 새보다 소뇌의 주름이 더 발달되었다는 것을 발견하였다. 이러한 발견은 훈련으로 인한 감각자극이 뇌의 자연스러운 발달을 향상시켰다는 것을 증명하는 것이다. 그렇지만 1950년대까지는 감각경험 이후 뇌의 세포조직의 변화를 측정하는 기술이 없었다.

Rosenzweing와 그의 연구팀은 한 집단의 쥐들에게 '자극이 풍부한 환경'을 제공하고 다른 집단의 쥐들은 '자극이 부족한 환경'에서 지내도록 하였다. 자극이 풍부한 환경은 사다리 오르내리기, 트레드밀에서 뛰기, 털이 솟아있는 길을 따라 걷기, 그리고 미로 찾기와 같은 다양한 우리가 마련되어 있었다. 자극이 부족한 환경은 전정, 촉각, 고유수용 자극을 위한 어떠한 기회도 없는 텅 빈 우리였다. 얼마간의 시간이 지난 후 쥐는 죽었고 그 쥐들의 뇌를 절단하여 분석해보았다.

다른 여러 과학자들처럼 Rosenzeing와 동료들은 이 실험을 통해 여러 가지 변화를 발견하였다. 대부분의 사례에서 자극이 풍부한 환경에서 자란 쥐들의 대뇌피질이 더 빽빽하고, 뇌의 건강을 유지하기 위한 화학작용이 더 많이 일어났으며, 시냅스를 따라 임펄스를 전달하는 화학물질도 더 많았고 신경 간의 상호연결도 더 많이 생성되어 있었다. 이것은 풍부한 자극을 받은 쥐들이 감각정보를 이용하고 감각을 처리하는 능력이 더 뛰어나다는 것을 의미한다. 이 두 가지 형태의 환경에 노출된 쥐들을 대상으로 운동 과제를 평가해보았다. 운동과제검사에서도 역시 자극이 풍부한 환경에 노출된 쥐들이 더 성공적으로 과제를 학습하고 수행하였다.

그렇다고 이러한 유익을 얻기 위해 쥐들이 자극이 풍부한 환경에서 하루 종일 시간을 보낸 것은 아니다. Rosenzweig와 동료들은 한 달 동안 하루의 두 시간 정도가 쥐의 뇌에 유의한 변화를 가져오기에 충분한 시간이었다고 밝혔다. 이러한 증진은 모든 연령의 쥐에게서 일어났으나 특히 아주 어린 쥐에게서 더 많은 변화가 나타났다. 개와 원숭이를 대상으로 한 유사한 연구에서도 동일한 긍정적 결과를 얻을 수 있었다.

이를 통해 과학자들은 환경과의 상호작용이 뇌의 활동을 증진시킨다는 것을 받아들이기 시작했다. 단순히 자극이 풍부한 환경을 바라보는 것만으로는 이러한 변화를 얻지 못한다; 쥐들은 그들의 감각과 움직임을 통해 그 환경을 찾아다녔다. 실험환경 자체가 쥐의 뇌 증진을 만들지는 못한다; 그것이 바로 치료하는 방법이다. 아동은 자신의 뇌를 조직화해야만 한다.

그러나 정상적인 인간의 뇌에 대한 환경적 상호작용의 효과에 관한 연구는 그리 많지 않으며 쥐의 실험을 인간에게 동일하게 되풀이하고자 하는 사람도 없다. 인간의 유아가 동물의 새끼와 같이 반응한다는 것을 보여주는 연구만 이루어졌다. 오하이오 주립대학의 David Clark 와 그의 동료들은 전정자극이 정상아동과 신경학적 문제를 지닌 아동 모두에게 운동기술을 발달시키는데 효과적이다는 것을 발견하였다. 스텐포드대학의 Claudette Gregg는 천천히 부드럽게 흔들어주는 것 또는 노리개 젖꼭지를 빠는 것이 움직이는 물체를 따라보기 위한 눈의 발달을 촉진시킨다고 하였다.

J. McVicker Hunt는 아동의 발달이 환경에 영향을

받는다는 많은 연구들을 재검토하였다. 그는 "지적 능력은 물건을 발견하고 조작하고 궁금한 것들을 묻는 여과되지 않은 다양한 기회를 통해 증진된다" 라고 결론을 내렸다. 유능한 부모는 시각적으로 세밀한 물건, 운동적 흥미를 유발하고 기어오를 수 있는 물건, 그리고 가지각색의 다양한 물건들을 보고 만질 수 있는 물리적 환경을 만들어줌으로써 발달을 자극한다. McVicter Hunt는 이와 같은 환경이 아동의 지능지수를 상당히 향상시킬 수도 있다고 생각하였다.

중재 수단으로써 사용되는 자극이 풍부한 환경

전정자극과 조산아

자궁은 움직임이 잦은 환경이다. 엄마의 움직임을 통해 만삭아들은 9개월 동안 흔들거림을 경험하게 된다. 그러나 조산으로 태어난 경우 발달에 어려움을 가지게 되며, 자궁의 밖에서 살아남기에는 역부족이다. 일부 연구자들은 전정자극과 촉각 자극이 이러한 조산아가 정상적인 아기로 자라는데 도움이 된다는 것을 밝혀냈다.

메린랜드 간호대학의 Mary Neal는 인큐베이터에 해먹을 설치하여 하루 세 번 30분씩 조산아들을 태워주었다. Neal는 해먹을 탄 아동들의 근긴장도와 머리 움직임, 손뻗기와 잡아당기기, 그리고 청각과 시각적 반응이 해먹을 태우지 않은 아동에 비해 더 빨리 발달한다는 것을 알아내었다. 또한 이들의 체중 증가도 더 빨랐다.

또 다른 연구에서는 조산아에게 전정자극을 주기 위해 물침대를 이용하였으며, 물침대를 사용한 아동이 운동 협응이 증가하고 체중이 더 빨리 증가하였으며, 빨기를 더 잘하고 호흡도 규칙적인 것으로 나타났다. 그렇다면 왜, 어떻게 해먹에 타는 것과 물침대가 이 같은 광범위한 증진을 가져올 수 있었을까? 외관상 전정자극은 체중이나 호흡에 영향을 주지 않는 것으로 보이지만 뇌의 깊은 곳에서는 전정자극이 '가장 중요하며' 신경계를 통합하는 기능을 지니고 있다. 조산아의 경우 체중 증가는 신경계가 잘 활동하고 있는 징후이다.

Ruth Rice는 병원에서 퇴원하여 집으로 돌아가는 엄마에게 한 달 동안 하루에 네 번, 한 번에 15분씩 조산아들을 쓰다듬어 주고, 마사지하고, 꼭 껴안아주도록 하였다. 그리고 이러한 것을 시행하지 않은 조산아 집단과 비교하였다. 조사 결과, 특별한 감각자극을 받은 아기들은 체중 증가와 신경학적 그리고 정신적 발달이 그렇지 않은 아기에 비해 더욱 빨랐다. 다른 연구에서도 감각자극을 주는 것이 조산아들의 성장을 촉진시키고 정상적인 만삭아로 한걸음 더 다가게 한다고 설명하였다.

Jerry White와 Richard Labarba 역시 조산아에게 촉각과 전장자극을 주는 것이 체중증가에 효과적이다는 것을 연구하였다. Marlene Kramer는 촉각 자극이 조산아의 사회화를 증진시킨다는 근거를 마련했다.

자극이 풍부한 환경과 뇌손상의 회복

동물실험에서 알 수 있듯이 자극이 풍부한 환경은 신경학적 손상을 입은 뇌의 회복을 도와주며 건강한 기능으로의 발달을 촉진한다. 회복되기 위해서는 손상된 신경을 사용하여야만 한다; 마치 정상 발달에서처럼, 손상으로부터의 회복은 사용여부에 달려있다. 시각계가 손상되었다면 시각자극은 시각을 회복시키기 위해 필요하다; 만일 소리를 처리하는 뇌의 부분이 손상되었다면, 뇌는 새로운 청각 기능을 조직화하기 위해 듣는 경험을 필요로 한다. 동시에 전정과 촉각 경험은 신경계 전반에 유익한 효과를 가져다준다.

스탠포드대학의 Roger Walsh와 퀸즐랜드대학의 Robert Cummins는 치료적 환경에 대한 다양한 연구들을 재검토하였다. 이들은 감각환경과 능동적으로 그리고 신체적으로 상호작용하는 것이 회복의 주요 인자임을 재확인하였다. 단지 감각자극이 수동적으로 주어지는 것은 뇌를 회복시키지 못한다. 환자는 반드시 '자극을 자신의 것으로 충족시켜야한다.' 뇌는 자극에 대해 적응하고 좀 더 많은 자극을 스스로에게 공급함으로써 회복을 일으킨다. 이것은 감각통합장애를 지닌 아동에 대한 치료에서도 동일하게 적용된다.

References

Clark, D.L., Kreutzberg, J.R., & Chee, F.K.W.(1997). Vestibular stimulation influence on motor development in infants. Science, 196(4295), 1288-1229.

Gregg, C.L., Haffner, m.E., & korner, A.F.(1976). The relative efficacy of vestibular-proprioceptive stimulation and the upright position in enhancing visual pursuits in neonates. Child Development, 47, 309-314.

Harlow, H.F.(1959). Love in infant monkeys. Scientific American, 200, 68-74.

Harlow, H.F.(1958). The nature of love. American Psychologist, 13, 673-685.

Hunt, J.M.(1976). Environmantal programming to foster competence and prevent mental retardation in infancy. In R. N. Walsh &W. T. Greenough (Eds.), Environment as therapy for brain dysfunction. New york: plenum Press.

Kramer, M.,Chamorro, I., Green,D., & Knudtson, F. (1975). Extra tactile stimulation of the premature infant. Nursing Research, 24, 324-334.

Neal, M.(1968). Vestibular stimulation and developmental behavior of the small premature infant. Nursing Research Report, 3, 1-5

Rice, R.D.(1977). Neurophysiological developmental in premature infants following stimulation. developmental Psychology, 13, 69-76.

Rosenzweig, m.R.(1976). Effects of environment on brain and behavior in animals. In E. Schopler & R.J.Reichler(Eds.), Psychopathology and child development. New YOrk: Plenum Press.

Walsh, R.N., & Cumminus, R.A.(1976). Neural responses to therapeutic envirnments. In R.N.Walsh & W. T. Greenough(Eds.), Enviornment as therapy for brain dysfunction. New York: Plenum Press.

White, J.L., & labarba, R.C.(1976). The effects od tactile and kiensthetic stimulation on neonatal development in the premature infant. Developmental Psychobiology, 9, 59-577.

치료적 도구

치료 도구의 두 가지에 대한 다음 설명은 원래 교과서 Chapter 10에 포함되었다. 그것은 Ayres가 어떻게 치료 기간 동안 특정 도구의 사용을 바라보았는가에 대한 더 많은 지식에 흥미를 가진 독자들을 위해 여기에 제시되었다. 감각통합 이론의 틀(framework)이 적용되는 치료에서 사용하는 도구에는 상업적으로 유용한 것과 마찬가지로 집에서 만든 것들도 많다. 치료사들은 각 개인 내에서 보여 진 관계와 다양한 도전을 적용하는데 사용될 수 있는 도구의 방법을 끊임없이 분석하도록 이 접근에서 훈련된다.

치료에서 도구 사용

우리는 감각통합 접근을 사용하는 치료에 있어 사용되는 두 개의 표준 도구를 분석할 것이다. 두 가지 모두 단순해 보이지만 실제로 그들은 특정 감각기관을 자극하고 그 자극에 대한 특정 반응을 격려하기 위해 고안되어졌다. 반응은 대개 생의 초기의 움직임 패턴을 반영한다. 이러한 패턴들은 나이가 많은 아동의 기대되는 더 복잡한 반응을 위한 강력한 기초를 형성한다.

스쿠터 보드

스쿠터 보드는 어떤 방향으로든 자유롭게 구르고 돌아갈 수 있는 네 개의 바퀴를 장착한 나무판으로 구성된다. 그림 4에서 스쿠터 보드를 사용하는 것을 보여준다. 보드는 아동의 머리, 상체와 다리를 끝에 놓는 동안 아동 신체의 중간부분을 지지하도록 충분히 커야 하며 그것은 눕는 곳이 편안하도록 카펫 또는 매트로 덮여있다.

아동은 대체로 스쿠터 보드 위에 엎드린 자세로 눕는다. 아동은 중력의 당김에 저항하여 신체를 세우고 유지하며 바닥을 가로질러 타거나 램프를 내려오며 탄다. 스쿠터 보드 위에서 빠르게 타는 것은 어느 정도의 도전이 되고 많은 즐거움이 된다.

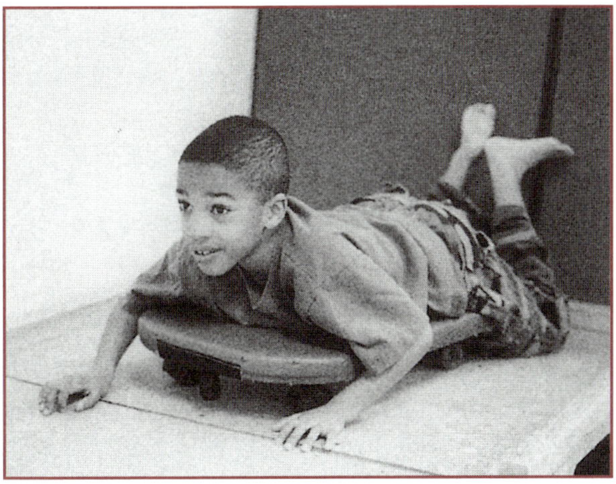

그림 4. 스쿠터 보드

배를 대고 눕는 것은 정상 아동들이 서기, 걷기, 다른 성인 감각운동 활동을 하도록 이끄는 자세적이고 운동적 반응을 발달시키는 자세이다. 엎드린 자세에서 신체를 들어

양 끝을 유지하는 것은 4-6개월 경이 감각통합의 발달에서 주요단계이다. 이러한 '비행기 자세'를 많은 노력 없이 유지하는 능력은 전정계가 효과적인지에 대한 검사의 하나이다. 그러한 힘은 아동이 더 성장하여 조작하는 것 또한 발달시키게 된다. 그리고 우리는 대체로 치료에서 아동이 엎드린 자세에서 많은 것을 하기를 원한다. 다행히도 많은 아동들은 엎드리는 것을 즐긴다.

엎드린 자세는 특정 중력 반응기를 자극한다. 아동이 경사로를 타고 내려감으로서, 가속도는 반규관(semicircular canal) 반응기와 마찬가지로 다른 중력 반응기들을 활성화한다. 아동이 경사로를 빠르게 내려가 바닥에 착륙함으로서, 전정계 입력은 그 신경계의 많은 부분의 경로로 올라간다. 강력한 입력은 과거에 발달되지 못한 반사를 활성화한다. 이러한 반사들은 머리와 다리를 중력의 당김에 대항하여 유지하게 한다. 목 근육의 수축과 눈의 움직임은 뇌간에 고유수용자극을 보내고 전정 입력과 상호작용한다. 이러한 감각 흐름의 통합은 눈 근육에 매우 도움이 되며 시각적 지각을 쉽게 만든다.

이러한 자극들은 뇌간에서 감각과 운동 과정을 조직화하기 위해 특히 중요하다. 뇌간은 공간과 신체의 관계에 대한 중요한 정보에 공헌한다. 이것은 대상의 위치 또는 그 자신에 대한 소리를 포함하고, 그래서 그것의 작용은 감각 정보와 협응할 수 있다. 신체 과정과 중력감각과 연결되어 있는 뇌간에서 청각적이고 시각적인 과정들이 잘 발달하지 않으면, 그들은 대뇌반구에서도 잘 발달할 수 없다. 스쿠터 보드 위에서 전체-신체 움직임들과 그러한 움직임에 따른 감각 입력 그리고 조직화는 언어와 읽기와 같은 대뇌 과정을 위한 기초를 형성한다. 전체-신체 움직임들은 또한 글쓰기와 도구사용과 같은 손과 손가락 움직임에 대한 기초를 제공한다.

적합한 감각통합이 된 아동은 감각들이 그의 신체를 신전하도록 돕기 때문에 많은 노력 없이 적절하게 스쿠터 보드를 탄다. 전정계가 저반응인 아동은 머리를 늘어뜨리고 다리를 바닥에 끌리게 한다. 아동은 학교 생활을 배우기 위해 많은 노력을 하고 쉽게 지치는 것처럼, 스쿠터 보드를 타기 위해 많은 노력을 해야하고 빨리 지친다. 전정계가 과반응인 아동은 경사로를 타고 내려가는 것을 두려워 할 것이다. 실행장애를 가진 아동은 스쿠터 보드 위에 자신의 신체를 위치시키는 것에 어려움을 겪고 쉽게 떨어질 것이다.

스쿠터 보드는 앉거나 서 있는 동안 획득할 수 없는 감각 입력과 운동 반응을 유도한다. 아동이 단계적으로 이러한 감각과 반응을 숙달함으로서, 아동의 뇌는 감각 활동을 어떻게 조절하는지와 보다 더 정확한 신체 지각을 어떻게 형성할지를 배운다. 다행히 스쿠터 보드를 타는 것은 매우 즐거우나, 한번 타는 것이 신경계 장애에서 매우 많은 차이를 만들어 낼 수 없다. 많이 시도해야 할 것이고 많이 타는 것은 전정계와 전정 자극이 요구되는 모든 장소 간에 신경적 연결을 강화하고, 이러한 연결을 통해 작용하는 촉진과 억제 힘이 조직화되도록 한다. 치료사는 경사로 앞에 박스를 쌓아올려 아동이 스쿠터 보드를 타고 내려와 넘어뜨리도록 하여 더 많이 탈 수 있게 유도해야 한다. 박스를 넘어뜨리는 것은 아동이 강하다는 것을 느끼게 하고 환경에 대한 강력한 충격을 주는 경험을 제공한다. 이것은 모든 아동이 원하고 요구하는 경험이다.

아동이 경사로를 내려가는 도전에 숙달되고 그것의 새로움이 사라질 때, 우리는 보다 복잡한 감각통합과 운동계획을 포함하는 적응 반응이 요구되는 다른 도전을 제공한다. 예를 들어, 치료사는 스쿠터 보드를 타고 내려오는 아동에 대해 터널을 세우거나 천정에 공을 달아서 지나면서 치게 하는 것 등이다. 시각만으로는 이러한 과제를 수행하는데 있어 아동을 안내하기에 충분하지 않다; 스쿠터 보드를 타는 것으로부터 전정 입력은 그 자신의 신체와 관계에서 터널이나 공을 인식하도록 돕는다.

정상아동에게 뇌는 전정감각, 고유수용감각, 그리고 촉각 감각이 함께 적용되어서 아동은 과제를 어떻게 하는지를 느낄 수 있다. 만일 이러한 통합이 일어나지 않거나 너무 천천히 일어난다면, 아동은 자신이 어디로 가는지 또는 스쿠터 보드를 어떻게 조정해야 할 지를 감지할 수 없어서, 공을 놓치거나 터널의 옆면에 부딪친다. 이러한 감각들과 운동 명령의 결과는 아동의 뇌에 저장된 기억으로 남게 되고 아동은 점진적으로 그의 신체 지각을 정확하게 발달시킨다. 스쿠터 보드 위에서 발달되는 내적 감각 '지도' 는 아동이 집이나 학교에서 운동계획을 하도록 돕는다. 아동의 개선된 감각통합은 아동의 생각과 감정을 조직화하는 신경계의 부분을 촉진한다. 또한 이러한 과제에서의 성공은 아동이 보다 자기 스스로에 대한 확신을 느낄 수 있도록 한다.

스쿠터 보드를 타는 것으로부터 전정계와 고유수용 입력은 촉각방어 아동의 촉각계를 정상화하도록 돕는다. 이러한 감각 입력은 과다활동을 감소시키고 또한 더욱 목적적인 활동을 위해 신경계를 활성화시킨다. 스쿠터 보드를 탄 이후, 아이들은 종종 안정되고 집중하게 된다.

부모에게는 스쿠터 보드를 타는 것이 아동의 언어, 읽기, 행동에 실제로 도움이 된다는 사실이 믿기 어려울지 모른다. 표면상으로 아동은 언어치료, 읽기 수업, 더 많은 훈련 등이 필요한 것이 명백해 보인다. 그러나 뇌는 너무 복잡해서 작동이 결코 명백하지 않다. 뇌가 잘 작동하지 못해서 만일 말하기와 읽기 또는 행동이 서투르다면, 뇌가 보다 잘 작동할 수 있는 기초를 세우기 위해 좋은 감각을 발달시킨다. 치료가 수행된 이후 아동이 여전히 어려움을 보일 수 있는데, 그 경우 훈련을 제공하는 것이 적합할지 모른다.

볼스터 그네

볼스터 그네는 폼 패딩(foam padding)과 천 커버(cloth cover)로 둘러싼 강력한 내부 철심을 가지고 있다. 그것은 길이 6피트, 둘레 3피트 정도이다. 각각의 볼스터 끝이 줄은 현수 후크(suspended hooks)에 연결되어진다(그림 5). 아동은 위에 눕거나 팔과 다리로 감아서 볼스터 그네를 탈 수 있다. 아동은 볼스터 그네가 앞과 뒤로 움직이도록 줄을 잡아당길 수 있거나, 치료사가 아동을 흔들어줄 수도 있다.

볼스터 위에 눕고 매달리는 것은 좋은 굴곡 패턴(flexor pattern)을 요구한다. 굴곡은 팔과 다리를 굽힐 수 있는 능력이다. 굴곡 패턴은 신경계에서 강력하게 타고나는 것이고, 그 중요성은 그들의 엄마에게 매달리기 위해서 반드시 굴곡해야 하는 아기 원숭이에게서 매우 쉽게 볼 수 있다. 매달리는 것은 유아가 보이는 첫 번째 전체-신체 움직임이고, 그것은

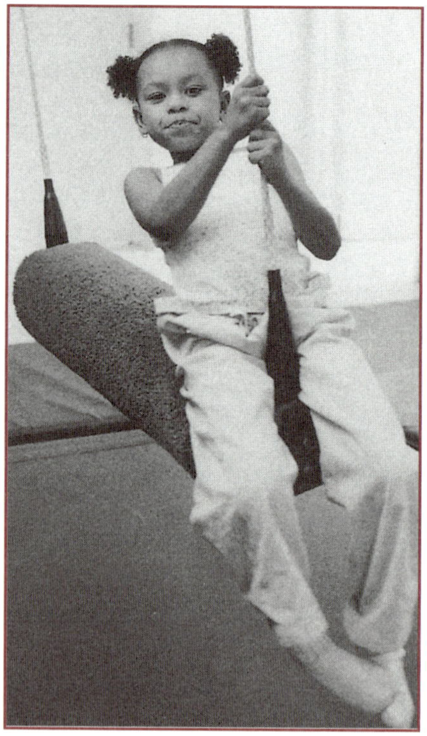

그림 5. 볼스터 그네

감각운동 기능의 발달을 위한 초석을 제공한다. 발달적 실행장애가 있는 아동은 유능한 굴곡 형태를 발달시키지 못한다. 볼스터에 매달리는 것은 기초 발달 단계를 보충하고, 운동계획 발달을 쉽게 하는 것이다.

굴곡 패턴은 특별히 촉각, 전정감각, 고유수용감각에 의존적이다. 아동이 볼스터를 잡음으로서, 아동은 표면으로부터 상당히 많은 감각 자극을 받고, 볼스터 위에서 잡기 위해 수축하는 근육과 관절에 가해지는 자극으로부터 상당한 고유수용 감각을 받고, 흔들리는 것으로부터 상당량의 전정감각을 받는다. 변연계와 망상 활성계를 통해 작용하는 흥분은 공중에서 볼스터 그네를 꽉 잡도록 촉진한다. 치료사와 아동은 볼스터가 날뛰는 말이거나 파도 위의 배, 또는 고래와 만난 것처럼 꾸밀 수 있다. 몇몇 아동들은 정복감을 발전시키기 위해서 치료사에게 그들이 얼마나 오래 잡고 있는지를 알아보기 위해 보다 더 빠르게 흔들어주길 요청한다.

말과 같이 볼스터에 타는 것은 자세와 평형반응을 발달시켜 준다. 만일 아동이 활동에서 그 자신을 지휘하는 능력이 없다면 치료사는 아동의 뇌가 보다 더 조직화될 때까지 아동을 도와주어야 한다. 치료사는 아동과 함께 볼스터 위에 앉고 "멕시코로 가기 위해 말을 탄 두 명의 카우보이"라고 말하거나 다른 신나는 장소를 말하고 아동이 떨어지지 않도록 엉덩이를 잡아준 후 발로 땅을 밀어 볼스터를 움직인다. 볼스터의 움직임은 평형반응을 위한 요구를 일으키고 동시에 전정 입력은 아동에게 그러한 반응을 발달시키기 쉽게 해준다. 치료사는 아동이 그의 평형을 얼마나 잘 유지하는지를 주의깊게 관찰하고 느껴야 한다. 아동의 평형반응이 향상됨에 따라 치료사는 점차적으로 아동이 조절하도록 아동의 엉덩이를 느슨하게 잡아준다. 아동은 점진적으로 독립성과 적합한 시간에 적합한 지지의 양이 필요하다는 것을 배울 수 있다.

바르게 잘 앉을 수 있기 위해, 가능한 많은 전정수용기의 활성화를 위해 치료사는 모든 방향에서 볼스터를 흔든다. 만일 아동이 자세 또는 평형 반응을 발달시켜야 한다면, 치료사는 볼스터에서 아동이 떨어질 정도로 심하게 흔들지 않도록 매우 조심해야 한다. 이러한 아동에게 낙상은 뇌가 더 잘 작용되도록 돕지 못하는 비적응적 반응이 된다. 아동은 신체가 상황에 숙달하고 정확하게 작동하는 경험이 필요하다. 이와 반면에, 몇몇 아동들은 떨어지길 원하고, 바닥 위 매트에 부딪힘으로부터 심부압박 감각을 받고 감정적인 흥분을 갖길 원한다. 만일 충돌하기가 아동의 뇌 발달에 도움이 된다면, 아동이 자신을 다치지 않게 부딪힐 수 있도록 환경을 준비해야 한다.

볼스터 그네는 운동계획을 향상시키기 위해 사용되어질 수 있다. 치료사는 볼스터 아래와 주위 매트 위에 고무 '물고기' 를 흩어놓는다. 치료사는 아동을 그네 태우고 그가 할 수 있는 방법으로 그네를 잡고 손을 뻗어 '물고기' 를 잡도록 한다. 촉각, 고유수용감각, 전정감각 입력은 아동이 '낚시 여행' 의 운동계획을 하도록 돕는다. 이러한 활동의 즐거움은 신경적 조직화를 위해 필요한 내적 추진력을 발달시킨다.

부모들의 질문과 답

감각통합이란 무엇입니까?

감각통합이란 감각 자극이 뇌로 전달되도록 조직화하는 것을 말합니다. 하나의 이론이기도 하고 치료의 원칙을 발전시키는 데 기준이 되는 이론적 틀이기도 합니다. 감각 통합을 토대로 감각 정보를 처리하고 통합하는 인간의 신경 생리학적인 능력을 설명하고, 개인이 다양하게 펼쳐진 환경 속에 더 많이 참여하기 위해 어떻게 그러한 능력을 이용하여 자신의 행동을 계획하는지 탐색할 수 있습니다. 지속적인 연구를 통해 감각 통합 이론은 계속해서 재정비되고 그 유효성을 입증 받고 있습니다.

제 아이는 몸을 가누기가 힘듭니다. 식사 시간에 식탁 앞에 앉아 있거나 의자에 앉아 있는 것이 힘든데요, 왜 그럴까요?

치료사들은 전정 감각과 고유수용감각의 처리에 장애가 있는 아동들이 중력에 대항하여 몸을 똑바로 가누기가 어렵다는 점을 자주 관찰합니다. 이런 경우 아동들이 활동 중간 중간에 자주 휴식(activity break)을 취하거나, 짐볼과 같이 제자리에서 움직일 수 있는 물체 위에 앉을 수 있다면 활동을 더 잘 할 수 있습니다. 안 그래도 피곤한 아동이 몸을 가누고 앉아 있기 위해 체육 활동에 참여해야 한다니 말이 안 되는 소리 같겠지만, 분명 효과가 있습니다.

우리 집 아이는 숙제를 안 하겠다고 떼를 씁니다. 왜 그럴까요? 글씨쓰기는 우리 부부가 노력해서 그럭저럭 하고 있는데, 과제물이 뭔지도 기억 못하고, 준비물도 다 챙겨가지 못하고, 하던 일을 끝마치기 위해 집중하는 것도 힘들어해요.

아동은 운동 계획이나 실행에 장애가 있을지 모릅니다. 운동 기술은 있으나 외부의 도움 없이는 스스로 조직화하지 못할 경우, 그것은 아동이 일을 처리하는 방법을 계획하고 순서를 정하고 처리하는 데 어려움이 있기 때문일 수 있습니다. 조직화된 순서가 주어지면 아동이 이를 처리할 수 있지만, 한번에 한 단계씩밖에 처리할 수 없는 경우가 종종 있습니다. 이런 식으로 한다는 건 기진맥진할 일입니다. 아동들은 더 빨리 피곤을 느끼기도 합니다. 중재전략(intervention strategy)을 통해 아동이 어떤 행동을 할지 생각하고, 행동의 단서와 필요한 재료를 배열하고, 효과적으로 계획을 수행하는 법을 배울 수 있습니다.

제 아이는 유독 놀이터에서 다른 아이들과 뛰어 놀지 않고 제 무릎에만 앉아 있습니다. 왜 그럴까요?

공간에서 움직이는 것을 불안하게 느끼거나, 놀이터에 다른 아동들이나 놀이 기구들이 예측 불가능하고 빠르게 움직이는 것에 맞춰서 자신의 신체 움직임을 조직화할 수 없기 때문일 것입니다. 이 때 부모님은 아동이 안심할 수 있도록 도와주는 것이 중요하며, 그와 동시에 미끄럼틀이나 그네를 타고 다른 아동들과 공놀이나 술래잡기를 하는 등, 몸을 움직여 노는 경험을 보여주고, 아동도 할 수 있도록 격려하는 것이 중요합니다.

제 아이는 양말을 신거나 새 옷을 입는 것을 극도로 싫어하는 것 같습니다. 게다가 누군가가 머리를 감기거나 깎을 때도 짜증을 냅니다. 왜 그럴까요?

피부 접촉에 대해 매우 민감한 반응을 보이는 것일 수 있습니다. 옷과 양말의 질감이나 머리에 손을 대는 것이 아동에게 짜증이나 불안감, 또는 고통을 주고 있을지 모릅니다. 많은 경우에 아동들은 위축되지만, 때로는 누군가가 고의는 아니라 해도 자신을 해치려한다고 느낄 때 난폭해지는 경우도 있습니다. 미리 아동에게 몸을 만진다는 것과 어떻게 만질지를 알려줘서 준비하게 하는 것이 아주 중요합니다. 아동에게 편안한 옷을 고르도록 하는 것도 도움이 됩니다. 또는 다른 사람이 머리를 감기거나 자를 경우, 아동에게 거울을 줌으로써 자신에게 무슨 일이 일어나는지 아동이 볼 수 있도록 하는 것이 좋습니다.

제 아이는 영리하고 열심히 하는 아이인데, 어째서 그렇게 늘 풀이 죽어서 실패만 하는지 모르겠습니다.

의지력은 신경계가 쉽게 할 수 없는 일을 대신 할 수 있는 효과적인 방법이 아닙니다. 어떤 아동들은 학교 수업을 따라가는 데 온 힘을 다 쏟고 나서는, 방과 후 집에 와서 안전해지면 완전히 녹초가 됩니다. 그 아동들이 하루 종일 힘을 쏟는 일은 중력의 힘과 싸우면서 몸을 가누고, 눈을 움직이면서 다음 할 일이 무엇인지 생각하는 것입니다. 그렇기 때문에 다른 사람 말에 주의를 기울인다거나 스웨터나 도시락통이 어디 있는지 등과 같은 일들에 쏟을 여분의 에너지는 없습니다. 이러한 일을 하기 위해서 의지력이 필요한 것은 아닙니다.

물론 의지력은 좋은 습성이지만, 이것은 감각 정보의 처리와는 차원이 다릅니다. 감각통합을 통해 아동은 똑바로 앉는다거나 똑바로 연필을 잡는 등 무의식적으로 행동해야 하는 일들에 신경을 쓰지 않아도 되기 때문에 행동이나 주변 상황이 훨씬 수월해집니다. 감각통합을 통해 아동은 한 번에 한 가지 이상의 일에 신경을 쓸 수 있고, 또한 자신의 신체 주변에서 일어나는 일들에 대해 늘 신경을 쓰지 않을 수 있습니다. 열심히 하는 것이 도움이 될 수 있지만 이것이 문제를 극복하는 방법은 아닙니다. 지능만으로도 충분하지 않습니다. 동급생보다 글 읽기 능력이 뛰어나도 단추 채우기나 지퍼 올리기, 또는 공 잡기 등의 활동을 못하는 아동들도 많습니다. 이런 어려움들로 인해 동급생들 사이에서 눈에 띄게 되고, 결과적으로 신체적 문제 뿐만 아니라 사회적 문제까지 발생됩니다.

아이에게 감각통합장애가 있는지 어떻게 알 수 있나요?

부모님은 감각통합 부문에서 대학원 과정을 마친 전문가의 도움을 구해서 장애 여부를 정확히 식별하셔야 합니다. 감각적 자극을 과도하게 요구하거나 과도하게 피하는 등 감각 자극에 대한 반응이 유별난 것은 겉으로 드러나지는 않았지만 장애가 있다는 주요한 특징 중 하나일 때가 종종 있습니다. 그렇지만, 어떤 아동들의 경우 미세한 학습장애나 행동장애를 보이지만 이것이 발견되지 않거나 잘못 해석될 수 있습니다. 이런 장애들이 일어나는 근본 원인이 감각통합장애에 있을 수 있습니다.

자폐나 아스퍼거 증후군(Asperger's syndrome), 또는 전반적 발달장애라는 진단을 받은 아이는 감각통합장애를 가지고 있습니까?

이런 진단을 받은 아동들 중 많은 경우 감각 자극에 대해 유별난 반응을 보이거나 감각 정보가 적절히 처리되지 않습니다. 그렇다고는 하나 현재로서는 감각 정보 처리 장애가 이러한 진단의 결정적인 특징은 아닙니다. 만약 아동이 다양한 자극에 대한 자각이 부족하다든지(고통을 잘 느끼지 못함), 감촉이나 소리와 같은 자극에 과민하게 반응한다든지 또는 감각 정보(특히 신체 지각 및 공간 지각)의 처리가 느리거나 부정확하다든지, 이와 같은 비전형적인 감각 반응을 보이면, 평가를 받고 추후 감각통합에 초점을 맞춘 개입을 하는 것이 아이에게 좋습니다.

자폐로 진단 받은 아동들에게는 감각통합장애만으로 설명되지 않는 또 다른 문제점이 있습니다. 그럴 때는 특수 교육, 전문 치료, 언어 및 화술 치료, 사회적 기술 훈련, 생물 의약 및 행동 과학을 기반으로 하는 개입 등 다양한 분야의 접근을 하는 것이 도움이 되기도 합니다.

식사 시간마다 왜 이렇게 힘들까요?

식사 시간이 난장판이 되는 데는 여러 가지 요소가 있습니다. 아동은 음식 냄새며 맛, 그리고 질감에 지극히 민감해서 조리할 때 나는 냄새가 참기 어렵고, 건강에 좋은 식품을 먹기가 곤욕스러울 수 있습니다. 때로는 지저분하게 먹는 경우도 있는데, 그것은 자기가 음식을 흘린다는 사실을 깨닫지 못하거나 수저나 포크의 사용이 서툴기 때문일 수 있습니다. 안절부절 못하며 식탁 앞에 가만히 앉아 있지 못할 수 있습니다. 특히, 외식을 하거나 아동이 피곤하거나 배가 고플 때 이런 문제들이 더욱 눈에 띄게 됩니다. 이 때는 몸에 좋은 간식을 주고, 식탁 앞에 앉기 전에 활동 중간 중간에 휴식을 주면 좋습니다. 치료를 통해 아동은 냄새와 맛을 비롯해 감각적인 자극이 가득한 세상을 참을 수 있고, 또한 정교한 운동 기술을 익히고, 앉아 있는 지구력을 늘릴 수 있기 때문에, 매일 매일의 중요한 순간마다 삶이 좀 더 수월할 수 있습니다.

감각통합장애의 원인은 무엇입니까?

정확한 원인은 아직 모릅니다. 하지만 영양실조나, 음식물과 공기 중에 있는 화학물질, 출생 시 문제, 또는 유전 인자의 성질 등이 개인의 발달을 해치고 감각통합장애와 관련이 있을 수 있는 몇 가지 요인입니다. 사회의 경향 역시 감각 통합의 문제점을 악화시켰을지 모릅니다. 예를 들면, TV 시청과 컴퓨터 사용 시간은 늘어나고 아동들이 안전하게 탐구하고 뛰고 오르고 깡충깡충 뛸 수 있는 야외 공간은 줄어드는 경향을 들 수 있습니다. 물론 오염되지 않은 환경에서 몸을 움직이는 놀이의 기회가 충분하다고만 해서 감각통합장애의 문제가 완화되지는 않겠지만, 이런 환경이 아동들의 발달에는 도움이 될 것입니다.

감각통합 방법을 이용한 치료중재의 특징은 무엇입니까?

숨겨진 감각 장애를 판별하기 위해 특별히 고안한 전문적인 평가를 실행함으로써 감각통합 전략이 아동에게 도움이 될지 여부를 결정합니다. 감각통합 전략이 권장되는 상황이라면, 이러한 접근 방법에 대해 고급 훈련을 받은 작업치료사와 물리치료사, 그리고 언어 및 화술 치료사가 나섭니다. 중재는 놀이를 통해 이루어지며 아동을 중심으로 하고, 또한 촉감과 움직임을 통해 아동이 근본적인 감각적 경험을 쌓는 데 주력합니다. 감각적 경험은 아동이 다른 사람과의 관계 속에서 자신의 행동을 계획할 수 있도록 도와줍니다. 이렇게 하기 위해서는 아동에게 특별히 제작된 장비가 필요한 경우가 종종 있습니다. 그래야만이 아동이 공간에서 안전하게 자기 몸의 움직임을 경험할 수 있고, 자극이 점점 늘어감에 따라 주변의 도구와 장비를 정돈하려는 육체적인 노력을 할 수 있습니다.

집 뒷마당에 있는 놀이터에서 제가 치료사의 역할을 할 수 없을까요?

그런 놀이터가 있다니 아동은 운이 좋습니다. 하지만 아동이 집에서 하는 것과 치료 중에 하는 것에는 엄청난 차이가 있습니다. 집에서는 아동이 혼자서 할 수 있는 것을 하고, 그렇게 하는 것이 어느 정도 도움은 됩니다. 대부분의 경우 그 정도로 아동의 발달에는 충분합니다. 하지만 감각통합장애가 있는 아동이라면, 감각정보의 처리가 부족하기 때문에 정확히 자기 몸이 어디서 어떻게 움직이고 어떤 느낌인지 그리고 다른 사람들과 어떻게 놀이를 하는지를 지각하는 능력이 방해를 받습니다. 전문 치료사는 아동이 놀이를 하는 동안 감각정보를 조직화하고 더 큰 위험을 감수하도록 도와줌으로써 더 좋은 사회적 기술을 익히도록 합니다. 그러나 수단과 방법을 가리지 않고 아동이 뒷마당에서 계속해서 그네를 타고 나무에 오르도록 해야 합니다.

치료 시간에 보면 아이가 치료를 받는 게 아니라 노는 것 같이 보이는데 왜 그렇습니까?

치료 시간에 아동은 촉각과 전정 감각, 그리고 고유감각을 자극 받는 여러 가지 활동을 합니다. 이런 감각들은 많은 아동들이 놀이를 통해 일상적으로 경험하는 전형적인 감각입니다. 그러나 감각통합장애가 있는 아동들은 감각적 자극이 많은 활동이 전형적인 놀이를 할 때보다 더 많거나 더 적거나 할 필요가 종종 있습니다. 아동이 혼자서 누구의 도움 없이 전형적인 발달을 보였다면, 치료를 받을 필요가 없었을 것입니다. 그러나 장애가 있는 아동은 치료를 받아야 합니다. 그래야 치료사의 지도를 받아 상호작용(interaction)을 배울 수 있고, 그래야 아동의 신경계가 훨씬 잘 작동할 수 있습니다.

전문 치료사는 자신이 치료하는 아동에게서 제대로 발달하지 못한 감각 기능과 운동 기능을 인지하고 있습니다. 치료사는 아동이 자신의 욕구를 충족시키고, 삶을 수월하게 할 적응반응(adaptive responses)을 향상시키는 여러 가지 활동에 참여하도록 이끌려고 노력합니다. 치료사가 치료 시간을 놀이 시간처럼 만들지 못하면, 아동들은 효과적인 치료를 위해 필요한 열의를 가지고 치료에 참여하지 않을 것입니다. 누구도 아동의 뇌를 조직화할 수 없습니다. 아동 스스로 해야 하는 일이고, 우리가 '놀이'라고 부르는 활동을 할 때 비로소 혼자 할 수 있습니다. 치료를 놀이처럼 보이게 하려면 엄청난 기술이 필요합니다. 부모님에게는 놀이처럼 보일 수 있지만 사실 치료사와 아이는 아주 열심히 치료에 참여하고 있는 겁니다. 모든 활동에는 목적이 있습니다. 목표를 향해 계획된 것입니다. 여기서 목표란 바로 자기 발달(self-development) 또는 자기 조직화(self-organization)입니다.

자기 조직화(self-organization)란 무엇입니까?

아동이 적당한 시간 동안 건설적인 방법으로 한 가지에 열중해서 놀이를 할 수 있을 때 자기 조직화가 이루어졌다고 합니다. 만약 한 가지를 시작하고는 바로 다음 순간 다른 것으로 옮겨가는 경우나, 건설적인 놀이가 아닌 경우, 또는 블록을 쌓기보다 내던지는 경우 등 이런 경우는 자기 조직화가 이루어지지 않은 것입니다. 지속적인 감독과 지원이 필요한 아동들은 자기 조직화 또는 자기 규제가 이루어지지 않은 경우일 가능성이 큽니다. 아이들은 놀이, 특히 할 수만 있다면 사회성 발달 놀이(social play)를 통해 자신을 조직화하는 법을 배웁니다.

감각통합 전략을 사용하여 아동의 내적 동기(inner drive)를 유발시킨다는 것은 아동이 주도적이라는 것을 의미합니까?

치료사는 아동에게 치료와 재미를 모두 주는 과제를 찾아내기 위해 잘 짜여진 접근 방법을 이용합니다. 아동이 자신의 감각적인 욕구를 충족시키고 좀 더 열심히 참여할 수 있도록 동기 부여를 하는 활동에 참여할 때, 치료사는 아동이 발달하고자 하는 내적 동기를 통해 움직였다고 느낍니다. 마구잡이로 뛰어다니는 것은 조직화된 행동이 아니기 때문에 내적 동기에 따라 움직이는 것이 아닙니다. 치료사는 아동이 성공을 경험하기 위해 필요한 구조를 최대한 제공함으로써 아이의 능력을 뒷받침하는 '발판'이 됩니다.

감각통합을 이용한 중재는 과잉활동을 제어하고 집중력을 증대하기 위한 약물 치료의 대안입니까?

감각통합 전략은 아동들의 문제를 자연스럽게, 약물의 도움 없이 치료하는 방법입니다. 아동에게 약물치료, 보조제, 식단 조절, 또는 알레르기 치료와 같은 의학적 개입을 비롯하여 그 밖의 다른 여러 가지 치료가 필요한지 판단하기 위해서는 아동을 담당한 전문가 팀과의 협력이 필수입니다.

장애가 있는 아동들 중 많은 수가 문제에서 탈피하지 못합니까?

감각통합장애가 있는 아동은 '탈피하지' 못합니다. 부단한 노력과 연습으로 부실한 감각 정보 처리 기능을 보충하고 문제를 숨길 수 있는 '단편적 기술(splinter skills-Chapter 4 참조)'을 배울 수 있습니다. 자세와 눈 근육의 반응이 조직화되지 않는 아동도 야구를 하고 연필로 글을 쓸 수는 있겠지만 그렇게 하기까지 그 이면에는 엄청난 어려움이 있습니다. '특수 능력' 학습도 힘든 일이기 때문에, 아동은 그 밖의 다른 일에 에너지를 쏟기가 어렵습니다. 결국 아동은 정말 너무 힘들다는 이유로, 다른 아동들이 즐거워할 활동을 그만두려고 할 것입니다. 우리는 치료를 할 때, 상황이 좀 더 아동에게 수월할 수 있도록 노력합니다. 감각통합 능력이 향상된 경우에 우리의 노력이 결실을 맺을 수 있습니다.

제 아이는 식료품점이나 식당에 가면 소리를 지르거나 발로 차서 거의 언제나 데리고 나와야 합니다. 왜 그럴까요?

아동의 신경계가 평상시 보다 적합하게 기능하지 못하는 경우일 수 있습니다. 치료를 통해 전형적으로 사람이 많이 모이는 곳에 외출하는 것을 아동이 잘 참아내도록 효과적으로 도울 때가 있습니다. 아동과 직접 치료 시간을 갖고, 가족에게 정보를 제공하고, 아동과 가족 모두가 전략을 제시함으로써, 가족은 심부름과 같은 일상의 단순한 일들을 큰 소동 없이 전보다 더 잘 해낼 수 있고, 덕분에 모든 이들의 생활이 수월해집니다.

아이가 다른 사람들과 잘 지낼 수 있게 도와주려면 무슨 이야기를 해 줘야 합니까?

아동을 위해 부모가 할 수 있는 가장 중요한 일은 아동이 사랑받고 있으며 가족의 일원으로 소속되었다는 점을 알게 하는 것입니다. 집안에서 사랑을 받고 소속감을 느낄 때, 아동이 자신감을 키울 가능성이 커집니다. 자신감이야말로 그 어떤 것보다도 또래와 어울리고 일상적인 삶을 영위하는 데 도움이 될 것입니다. 아동이 힘든 날을 지냈을 때, 문제를 덮으려고 하지 마십시오. '아이가 기분이 나쁘구나.' 하고 인식하고, 가능한 담담하게 아동이 잘 할 수 있는 것을 찾아 주려고 노력하십시오.

타인과의 상호 작용을 위한 구체적인 전략을 제공하는 사회성 훈련을 통해 아동에게 도움을 줄 수도 있습니다. 이러한 전략을 통해 아동은 종종 무의식적으로 행해지는 전형적인 사회적 협상의 미묘함을 학습하고, 친구를 만들고 관계를 유지하는 데 쓰일 수 있는 의사소통 방법과 수단을 배웁니다.

아이에게 어떤 종류의 장난감을 사줘야 합니까?

큰 장난감으로는 미끄럼틀, 그네, 시소, 장대 목발, 자전거, 유모차, 정글짐, 트램플린, 포고스틱(스카이콩콩) 등이 좋습니다. 또한 전문 치료 클리닉에서 볼 수 있는 특별한 물건들로 아동용 스쿠터 보드, 튜브, 매트리스, 쿠션, 천으로 된 터널, 스판덱스 그물 침대 등이 좋습니다. 실내 놀이를 위해서는 블록 쌓기도 좋습니다. 아동이 직접 조작할 수 없는 장난감은 잘못된 선택입니다. 캐릭터 의상이나 꼭두각시 인형과 같이 상상력을 함양시키는 장난감이면 훌륭합니다. 놀이 기구가 간단할수록 가지고 노는 방법이 더욱 다양해질 수 있습니다. 좋은 장난감은 대부분 집에서 흔히 볼 수 있는 물건이나 값싼 재료로 만들 수 있습니다.

아이가 컴퓨터와 TV 앞에 있는 시간을 제한할 수 없을까요? 그래야지만 집안에 일이 돌아가고 편안해지는 것 같은데요.

미래 업무 능력을 위해서 컴퓨터를 다루는 기술은 아주 중요합니다. 불행히도 그 때문에 아동이 활동적으로 감각 자극이 풍부한 놀이를 하는 시간이 줄고 있습니다. 활동적인 놀이는 아동의 발달에 아주 중요한 측면이고, 한참 자라는 아동에게는 컴퓨터 기술보다는 활동적인 놀이가 더욱 필요합니다. 무엇보다 절제가 핵심인데, 아동과 컴퓨터 사용 시간에 대해 의논을 할 필요가 있을 것입니다. 아동이 30분 동안 컴퓨터 게임을 한 경우, 똑같이 30분 동안 밖에 나가 놀면서 신체 활동을 통해 즐겁게 노는 방법을 터득하고, 체조를 하거나 체력을 단련하고 지구력을 키우며, 다른 아동들과 함께 감각을 기반으로 한 신체 활동에 참여하거나, 또는 사회성을 기르도록 해야 합니다. 이렇게 시간 안배를 잘 하면, 아동이 트램플린에서 즐겁게 논 다음, 적절한 시간 동안 컴퓨터를 사용할 수 있고, 아동이 그러는 동안 부모님은 저녁을 준비하거나 또는 중요한 전화를 받을 수 있습니다.

집에서 무엇을 해줄 수 있을까요?

아동의 문제를 이해해주십시오. 재미있으면서 건전한 감각적 자극을 받을 수 있는 방법을 고안해보세요. 감각적 자극을 제공하는 놀이 공간을 만들 수 있습니다. 가구 대신에 매트리스, 커다란 베개, 콩 주머니를 갖다 놓을 수 있습니다. 문틀을 턱걸이용 철봉으로 사용할 수 있습니다. 욕조에는 솔이나 비누 거품, 물을 붓는 작은 용기들과 같이 촉각을 자극하는 장난감들이 많습니다. 특정 구조물이나 고정 장소를 마련하여 단어나 사진을 붙여서 아동이 기억할 수 있도록 하는 것도 좋습니다. 식사나 집안일, 또는 숙제를 하기 전·후에 휴식(activity breaks)을 갖도록 합니다. 영양을 골고루 섭취할 수 있는 좋은 식단을 먹도록 하고, 충분히 수면을 취할 수 있도록 해줍니다. 스포츠웨어 같은 압박 의복을 입었을 때 편안해하는 아동도 있고, 밤에 실크 파자마 같이 느슨한 옷을 입었을 때 편안해하는 아이도 있습니다. 일반 담요를 사용하기보다 스판덱스 터널(spandex tunnel)이나 천으로 감을 때 편안해하는 아동도 있습니다. 여름에도 플란넬 천으로 된 이불을 덮는 게 편안합니다. 아동에게 긍정적인 관심을 충분히 보여주십시오. 따뜻하게 안아주거나, 웃어주고, 등을 부드럽게 쓰다듬거나 부모님이 자연스럽게 여기는 사랑의 표현을 듬뿍 해주십시오.

학교에서 무엇을 해줄 수 있을까요?

아동은 조직화된 틀과 자유 사이에 균형이 잡혔을 때 무럭무럭 자라납니다. 선생님들이 반드시 아동의 감각통합에 대한 문제의 성격을 이해하도록 하십시오. 치료사 역시 일원으로 동참하여 학교에서의 일상생활에 여러 가지 활동을 끼워 넣을 것입니다. 수업에 앞서 문앞에 줄을 서거나, 교실에서, 운동장에서, 점심 식사 중에 또는 특별 모임에 가거나 스쿨버스를 잡을 때 등의 일상생활에 여러 활동을 추가하는 겁니다. 많은 아동들은 주의집중을 하기 위해서 중간 중간에 감각 기능이 쉴 수 있는 휴식 시간이 필요합니다. 치료사는 아동이 사용할 수 있고, 수업에 방해가 되지 않으면서 아동의 학습 능력과 학습 의지를 증대시킬 수 있는 적절한 아이디어와 전략들을 무수히 제시할 것입니다.

아이가 인생에서 유리한 출발을 할 수 있도록 부모가 무엇을 할 수 있습니까?

임신했음을 안 순간부터 시작할 수 있습니다. 스트레스를 줄이고 잠재적으로 해가 될 음식이나 음료, 화학물질에 노출되지 않도록 주의합니다. 자신의 몸을 아끼십시오. 기회가 있을 때마다 흔들의자에 앉습니다. 살면서 어느 순간이든지, 앞뒤로 왔다 갔다 흔드는 것은 긴장을 풀고 정전 기관에 긍정적인 영향을 미치는 기분 좋은 행동입니다. 임신 기간 중에 긴장을 풀고 아동을 위한 예방책으로 특히 좋은 방법일 수 있습니다. 마음에 위안이 되는 클래식 음악을 듣는 것도 산모와 배 속의 아기 모두에게 편안함을 줄 수 있습니다.

산책과 신선한 공기, 그리고 몸을 이완시키는 마사지 역시 산모와 태아에게 아주 좋습니다. 바쁜 일상을 사는 현대인들에게는 꿈같은 소리일지 모르지만 매일 단 몇 분이라도 할애하십시오. 그러면 건강을 증진시키는 감각 통합 전략이 여러분 가정의 일상이 될 것입니다.

용어 정리

아래 내용은 이 책에 수록된 용어와 정의이다. 괄호 안의 숫자는 용어가 어느 Chapter에서 자세히 설명되었는지를 나타낸다.

적응반응(Adaptive response): 외부 환경의 요구에 성공적으로 반응하는 적절한 행동. 적응 반응은 효과적인 감각통합을 필요로 하며, 또한 감각통합 과정을 촉진한다.(1, 2)

실어증(Aphasia): 말하는데 어려움이 있는 것으로 때로는 말이나 글을 이해하지 못한다.

실행증(Apraxia): 실행(praxis) 또는 운동 계획의 부족. 익숙하지 않는 과제를 계획하고 행동으로 옮기는 것에 문제를 가진 것으로 감각통합장애 아동들에게서 볼 수 있다.

청각(Auditory): 듣는 것과 관련된 감각(3).

자폐(Autism): 사회성의 결여로 타인과 상호 작용이 원만하지 못한 사람에게 내리는 진단. 자폐증의 특징을 보면 비언어적 행동이 눈에 띄게 부적절하거나, 또래 집단 내에서 적절한 관계를 발전시키지 못하고, 타인과 관심사나 성취감을 자발적으로 공유하려고 하는 의지가 부족하며, 사회성이나 감정의 상호 교환이 부족하다. 여기에 덧붙여 의사소통 장애도 보이는데, 언어 표현이 부족하거나 지연되고, 대화 기술이 부적절하며, 항상 똑같은 단어를 반복해서 사용하거나, 나이에 맞는 또는 사회적 모방놀이가 자발적으로 나타나지 않는 특징이 있다. 이러한 행동은 아동이 사람과 사물, 그리고 사건과 관계를 맺는 능력에 영향을 미치는 신경계에 장애가 있음을 반영한다.

신체지각(Body percept): 자신의 몸에 대한 지각. 신체지각은 뇌에 저장된 감각 그림 또는 '지도'로 이루어지는데, 신체도식이나, 신체상, 또는 신체에 대한 신경학적 모형이라고 부르기도 한다.(2, 4, 6)

뇌간(Brain stem): 뇌의 가장 아래 가장 깊숙한 부분. 뇌간에는 내부 장기의 기능과 신경계 전체의 각성, 그리고 기본적인 감각-운동을 조절하는 신경핵이 있다.(3)

중추 청각정보 처리(Central auditory processing): 귀로 들은 소리를 해석하기 위한 청각정보의 신경 전달.

중추 신경계 프로그래밍(central programming): 중추신경계에 내재된 신경학적 기능으로 따로 학습할 필요가 없다. 손과 무릎을 딛고 기어가기와 걷기는 중추 신경계프로그램밍의 좋은 예이다.(6)

소뇌(Cerebellum): 뇌간의 뒤를 싸고 있는 뇌의 영역. 전정 감각 및 고유수용감각과 같은 평형감각을 조절하여 우리 몸이 정확히 움직이도록 돕는다. 또한 다른 종류의 감각 정보도 처리한다.(3)

대뇌피질(Cerebral cortex): 대뇌 반구를 둘러싼 바깥층. 대뇌 피질에는 정밀한 감각정보 처리 영역이 있는데, 시각 및 청각 자극과 몸에서 느껴지는 감각을 처리한다. 또한 정교하고 자발적인 신체의 움직임과 언어를 주관한다. 생각, 정신적 평가, 목표와 관련된다.(3)

대뇌반구(Cerebral hemispheres): 뇌간을 둘러싸고 그 위까지 덮고 있는 뇌의 거대한 두 개의 영역. 대뇌반구에서는 낮은 수준에서 시작된 감각 정보 처리를 계속하고 수의적인 운동 반응과 행동을 하도록 돕는다.(3)

감각통합 및 실행검사(SIPT) 인증: 자격을 인정받은 지속적인 교육 프로그램을 이수함으로써 받게 되는 인증서. 인증서를 받았다는 것은 치료사가 감각통합 및 실행검사(SIPT) 수행 및 해석을 포함해 감각 통합 이론과 실제 적용과 관련된 인증교육 과정에 참여하여 이수하였음을 의미한다.

동시수축(Cocontraction): 하나의 관절을 둘러 싼 모든 근육이 관절을 안정시키기 위해 동시에 수축하거나 동시에 활성화하는 것.

뇌신경(Cranial nerve): 척수를 통하지 않고 머리와 얼굴에서 뇌로, 그리고 뇌에서 머리와 얼굴로 연결된 신경다발.

발달성 협응 장애(Developmental coordination disorder): 움직임의 계획과 협응 및 실행의 장애와 관련된 진단.

실행장애(Dyspraxia): 운동 계획과 실행 장애. 운동 불능보다는 덜 심각하며, 더 일반적인 장애로 발달성 협응 장애의 진단과 관계가 있다.(6)

신전(Extension): 목이나 등, 팔, 또는 다리를 쭉 펴는 행동.

촉진(Facilitation): 자극의 전도나 자극에 대한 반응을 증진시키는 신경 과정. 촉진의 반대는 억제이다.(3)

굴곡(flexion): 몸의 일부를 구부리거나 당기는 행동.

중력 불안(Gravitational insecurity): 전정계의 중력 수용기가 머리 위치나 움직임에 의해 자극을 받을 때 일어나며 감각의 부적절한 조절 또는 억제에 의해 발생하는 과도한 불안과 고통.

과민반응(Hyperresponsivity): 감각 조절 장애. 일반적인 감각 입력에 어쩔 줄 모르고 방어적으로 반응하여 위축된다. 때로 강한 부정적 감정을 유발하고 교감 신경의 항진을 초래한다.

과소반응(Hyporesponsivity): 일반적인 감각 정보에 대한 미온적인 반응. 감각 조절이나 감각 변별에 장애가 있어서 감각 인지 능력이 떨어져 감각 정보 처리에 장애가 생긴 것이 원인일 수 있다.

억제(Inhibition): 특정 시냅스의 전도성을 감소시켜 일부 자극을 차단하는 신경 과정. 억제는 과도한 신경 활동을 줄임으로써 중요한 역할을 담당한다. 심리학의 다른 분야에서 사용될 때와는 달리, 신경학에서 '억제' 라는 용어는 부정적 의미를 함축하지 않는다.

감각통합적 접근을 이용한 중재(Intervention): 치료 대상자인 아동의 신경학적 요구에 따라서 조절된 감각 경험을 하고 그 자극에 대한 적응 반응을 보이도록 돕는 치료방법. 일반적으로 온 몸을 움직여서 치료를 하는데, 여기서는 평형감각(전정감각), 근육과 관절의 수축과 압박(고유수용감각), 그리고 접촉과 압각(촉각)의 감각 정보를 처리한다. 책상 앞에서 활동이나 말하기 훈련, 읽기 수업이나 특정 인지 능력이나 운동 기술 습득 훈련은 여기에 포함되지 않는다. 이 치료의 목적은 뇌의 감각 정보 처리와 조직화를 향상시키는 것이다.(10)

내이(Labyrinth): 원어인 Labyrinth는 그리스어에 어원을 두었고, '미로' 라는 뜻을 갖고 있다. 내이는 속귀라고도 하는데, 귀 속의 복잡한 골격 구조를 가리킨다. 전정 수용기와 청각 수용기가 모두 들어 있다.(3)

편측성(Lateralization): 특정한 신경정보 처리과정이 대뇌의 어느 한쪽에서 더 효과적으로 이루어지는 경향. 사람들은 대부분 우뇌에서 공간감각과 음악적 감각의 처리를 좀 더 효율적으로 하고, 좌뇌에서는 언어와 논리 과정을 전문화한다.(3)

학습(Learning): 감각 자극의 경험으로 인한 신경 기능의 변화.(1, 2, 3, 10)

학습장애(learning disorder): 시력 손상이나 청력 손상, 또는 정신 지체를 가지고 있지 않으나 읽기, 쓰기, 계산하기와 같이 학습내용을 배우는데 겪는 어려움.(1)

변연계(Limbic system): 두뇌반구의 일부 영역으로, 감정적 행동과 감각 정보에 대한 감정적 반응과 연관이 있다. 변연계는 모든 감각 기관으로부터 정보를 받아서 처리한다.(3)

이동(Locomotion): 한 장소에서 다른 장소로 몸을 움직이는 것.

조절(Modulation): 뇌가 스스로 활동을 규제하는 것. 조절은 감각 정보에 대해 더 많은 인지나 반응을 유발하기 위한 신경 전달 암호 촉진과 과도하거나 이례적인 활동을 줄이기 위한 신경 전달 암호 억제가 포함된다.(3)

운동(Motor): 몸의 움직임이나 자세와 관련된 것.

운동계획(Motor Planning): 친숙하지 않은 일련의 행동을 인식하고 조직화해서 실행에 옮기는 뇌의 능력. 실행의 구성 요소.(6)

뉴런(Neuron): 신경계의 구조적, 기능적 기본 단위. 뉴런은 신경 자극을 받기 위한 신경 종말과 자극을 전달할 수 있는 섬유를 가진 세포 구조로 이루어진다.(3)

핵(Nuclei): 감각 정보와 운동 활동을 조직화하고 통합하는 신경 세포체. 어떤 면에서는, 두뇌의 작동을 위한 '비즈니스 센터' 로 볼 수 있다.(3)

안구진탕(Nystagmus): 눈동자가 자율적으로 앞뒤로 움직이는 일련의 안구 운동. 여러 가지 이유로 이런 반사적인 운동이 초래된다. 안구진탕을 초래하는 일반적인 방법 중 하나는 계속 몸을 빙글빙글 돌다가 갑자기 멈추는 것이다. 회전 후 안구진탕의 지속성과 규칙성은 전정계의 효율성을 나타내는 두 가지 지표이다.(5)

작업치료(Occupational therapy): 클라이언트가 신경계의 기능을 더욱 효율적으로 적응반응을 나타내도록 돕기 위해 목적있는 활동을 이용하는 전문중재분야. 작업치료를 통해 인생에 좀 더 적극적으로 참여하고 동참할 수 있다.

지각(Percept or perception): 입력된 감각 정보에 대해 뇌가 부여한 의미. 감각 자극은 객관적이나 지각은 주관적이다.(3)

준비동작(Postural backgroud movement): 멀리 있는 물체에 손을 뻗는 동작과 같이 눈에 보이는 손의 움직임을 쉽게 해주는 미세하고 자발적인 신체 조정. 이러한 자세 조정은 전정 기관과 고유수용감각기관을 통해 입력된 정보를 얼마나 잘 통합하는가에 따라 좌우된다.(5)

실행(Praxis): 새롭거나 전과는 다른 활동을 개념화하고 계획하여 순서대로 나열하는 능력.

복와위(Prone): 얼굴과 배를 아래로 한 자세.

고유수용감각(Proprioception): 근육과 관절에서 오는 감각. 고유수용감각 정보가 뇌에 입력되면 근육이 언제 어떤 방식으로 수축하고 이완하는지, 관절이 언제 어떤 방식으로 구부러지거나 펴지는지, 다시 말해 잡아당겨지거나 압박되는지 알 수 있다. 이러한 정보를 통해 뇌는 몸의 각 부분이 어디에 있으며 어떻게 움직이는지 알 수 있다.(3, 6)

보호신전반응(Protective extension): 넘어질 때 몸을 보호하기 위해 양팔을 뻗는 반사 행동.(5)

수용기(Receptor): 특정 유형의 감각 에너지에 민감한 세포 또는 세포체. 수용기는 감각 자극을 전기 자극으로 변환시켜서 감각 신경을 거쳐 척수나 뇌로 전달한다.(3)

반사(Reflex): 감각 자극에 대한 본능적이며 자동적인 반응. 통증 때문에 몸을 움츠릴 때, 갑작스런 감각 자극에 대해 펄쩍 뛸 때, 전정계의 감각정보에 대한 반응으로 머리와 몸을 위쪽으로 쭉 뻗을 때, 이런 것이 반사이다. 그 외에도 다양한 반사들이 있다.(2, 3)

망상체(Reticular core): 간뇌의 중심 부분이며 두뇌 중에 가장 복잡하게 얽히고설킨 영역. 모든 감각계는 감각 자극을 이 망상체로 전달하고, 그러면 망상체가 뇌의 다른 부분에 이런 자극을 전달한다.

감각 구별(Sensory discrimination): 감각 정보의 다양한 측면을 인지하는 능력. 하나의 감각계(예를 들어 촉각계로부터 가벼운 접촉, 질감, 그리고 강한 압박을 구별)에서 이루어질 수도 있고, 서로 다른 감각 기관(미각과 후각, 시각과 청각 등) 사이에서 이루어질 수도 있다.

감각정보 입력(Sensory input): 체내 감각 수용기로부터 척수와 뇌로 흘러가는 전기 자극의 흐름.(3)

감각통합(Sensory integration): 입력된 감각 정보를 목적에 맞게 조직화하는 것. 여기서 '목적'이란 신체지각이나 외부환경에 대한 지각일 수 있고, 또는 적응반응이나 학습과정, 또는 신경 기능의 발달이 될 수 있다. 감각통합을 통해 신경계의 여러 부분이 협조적으로 작용하기 때문에 우리는 외부 환경과 효과적으로 상호작용하고 적절한 만족감을 경험할 수 있다.

감각통합 및 실행검사(Sensory Integration and Praxis Tests: SIPT): Ayres가 감각통합 상태나 감각통합장애를 평가하기 위해 고안한 테스트. SCSIT (Southern California Sensory Integration Tests)의 개정판이다.

감각통합 결함(Sensory Integration deficits): 감각통합과 실행에 있어 한 가지 혹은 그 이상의 부분에서 발생한 문제.

감각통합 장애(Sensory Integration dysfunction): 뇌 기능의 비정상이나 혼란. 이 때문에 입력된 감각 정보를 통합하기가 어렵다. 감각통합 장애는 모든 경우는 아니지만 많은 경우 학습장애의 근본 원인이다.

감각처리과정(Sensory processing): 중추 신경계를 통해 감각 정보를 탐지하여 전송하는 방법과 양식.

감각등록(Sensory regulation): 중추 신경계로 감각 정보를 탐지하는 것. 감각 정보 처리를 위한 첫 단계이다.

분화(Specialization): 일반적으로 뇌의 특정 영역이 특정 기능을 수행하는데 좀 더 효율적으로 되는 과정. 대부분 특성화된 기능은 좌뇌나 우뇌 중 어느 한쪽의 지배를 받는다. 다시 말해서 특정 기능을 수행하는데, 뇌의 한쪽이 다른 한쪽보다 더 효율적임을 뜻한다.(4)

시냅스(Synapse): 뉴런 두 개가 전기화학적 접촉을 하는 자리. 하나의 뉴런에서 다음 뉴런으로 신경 자극이 전달된다. 수많은 시냅스로 연결된 통로를 따라 신경 자극이 전달되고, 시냅스를 거치면서 전기 자극의 정보가 하나씩 처리된다.(3)

촉각(Tactile): 피부와 접촉을 통해 느껴지는 감각.(3, 7)

촉각 방어(Tactile defensiveness): 촉각으로 인해 과도한 감정적 반응이나 과잉행동, 또는 기타 행동 장애가 일어나는 감각 통합 장애.(7)

긴장성목반사(Tonic neck reflex): 머리를 팔 쪽으로 돌릴 때 팔이 신전되며 이와 동시에 다른 쪽 팔은 구부러지는 반서적 행동(비대칭긴장성목반사). 생후 몇 개월 내에 뇌의 전반적인 기능이 통합되어야 하지만, 뇌에 장애가 있는 아동의 경우 지나치게 활성화된 채로 남는 경우가 많다.

신경로(Tract): 길고 얇은 신경섬유 다발. 입력된 감각 정보나 운동 반응을 신경계의 한 지점에서 다른 지점으로 전달한다.(3)

전정계 양측 장애(Vestibular-bilateral disorder): 전정계의 처리문제로 인한 감각통합장애. 특징은 안진의 지속 시간이 짧아지고, 몸과 뇌의 양측 통합이 부진하고, 읽기나 계산하기와 같은 학습에 어려움을 가진다. 양측 통합 및 순서 장애로도 알려진다.(5)

전정 신경(Vestibular nerve): 8 번째의 뇌신경 신경 섬유. 중력 수용기와 세반고리관로부터 입력된 전정 감각 정보를 전정 신경핵으로 전달한다.(3)

전정 신경핵(Vestibular nuclei): 뇌간에 있는 세포체. 입력된 전정 감각 정보를 처리하고 반응을 조직화할 수 있도록 정보를 뇌의 다른 영역으로 전달한다. 이렇게 복잡한 '비즈니스 센터'는 또한 다른 감각 기관을 통해

입력된 정보와 전정감각 정보를 통합한다.(3, 5)

전정 수용기(Vestibular receptor): 중력의 당김과 머리의 움직임을 탐지하는 감각 기관. 내이의 골미로에 위치한다. 내이 안의 작은 낭에는 중력 수용기가, 세반고리관에는 동작 수용기가 있다.(3, 5)

전정-척추로(Vestibular-spinal tract): 전정 신경핵에서 척수의 운동 뉴런까지 신경 메시지가 이동하는 경로. 전정-척수 메시지는 근긴장을 유지하고, 몸을 똑바로 유지하고 관절을 펴고 유지하도록 도움을 준다.

전정계(Vestibular system): 중력과 가속 또는 저속 운동과 관련하여 머리의 위치에 따라 반응하는 감각계.(3, 5)

시각(Visual): 눈으로 보는 것과 관련된 감각.

References

Ayres, A.J.(1964). Tactile functions: Their relation to hyperactive and perceptual motor behavior. American Journal of Occupational Therapy, 18, 6-11.

Ayres, A.J.(1972). Improving academic scores through sensory integration. Journal of Leaning Disabilities, 5, 336-343.

Ayres, A.J.(1975). Sensorimotor foundations of academic ability. In W.M. Cruichshank & D.P.Hallahan (Eds.), Perceptual and learning disabilities in children(vol.2.). Syracuse, NY: Syracuse University press.

Ayres, A.J.(1978). Learning disabilities and the vestibular system. Journal of Learning disabilities, 11, 18-29.

Casler, L.(1965). The effects of extra tactile stimulation on a group of institutionalized infants. Genetic Psychology monographs, 71, 137-175.

Chee, F.K.W., Kruetzberg, J.R.,&Clark, D.L.(1978). Semicircular canal stimulation in cerebral palsied children. Physical Therapy, 58, 1071-1075.

De Quiros, j.B., & Schrager, o.L.(1978). Neuropsychological fundamentals in learning disabilities. San Rafael, CA: Academic Therapy Publications.

Fox, J.V.D.(1965). Imoroving tactile discrimination of the blind. American Journal of Occupational Therapy, 19, 5-11.

Frank, J., & Levinson, H.N.(1975-76). Dysmetric dyslexia and dyspraxia: Synopsis of a continuing research project. Academic Therapy, 11(2), 133-143.

Harlow, H.F.(1958). The nature of love. American Psychologist, 13, 673-685.

Harlow, H.F.(1959). Love in infant monkeys. Scientific American, 200, 68-74.

Held, R.(1965). Plasticity in sensory-motor systems. Scientific American, 213, 84-94.

Held, R., & Hein, A.(1963). Movement-produced stimulation in the development of visually guided behavior. Journal of Comparative and Physiological Psychiligy, 56, 872-876.

Kanter, R.m., Clark, D.L., Allen, L.c., & Chase, M.F. (1976). Effects of vestibular stimulation on nystagmus response and motor performance in the developmentally delayed infant. Physical Therapy, 56, 414-421.

Korner, A.F., Kraemar, H.C., Haffner, m.E., & Cosper, L.M.(1975). Effects of waterbed flotation on premature infants: A pilot study. Pediatrics, 56, 361-367.

Montgomery, p., & Richter, E.(1977). Effect of therapy using a sensory integration approach on the neuromotor development of retarded children. physical Therapy, 57, 799-806.

Ottenbacher, K.(1978). Identifying vestibular processing dysfunction in learning disabled children. American Journal of Occupational Therapy, 32, 217-221.

Piaget, J.(1952). The origins of intelligence in children. New York; W.W.Norton.

Serafetinides, E.A., Shurley, J.T., Brooks, R., & Gideon, W.P.(1971). Eletrophysiological changes in humans during sensory isolation. Aerospace Medicine, 42, 840-842.

Solkoff, N., & Matuszak, D.(1975). Tactile stimulation and behavioral development among low-birthweight infants. Child Psychiatry and Human Development, 6, 33-37.

Steinberg, M., & Rendle-Short, J.(1977). Vestibular dysfunction in young children with minor neurological impairment. Developmental Medicine and Child Neurology, 19, 639-651.

Stilwell, J.M., Crowe, T.K., & mcCallum, L.W.(1978). Postrotary nystagmus duration as a function of communication disorders. American Journal of Occupational Therapy, 32, 222-228.

Additional Resources

Ayres, A.J.(1972). Sensory integration and learning disorders. Los Angeles: Western psychological Services.

Ayres, A.J., Erwin, P.R., & Mailloux, Z.(2004). Love, Jean: inspiration for families living with dysfunction of sensory integration. Santa Posa, CA: Crestport press.

Bissell, J., Fisher, J., Owens, C., & Polcyn, P.(1998). Sensory motor handbook: A guide for implementing and modifying activities in the classroom(2nd ed.).San Antonio, TX: therapy Skill Builders.

Blanche, E.I.(2002). Observations based on sensory integration theory. Torrance, CA: Pediatric Therapy Network.

Brown, D.(Writer/Director).(1975). Help me be me{Motion picture}.(Available from Earth Links, 519 Seabright Avenue, Suite #103, Santa Cruz, CA 95062)

Bundy, A.C., Lane, S., & Murray, E.(2002). Sensory integration: Theory and practice(2nd ed). Philadelphia: F.A.Davis.

Case-Smith, J.(2001). Occupational therapy for children(4th ed.).St.Louis, MO: Mosby.

Case-Smith, J.(Ed.).(1998). Pediatric occupational therapy and early intervation(2nd ed.). Boston: Butterworth-Heinemann.

Cermak, s., koomar, J., & Szklut, S.(1998). Making sense of sensory integration {Audio cassette and booklet}. www.sensoryint.com.

Chandler, B.E.(Ed.).(1997). The essence of play: A child's occupation, Bethesda, MD: American Occupational Therapy Association.

Cohn, E.(2001). Parent perspectives of occupational therapy using a sensory integration approach. American Journal of Occupational Therapy, 55, 285-293.

Cileman, G, G., Mailloux, Z., & Smith Roley, S.(2004). Sensory Integration: Answers for parents.Santa Rosa, CA: Crestport Press.

DeGangi, G.(2000). Pediatric disorder of regulation in affect and behavior: A therapist's guide to assessment and treatment. San Diego, CA: Academic Press.

Diamond, M., & Hopson, J.(1998). Magic trees of the mind:howto nurture yore child's intelligence, creativity, and healthy emotions from birth through adolesence. New York:Penguin Books.

Henry, D.(1997). Tools for teachers:Bricing sensory integration into the classroom {DVD and videocassette}. Youngtown,AZ: Henry Occupational Therapy Services.

Henry, D.(1998). Tools for students:Activities to enhance sensory prosessing {DVD and videocassette}.Youngtown,AZ: Henry Occupational Therapy Services.

Henry, D.(2000). Tool chest: For teachers,parents, and students, Youngtown, AZ: Henry Occupational Therapy Services.

Henry, D. & Wheeler, T.(2002). Tools for parents: A handbook to bring sensory integration into the home. Youngtown,AZ: Henry Occupational Therapy Services.

Henry, D. & Wheeler, T., & Sava, D.(2004). SI tools for teens: Strategies to promote sensory processing. Youngtown, AZ: Henry Occupational Therapy Services.

Huebner, R.A.(2001). Autism: A sensorimotor approach to management. Gaithersburg, MD: Aspen Publishers.

Inamura, K.N.(Ed.).(1998). SI for early intervention: A team approach, San antonio,TX: Therapy Skill Builders.

Koomar, J., & Friedman, B.(1998a). Hidden senses: Muscle sense.Stillwater, MN: PDP press.

Koomar, J., & Friedman, B.(1998b). Hidden senses: Balance sense. Stillwater, MN: PDP press.

Kranowitz, C.S.(1998). The out-of-sync child: Recognizing and coping with sensory integration dysfunction. New York: Perigee.

Kranowitz, C.S.(2003). The out-of-sync child has fun: Activities for kids with sensory integration dysfunction. New York: Perigee.

Kranowitz, C.S., Szklut, S., Balzer-martin, L., Haber, E., & Sava, D.I.(2001). Answers to questions teachers ask about sensory integration(2nd ed.).Las vegas, NV: Sensory Resources.

Mailloux, Z.(Ed.).(1987). Sensory integrative approaches in occupational therapy approaches in occupational therapy. New York: Haworth Press.

Miller-Kuhaneck, H.(200). Autism:A comprehensive occupational therapy approach(2nd ed.). Bethesda, MD: American Occupational Therapy Association.

Montagu.A.(1978). Touching: The human significance of the skin(2nd ed.).New York: Harper and Row.

Parham, D., & mailloux, Z(2005). Sensory integration. In J. Case-Smith(Ed.), occpational therapy for children(5th ed., pp, 356-411).St.Louis, MO: Mosby.

Parham, L.D.(1998). The relationship of sensory integrative development to achievement in elementary students: Four-year longitudinal patterns, occupational Therapt jounal of Research, 18(3). 105-127.

Parham, L.D., & Fazio, L, S.(1998). Play in occupational therapy for children.St.Louis, MO: Mosby.

Pediatric Therapy Network(producer).(2003). Applying sensory integration principles where children live, learn, and play{Motion picture}. Torrance, CA: Pediatric Therapy Network.

Roley, S.S., Blanche, E.I., & Schaaf, R.(Eds).(2001). Understanding the nature of sensory integration with diverse populations, San Antonio, TX: Therapy Skill Builders.

Schore, A.(1994). Affect regulation and the origins of the self. New York: Erlbaum.

Schore, A.(2003a). Affect regulation and the disorders of the self:New York: W.W.Norton.

Schore, A.(2003b). Affect regulation and the repair of the self New York: W.W.Norton.

Trott, M.C., Laurel, m., & Windeck, S.L.(1993). Sense Abilities: understanding sensory integration. San Antonio, TX: Therapy Skill Builders.

Williams, M.S., & Shellenbergeer, S.(1996). How does your engine run:A leader's guide to the alert program for self-regulation. Albuquerque, NM: Therapy Works.

Williams, M.S., & Shellenbergeer, S.(2002). Take five! Staying alert at home and school. Albuquerque, NM: Therapy Works.

Williams, M.S., & Shellenbergeer, S.(2001). Sensory integration and self regulation in infants and toddlers: Helping very young children interact with their environment. Washinton, DS: Zero to Three.

Index

국문

영문